Pflege PRAXIS

Mechthild Hagedorn

Sicherer Umgang mit Medikamenten

Das kompakte Know-how für Pflegefachkräfte in der Altenpflege

Mit Tipps für die Umsetzung im Pflegealltag

schlütersche

Mechthild Hagedorn M.Sc., ist Apothekerin, Geriatrische Pharmazie, und Musikgeragogin. In ihren Seminaren der mediMethode® verbindet sie ihr Wissen über Medikamente mit den täglichen Abläufen in der Pflege. Damit trägt sie zur Patientensicherheit bei. Ihre Internetpräsenz: www.medimethode.de.

Ein Wort in Sachen »Interessenkonflikte«. Als Dozentin, Autorin und Beraterin ist Mechthild Hagedorn selbstständig beschäftigt und Inhaberin der mediMethode®. Sie engagiert sich ehrenamtlich in folgenden Fachgesellschaften:

- GAA: Gesellschaft für Arzneimittelanwendungsforschung und Arzneimittelepidemiologie
- DPhG: Deutsche Pharmazeutische Gesellschaft
- DGKPha: Deutsche Gesellschaft für Klinische Pharmazie
- APS: Aktionsbündnis Patientensicherheit
- DGfMG: Deutsche Gesellschaft für Musikgeragogik (Initiatorin des Arbeitskreises Biographie-Orientierung in der Musikgeragogik)

Auf Honorarbasis arbeitet Mechthild Hagedorn für Apotheken, Seniorenheime, ambulante Pflegedienste, Bildungswerke, Akademien, Kammern der Heilberufe und Verlage.

Bei Fragen oder Anregungen senden Sie bitte eine E-Mail an mh@medimethode.de.

»Lesen Sie Fakten über Medikamente in der Reihenfolge Ihrer täglichen Pflegehandlungen. So werden neue Zusammenhänge klar.«

MECHTHILD HAGEDORN

Bibliografische Information der Deutschen Nationalbibliothek
Die Deutsche Nationalbibliothek verzeichnet diese Publikation in der Deutschen Nationalbibliografie; detaillierte bibliografische Daten sind im Internet über http://dnb.de abrufbar.

ISBN 978-3-8426-0915-0 (Print)
ISBN 978-3-8426-9223-7 (PDF)
ISBN 978-3-8426-9224-4 (EPUB)

Originalauflage

Aus Gründen der besseren Lesbarkeit wurde in diesem Buch gelegentlich die männliche Form gewählt, nichtsdestoweniger beziehen sich Personenbezeichnungen gleichermaßen auf Angehörige des männlichen und weiblichen Geschlechts sowie auf Menschen, die sich keinem Geschlecht zugehörig fühlen.
Autorin und Verlag haben dieses Buch sorgfältig erstellt und geprüft. Für eventuelle Fehler kann dennoch keine Gewähr übernommen werden. Weder Autorin noch Verlag können für eventuelle Nachteile oder Schäden, die aus in diesem Buch vorgestellten Erfahrungen, Meinungen, Studien, Therapien, Medikamenten, Methoden und praktischen Hinweisen resultieren, eine Haftung übernehmen. Insgesamt bieten alle vorgestellten Inhalte und Anregungen keinen Ersatz für eine medizinische Beratung, Betreuung und Behandlung. Die beschriebenen Eigenschaften und Wirkungsweisen der genannten pharmakologischen Präparate basieren auf den Erfahrungen der Autorin, die größte Sorgfalt darauf verwendet hat, dass alle therapeutischen Angaben dem Wissens- und Forschungsstand zum Zeitpunkt der Drucklegung des Buches entsprechen. Ungeachtet dessen sind bei der Auswahl, Anwendung und Dosierung von Therapien, Medikamenten und anderen Produkten in jedem Fall die den Produkten beigefügten Informationen sowie Fachinformationen der Hersteller zu beachten; im Zweifelsfall ist ein geeigneter Spezialist zu konsultieren. Der Verlag und die Autorin übernehmen keine Haftung für Produkteigenschaften, Lieferhindernisse, fehlerhafte Anwendung oder bei eventuell auftretenden Unfällen und Schadensfällen. Jeder Benutzer ist zur sorgfältigen Prüfung der durchzuführenden Medikation verpflichtet.
Etwaige geschützte Warennamen (Warenzeichen) werden nicht besonders kenntlich gemacht. Daraus kann nicht geschlossen werden, dass es sich um freie Warennamen handelt.

Lektorat: Claudia Flöer, Text & Konzept Flöer
Covermotiv: Roslaw – stock.adobe.com
Covergestaltung und Reihenlayout: Lichten, Hamburg
Satz: Sandra Knauer Satz · Layout · Service, Garbsen
Druck und Bindung: Salzland Druck GmbH & Co. KG, Staßfurt

Inhalt

Mein Dank

Ich danke allen, die mich auf vielfältige Weise und über einen langen Zeitraum unterstützt haben, dieses Buch zu schreiben:

- Dr. rer. nat. Andrea Maaß-Gerhartz, Elisabeth Sievers Dipl. Pflegepäd. (FH) und Dr. med. Harald Brandts-Hagedorn waren jederzeit offen für pharmazeutische, pflegefachliche und medizinische Diskussionen und stellten sich als Test-Lesende zur Verfügung.
- Auch Herbert Grondmann engagierte sich als Test-Leser.
- Friedhelm Henke begeisterte sich für das Zusammenwirken von Pharmazie und Pflegepraxis und stellte seine modifizierte PÜdA-Skala zur Verfügung.
- Das sorgfältige und ermutigende Lektorat durch Claudia Flöer hat dieses Buch überhaupt erst entstehen lassen.
- Meinen Familien und Lehrer*innen danke ich ebenso wie den pflegebedürftigen Menschen und allen Teilnehmenden meiner Seminare und Beratungen. Ohne ihre Anregungen und Fragen hätte ich die verschiedenen Disziplinen nicht verknüpfen können.

Nur gemeinsam und in regelmäßigen Fortbildungen wird es möglich sein, die gewonnene Sicherheit im Umgang mit Arzneimitteln beizubehalten und zu vertiefen.

1 Der älter werdende Mensch

Älter, alt, hochbetagt, langlebig – in der deutschen Sprache gibt es keine in sich schlüssigen Begriffe, um den Weg des Älterwerdens zu benennen, zu beschreiben und um Jahres-Spannen festzulegen. Wann zählen Menschen zur Gruppe der Senioren? Wann ist ein Mensch »alt«?

Eine sehr pragmatische Antwort ist die Unterteilung in die erste Lebenshälfte bis 50 Jahre und in die zweite Lebenshälfte ab 50 Jahre, wobei Menschen in der zweiten Lebenshälfte als alt bezeichnet werden. Auch spricht man vom ersten, zweiten, dritten, vierten und fünften Lebensalter, wobei die vierte Phase etwa zwischen 60 und 80 Jahren liegt, die fünfte ab 80 Jahren.[1] Eine weitere Antwort mag nachfolgende Einteilungsmöglichkeit sein[2]:

- Von etwa 55 oder 60 bis 70 Jahren: ältere Menschen
- Über 70 bis 75 Jahre: alte Menschen
- Über 75 bis 88 Jahre: betagte Menschen
- Über 89 oder 90 bis 100 Jahre: hochbetagte Menschen
- Über 100 Jahre: langlebige Menschen

Viele Faktoren, wie Gesundheit oder Krankheit, Zugehörigkeit zu Gruppen oder Einsamkeit, tragen zum Altwerden bei. Die Gerontologie erforscht das Alter aus allen Perspektiven, zum Beispiel psychisch, biologisch und sozial[3].

---

[1] Bröckerhoff P et al. (2020): Gesundheitskonzept im Wandel: Primat der Lebensqualität in alternden Gesellschaften. In: Deutsches Ärzteblatt Jahrgang 50; A-2464-2468.

[2] Perrar KM, Sirsch E, Kutschke A (2021): Gerontopsychiatrie für die Pflege. 3. Auflage, Thieme, Stuttgart, S. 28

[3] Kruse A (2018): Potenziale des Alterns – Sorge um sich selbst, Sorge um Andere. In: Pharmazeutische Zeitung, Jahrgang 163, Heft 51/52, S. 28–33.

1

Alt, älter, Eltern, die Älteren – in unserer Sprache wird die traditionelle Reihenfolge der Generationen festgelegt. Die Eltern sind älter als ihre Kinder, sie sind die Älteren im Vergleich zu ihren Kindern. Allerdings bildet sich im Bild der Generationen die Vielfalt verschiedener Geschlechter-Identitäten, Familien-Strukturen, Kulturen und Nationalitäten in unserer heutigen Gesellschaft nicht vollständig ab.

1.1 Selbstbestimmtes, gesundes Älterwerden

1.1.1 Altersbilder

Kennen Sie das Gefühl, für etwas »zu alt« zu sein? Zu alt, um etwas Neues zu beginnen oder alte Gewohnheiten abzulegen? Schon Kinder fühlen sich »zu alt«, um Dreirad zu fahren oder um mit Puppen zu spielen. In diesem Gefühl, für etwas zu alt zu sein, spiegeln sich Altersbilder wider.[4] Wir tragen Altersbilder in uns, die uns nicht immer bewusst sind, die aber unser eigenes Älterwerden ebenso wie unseren Umgang mit älteren Menschen prägen und beeinflussen. Diese Altersbilder werden unter anderem von der Kultur, Religion, Märchen, Sprache und Herkunft geprägt und wandeln sich im Laufe der Zeit. Gerade seit der Jahrtausendwende nimmt die Vielfalt in unserer Gesellschaft zu. »Durch vielfältige Altersbilder können wir Entwicklungsspielräume eröffnen, das Vorsorgeverhalten und die Versorgung verbessern sowie Gesundheit und Lebensqualität über die gesamte Lebensspanne fördern«, wird im Thesenpapier des interdisziplinären, wissenschaftlichen Netzwerks »Altersbilder« 2023 ausgeführt. Sechs Impulse geben die Autoren, um die alternde Gesellschaft zu stärken, um miteinander ins Gespräch zu kommen und gemeinsam zu handeln:

- Menschen aller Lebensalter in ihrer Vielfalt sichtbar machen
- Auf systemische Probleme hinweisen und Veränderungen anstoßen
- Teilhabe ermöglichen und eine positive Alternskultur prägen
- Einen breiten Dialog starten
- Stereotype klar benennen und dagegen eintreten
- Krankheit, Tod und Sterben enttabuisieren[5]

In diesen Thesen wird deutlich, dass der Umgang mit dem Altern eine gesellschaftliche Herausforderung darstellt: In jedem Lebensalter sind wir aufgefordert, unseren Blick zu öffnen, Perspektiven zu verändern und das Leben in der Gesellschaft mitzugestalten.

---

[4] Klusmann V & 40 Co-Autorinnen aus Wissenschaft, Verbänden und Zivilgesellschaft (2023): How to: 6 Impulse für vielfältigere Altersbilder. Online-publiziertes White-Paper, verfügbar unter: https://www.hs-furtwangen.de/fileadmin/user_upload/ze_iaf/Bilder/Projekte/altersbilder-whitepaper-web-final.pdf

[5] Klusmann et al.

Oft wird Alter mit Krankheit gleichgesetzt. Es entsteht ein defizitäres, von Verlusten und Abbau geprägtes Bild des Alterns[6]. Das zeigt sich auch in den Begriffs-Paaren »alt und krank« und »alt und gebrechlich«. Die Eigenschaften »krank und gebrechlich« werden sprachlich oft zusammen mit dem Alter genannt. Das Gegensatz-Paar »Jung und Alt« benennt zwei Seiten einer Medaille, die zueinander gehören und nacheinander durchlebt werden, aber, gleichzeitig angewendet, paradox wirken. Dennoch wird, zum Beispiel als Zielgruppe in der Werbung, von den »jungen Alten« gesprochen.

Wie mögen die Altersbilder vor etwa 100 Jahren ausgesehen haben, die Altersbilder, mit denen die heute Hochbetagten aufgewachsen sind? Einen Einblick mag das Gedicht »Lebensalter« der deutschen Schriftstellerin, Philosophin und Historikerin Ricarda Huch geben, die von 1864 bis 1947 lebte.

Die Lebensalter[7]

Zehn
Schimmernd umrundet das Kind die Sphäre des Paradieses.
Ach, zerplatze doch nicht! Spielts doch und träumts doch so süß.

Zwanzig
Rose und Nachtigall und Sonne und Wind gratulieren,
Und in den Schatten fliehst du? Ist es nicht Wonne, zu blühn?

Dreissig
Schweiß der Arbeit erfrischt und ziert den Erbauer des Hauses,
Drin er die Seinen bewahrt, sich und der Heimat zum Hort.

Vierzig
Schwinge begrüßend den Hut, da du singend den Gipfel erklommen,
Wie du gewachsen an Kraft, grüßen dich höhere fern.

Fünfzig
Glücklicher Fünfziger, mit noch schwungvollem Gang trittst du
In das schöne Jahrzehnt der Ernte mitten im Kampf.
Denn du wandelst nun schon unter selbstgezogenen Bäumen,
Früchte erquicken dich schon, die du für andre gereift.

---

6 Kruse A (2017): Lebensphase hohes Alter: Verletzlichkeit und Reife. Springer Verlag, Heidelberg, S. 57.

7 Huch R. In: Polt-Heinzl E, Schmidjell C (2005): Poesie der Lebensalter. Gedichte. Philipp Reclam jun., Stuttgart, S. 19-21. Rechtschreibung aus dem Originaltext übernommen.

Sechzig
Tapfer voran! Und fällt auch der liebste der Kriegskameraden,
Der im Gedränge der Schlacht hilfreich zur Seite dir stand,
Fröhlicher Nachwuchs dringt in die gelichtete Reihe,
Sei er dir freund oder feind, grüß ihn mit Ernst und mit Huld.

Siebzig
Schöner wird täglich die Welt, die zärtlich das Abendrot anhaucht.
Trinke, des Abschieds gedenk, selig das nährende Gold.

Achtzig
Sterne ziehen herauf, des Mondes silberne Welle
Fließt um dein silbernes Haupt. Liebend umfängt dich die Nacht.

Das Gedicht zeigt Eigenschaften des natürlichen, gesunden Älterwerdens auf, die wir jenseits der »Forever-Young-Bewegung« von den vorangegangenen Generationen wieder neu erlernen dürfen.

Ab jetzt steht der älter werdende Mensch im Mittelpunkt des Interesses: Wie erreichen manche Menschen, die den zweiten Weltkrieg mit all seinen Schrecken überlebten, bis heute in körperlicher und seelischer Gesundheit ein so hohes Alter? Welche Faktoren fördern und erhalten die Gesundheit? Was stärkt die Widerstandsfähigkeit von Menschen, größte Herausforderungen gesund zu bewältigen?

Die Konzepte der Salutogenese, Gesundheitsförderung, Prävention und Resilienz werden nachfolgend erläutert und mit einem Lebens-Balance-Modell in Verbindung gebracht. Aus diesen unterschiedlichen Herangehensweisen lassen sich zahlreiche Ansätze zur Biografie-Arbeit und Ressourcen-Orientierung im Umgang mit Senioren und Seniorinnen ableiten.

Selbstbestimmung

Das Recht auf Selbstbestimmung wurde 1949 in Artikel 2 des Grundgesetzes verankert[8]. Es beinhaltet das »Recht auf die freie Entfaltung seiner Persönlichkeit«, soweit nicht die Rechte anderer verletzt werden.

---

8 https://www.gesetze-im-internet.de/gg/art_1.html und https://www.gesetze-im-internet.de/gg/art_2.html

Info

Auszug aus dem Grundgesetz für die Bundesrepublik Deutschland

Artikel 1

(1) Die Würde des Menschen ist unantastbar.

Artikel 2

(1) Jeder hat das Recht auf die freie Entfaltung seiner Persönlichkeit, soweit er nicht die Rechte anderer verletzt [...].

(2) Jeder hat das Recht auf Leben und körperliche Unversehrtheit. Die Freiheit der Person ist unverletzlich. [...]

Im Zusammenhang dieses Buchs bezieht sich Selbstbestimmung auf Aspekte der Lebensgestaltung im Alter. Perrar (2021) führt die Selbstbestimmung als psychosoziales Bedürfnis von Menschen mit schwerer Demenz auf. Sie drückt sich im »So-sein-Dürfen« und im eigenen Willen aus.[9] Selbstbestimmung kann in Vorsorgedokumenten festgeschrieben werden (▶ Kap. 1.2).

Der Vollständigkeit halber sei an dieser Stelle auch Artikel 1 des Grundgesetzes erwähnt. Das Wort »Würde« hat sprachlich mit Werten zu tun und beinhaltet die Achtung vor Werten. Das lateinische Wort »priscus« bedeutet »alt« oder »altehrwürdig« und fordert im übertragenen Sinne auf, die Werte alter Menschen zu achten. In ▶ Kap. 4.4.1 wird die Priscus-Liste vorgestellt, eine Liste mit Medikamenten, die im Alter besonders risikoreich sind und nur unter großer Vorsicht angewendet werden sollten: Die Würde alter Menschen wird durch die Verbesserung der Patientensicherheit geachtet.

Salutogenese

Das Begriffspaar besteht aus Salutogenese und Pathogenese. Genese bedeutet »die Entstehung von« Gesundheit bzw. Krankheit. Die Pathogenese beschreibt die Entstehung und den Verlauf von Krankheiten. Die Salutogenese sucht Antworten auf die Frage, wie Gesundheit entsteht. Der Begründer Aaron Antonovsky lebte von 1923 bis 1994 und war israelisch-amerikanischer Soziologe. In seiner wichtigsten Untersuchung befragte er Frauen in den Wechseljahren, die zwischen 1914 und 1923 geboren wurden und die teilweise zu Überlebenden aus Konzentrationslagern zählten, wie sie ihre gute Gesundheit bewahrt hätten. Aus den Interviews leitete er einen zentralen

[9] Perrar et.al., S. 211

Faktor ab, der Gesundheit ermöglicht und erhält: das sogenannte Kohärenzgefühl, das die Frauen als »tiefes, kaum zu beschreibendes Vertrauen, mit dem sie sich innerlich weit über persönliche Beziehungen hinaus »global« miteinander verbunden gefühlt hatten«, beschrieben.[10] In wissenschaftlichen Worten wird das Kohärenzgefühl als »globale Orientierung, die ausdrückt, in welchem Ausmaß man ein andauerndes und dennoch dynamisches Gefühl des Vertrauens hat«[11], verstanden. Die Übersetzung des englischen »sense of coherence« legt nahe, dass es sich zum einen um Sinn für Verbundenheit handelt, zum anderen um ein Gefühl. Sowohl Gefühle als auch Sinne sind angeboren und stehen uns daher zu jeder Zeit zur Verfügung. Drei wesentliche Eigenschaften liegen dem Kohärenzgefühl zugrunde:

- Verstehbarkeit bezieht sich auf die kognitive Ebene, das Denken und auf die Möglichkeit, für sich stimmige Erklärungen zu finden
- Handhabbarkeit bezieht sich auf die Hände und damit auf die körperliche Ebene, auf das Verhalten, das Handeln, das Tun und auf die Möglichkeit, in kleinem Rahmen Selbstbestimmung zu bewahren
- Bedeutsamkeit bezieht sich auf die emotionale Ebene, auf die Erfahrung, dass das eigene Handeln sinnvoll ist

Es erscheint wie eine Bestätigung des überlieferten Konzepts der Einheit von Körper, Geist und Seele, die uns Menschen gesund sein lässt.

Die Salutogenese ist eine lösungs- und ressourcenorientierte Herangehensweise und legt den Schwerpunkt auf Erhaltung und Förderung der Gesundheit.

Gesundheitsförderung

Ein Beispiel für gelebte Gesundheitsförderung ist das Programm Klasse 2000, das seit 1991 bundesweit an Grundschulen durchgeführt wird und das seitdem über 2,2 Millionen Kinder erreicht hat[12]. Die drei Säulen der Salutogenese – Verstehbarkeit, Handhabbarkeit und Bedeutsamkeit – ziehen sich wie ein roter Faden durch das Programm, dessen Inhalte für Erwachsene jeden Alters ebenso bedeutsam sind wie für Kinder:

- Gesund essen und trinken
- Bewegen und entspannen
- Sich selbst mögen und Freunde haben
- Probleme und Konflikte lösen
- Kritisch denken und Nein sagen

---

[10] Petzold TD (2010): Praxisbuch Salutogenese – Warum Gesundheit ansteckend ist. Südwest Verlag, München, S. 7.

[11] Antonovsky A (1997): Salutogenese – Zur Entmystifizierung der Gesundheit. Deutsche Gesellschaft für Verhaltenstherapie. dgvt Verlag. Tübingen, S. 36.

[12] https://www.klasse2000.de

Verstehen: Die Kinder verstehen die Zusammenhänge, *»wie Ernährung, Konsumverhalten, Bewegung und Entspannung auf das eigene Wohlbefinden, die Gesellschaft und unsere Umwelt wirken«*[13]. Auch lernen sie, wie faszinierend die Funktionen des menschlichen Körpers sind, vor allem Herz, Atmung, Verdauung, Gehirn und Nervensystem.

Handeln: Dazu zählt, sich gemeinsam zu bewegen und zu entspannen, miteinander zu lernen und zu spielen, die eigenen Fähigkeiten mit Körperübungen und Denksport zu entdecken und zu trainieren und gemeinsam ein gesundes Frühstück zuzubereiten.

Fühlen: Die Kinder lernen die wichtigsten Gefühle kennen und beobachten sie an sich und anderen. Daraus werden Strategien zur Konfliktlösung abgeleitet und eingeübt.

Diese Kompetenzen sind im Miteinander für Menschen aller Altersgruppen und Berufe nützlich. Gesundheitsförderung kann individuell gelebt werden und findet darüber hinaus in Betrieben, Einrichtungen, Schulen oder anderen Orten statt, an denen viele Menschen zusammenkommen. Es ist ein Angebot für Gruppen, das teilweise von den Krankenkassen finanziert wird. Gesetzlich verankert sind primäre Prävention und betriebliche Gesundheitsförderung in § 20 des fünften Sozialgesetzbuchs[14].

Prävention

Unter Prävention werden im weitesten Sinne im Gesundheitswesen Maßnahmen zur Vorbeugung von Erkrankungen gefasst. Damit kann aktives Handeln gemeint sein, wie zum Beispiel tägliche Rückengymnastik zur Vorbeugung eines Bandscheibenvorfalls oder Yoga, Qi Gong oder Achtsamkeitsübungen zur Vorbeugung eines Burn-Out-Syndroms. Auch die zahnärztliche Karies-Prophylaxe ist eine Form der Prävention. Alle Formen der Vorsorge-Untersuchungen, beispielsweise in der Krebs-Vorsorge, zählen ebenfalls zur Prävention.

Die Umsetzung der Arzneimitteltherapiesicherheit leistet einen wertvollen Beitrag zur Vorbeugung arzneimittelbezogener Probleme, die zu Krankheiten, Krankenhauseinweisungen und zum Tod führen können. Sie werden entweder im Vorfeld erkannt und verhindert oder frühzeitig bemerkt und behoben, so dass weniger Fehler mit Medikamenten auftreten. »Medikation in der Pflegeprozessplanung« verbindet diesen Ansatz mit den täglichen Handlungsabläufen in der Pflege, wie in diesem Buch erstmalig und ausführlich dargestellt wird. Ziel präventiver Maßnahmen ist die Erhaltung der Gesundheit durch rechtzeitiges Erkennen und Abwehren von Risiken und Gefahren.

---

[13] https://www.klasse2000.de, Zitat von Dr. Margareta Büning-Fesel, Bundesanstalt für Landwirtschaft und Ernährung

[14] https://www.sozialgesetzbuch-sgb.de/sgbv/20.html

Resilienz

Im Unterschied zur Salutogenese legt die Resilienz den Schwerpunkt auf die Förderung und Erhaltung der Widerstandsfähigkeit, die hilfreich ist, um größte Herausforderungen des Lebens körperlich und seelisch gesund zu bewältigen. Der Begriff wurde ursprünglich in einer großen Studie im Rahmen der Kinderpsychologie geprägt. Die Teilnehmenden an der Studie kamen in einer Zeit besonderer Armut in den 1930er-Jahren in den USA zur Welt. Für ihre Persönlichkeitsentwicklung war bedeutsam, ob Belastung als Bedrohung oder Herausforderung erlebt wurde und ob sie eher ohnmächtig-passiv oder annehmend-aktiv reagierten. Schützende, personale Faktoren, Fähigkeiten zur Selbstregulation und soziale Faktoren tragen zur Entwicklung der inneren Stärke und Widerstandsfähigkeit bei:

- Schützende, personale Faktoren sind die Fähigkeiten, Probleme zu lösen, Bindungen einzugehen und sich emotional, geistig und körperlich zu engagieren.
- Soziale Faktoren sind tragfähige Beziehungen, lebendige Kommunikation und Eingebundensein.
- Die Fähigkeit zur Selbstregulation beinhaltet Achtsamkeit, Umgang mit Emotionen und das Benennen und Umsetzen von Zielen.[15]

In der Umsetzung bedeutet Resilienz, in der Lage zu sein, das innere Gleichgewicht herzustellen, das nach Galuska und Wellensiek (2014) sieben Dimensionen[16] hat: körperlich, seelisch und geistig im Gleichgewicht zu sein, im Gleichgewicht in den Beziehungen zu sein, im Gleichgewicht mit sich selbst zu sein, im Gleichgewicht mit dem Göttlichen und Größeren zu sein und vor allem, im Gleichgewicht mit dem Ungleichgewicht zu sein. Damit ist die Fähigkeit gemeint, im Prozess zu bleiben, immer wieder neu die Ungleichgewichte zu spüren und auszugleichen.

Lebens-Balance-Modell

Die ursprüngliche Idee zu diesem Modell geht auf den gebürtig aus dem Iran stammenden Psychotherapeuten Nossrat Peseschkian zurück. Er ordnete die vier Bereiche Körper/Sinne, Leistung, Kontakt und Phantasie/Zukunft rautenförmig als Formen der Konfliktverarbeitung an[17]. Nach Seiwert bewegt sich jeder Mensch unabhängig vom Lebensalter in vier Lebensbereichen, die zueinander im Bezug stehen: Körper, Arbeit, Kontakt und Sinn[18]. Für den älteren Menschen bedeutet zum Beispiel

- Körper: Gesundheitsförderung, Ernährung und Getränke, Schlaf, körperliche Veränderungen in den elf Körpersystemen durch normale Alterungsprozesse (▶ Kap. 1.3), Entspannung, Sinnes-Wahrnehmungen, Umgang mit Krankheiten

---

[15] Vgl. Kruse A (2015): Resilienz bis ins hohe Alter – Was wir von Johann Sebastian Bach lernen können. Springer Fachmedien, Wiesbaden.

[16] Vgl. Wellensiek S, Galuska J (2014): Resilienz: Kompetenz der Zukunft – Balance halten zwischen Leistung und Gesundheit. Beltz Verlag, Weinheim und Basel.

[17] Peseschkian N (1993): Psychosomatik und Positive Psychotherapie. Fischer Taschenbuch Verlag, Frankfurt am Main, S. 61.

[18] Vgl. Seiwert L (2018): Wenn du es eilig hast, gehe langsam: Wenn du es noch eiliger hast, mach einen Umweg. 17. Auflage, campus Verlag, Frankfurt.

- »Arbeit«: Lebensunterhalt, Berufs-Erfahrungen, Wohnen, Hauswirtschaft, Mobilität
- Kontakt: Familie, Nachbarn, Freunde, Ehrenamt
- Sinn: spirituelle Erfahrungen, Religion, Philosophie, Natur-Erlebnisse, kulturelle Werte, Verbunden-Sein, Dankbarkeit, Gelassenheit, Sinn-Fragen, Umgang mit Krankheit, Abschied, Sterben und Tod

In Abbildung 1 sind die vier Lebensbereiche in ovaler Form angeordnet und stehen alle miteinander in Beziehung. Wenn sie in Balance sind, hat der Mensch die Entwicklungsaufgaben der jeweiligen Lebensphase gemeistert, und er fühlt sich den Herausforderungen gewachsen. Voraussetzungen dafür sind das Vorhandensein innerer Widerstandskräfte sowie verschiedener Ressourcen.

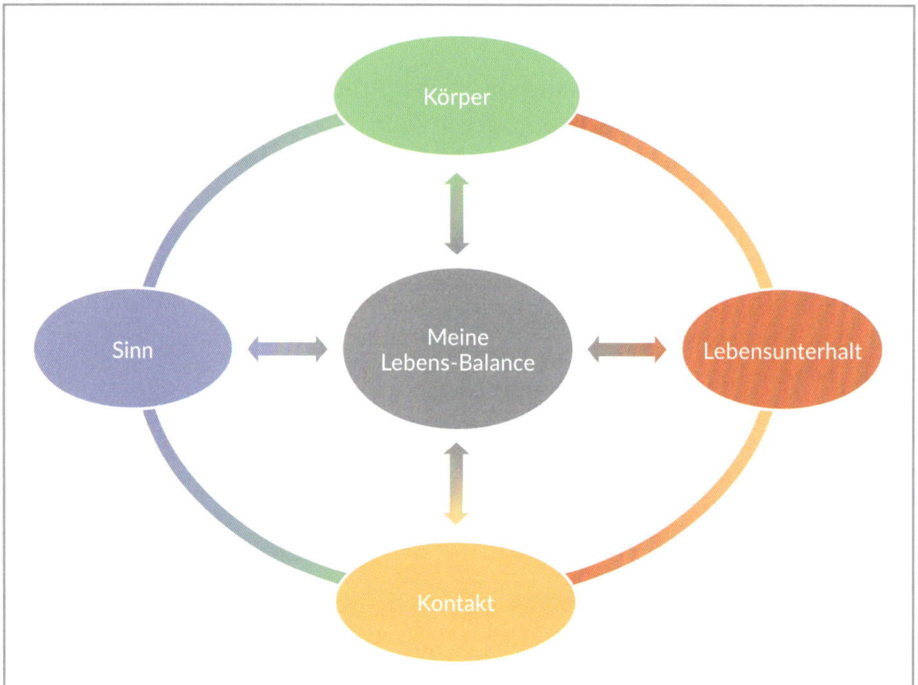

Abb. 1: Lebens-Balance-Modell, modifiziert nach Peseschkian und Seiwert:
© Prof. Dr. Lothar Seiwert, D-67435 Neustadt/Weinstraße, www.Lothar-Seiwert.de

Hinwendung zu inneren Ressourcen

In drei der vorgestellten Modelle – Salutogenese, Resilienz und dem Lebens-Balance-Modell – nimmt die Kraft, die von der Gemeinschaft ausgeht, eine zentrale Stellung ein. Ressourcen sind jedem Menschen innewohnende, oft angeborene Fähigkeiten, die sich im Laufe des Lebens ausbilden. Von den Sinnen ausgehend sind Riechen, Hören, Schmecken, Fühlen, Sehen sowie die Orientierung im Raum zentrale

Ressourcen. Weiterhin zählen Fähigkeiten wie sich-zu-erinnern, in-Kontakt-zu-sein sowie in-Balance-zu-sein, dazu. Genuss ist ebenfalls eine wichtige Ressource, die auf vielen Ebenen und mit allen Sinnen erlebt werden kann. In Abbildung 2 werden Ressourcen zusammengestellt, die in der Pflege eine wichtige Rolle spielen und bei der Entscheidung, ob Bedarfsmedikation eingesetzt werden soll oder nicht, zum Tragen kommen.

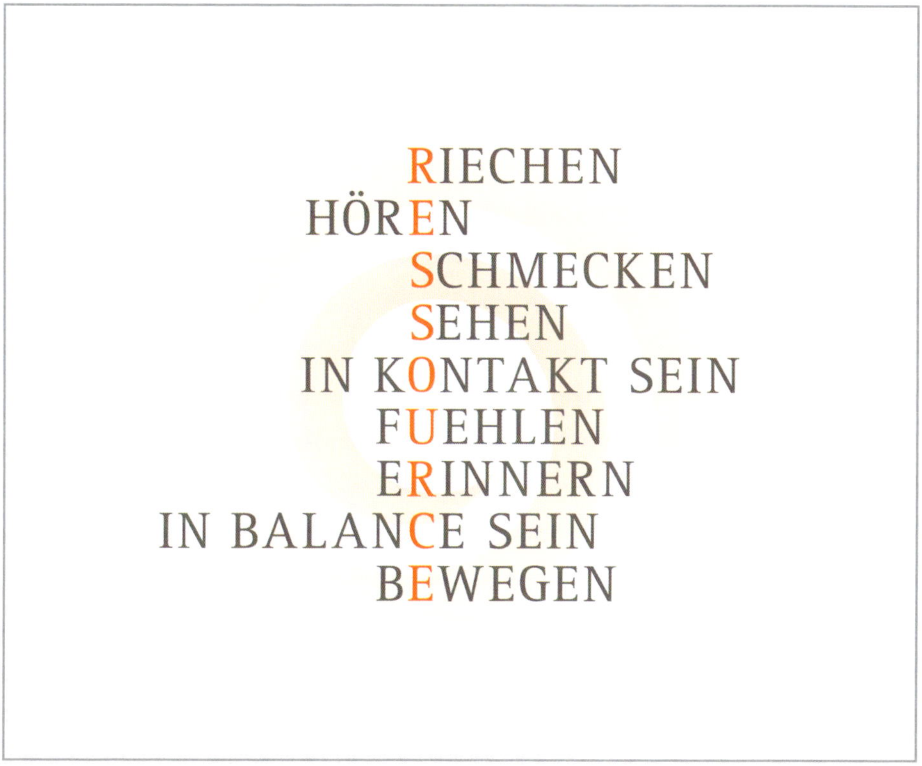
RIECHEN
HÖREN
SCHMECKEN
SEHEN
IN KONTAKT SEIN
FUEHLEN
ERINNERN
IN BALANCE SEIN
BEWEGEN

Abb. 2: Ressourcen des älter werdenden Menschen.

Es folgen Beispiele zur Ressourcen-Aktivierung in der Pflege. Der Geruchssinn kann durch Duftpflanzen im Garten, durch Kräutertees, Parfums oder durch Aromatherapie angeregt werden, ebenso wie durch den Geruch eines Haustiers oder eines Ofens. Der Gehörsinn wird durch Geräusche aller Art aktiviert, seien es Tierlaute, Naturgeräusche das rhythmische Schlagen eines Hammers, Volkslieder oder klassische Musik. Gehörlose Menschen oder Menschen mit Gehörminderungen können über Vibrationen erreicht werden. Mithilfe einer Musik-Biografie lassen sich klangliche Vorlieben herausfinden.[19] Der Geschmackssinn spielt eine große Rolle für die Zube-

[19] Weiterführende Informationen zum Erheben einer Musikbiografie finden Sie unter https://dg-musikgeragogik.de

reitung und Aufnahme von Nahrung und Getränken. Süß oder sauer, scharf, bitter oder salzig, kalt oder warm. Besonders relevant ist die Kenntnis von Vorlieben bei der Mundpflege in der Palliativ-Versorgung. Das Fühlen kann aktiv durch Umgang mit Erinnerungsgegenständen, Mithilfe beim Kochen und Backen, Haus-, Bastel- und Handarbeiten, Blumenerde oder Musikinstrumenten angeregt werden. Empfangend kann das Fühlen durch Berührung, Handhalten oder Massage aktiviert werden. Das Sehen kann durch Formen und Farben, Fotos, Kunstgegenstände oder wohnlich gestaltete Räumlichkeiten angeregt werden. Eine weitere wichtige Ressource ist das Erinnern, das durch kreative Biografie-Arbeit gefördert werden kann.[20] Genuss schließt den Reigen der Ressourcen ab. Er trägt zu Wohlgefühl und Lebensqualität bei, vor allem, wenn er in Gemeinschaft erlebt wird.

Gärten und Grünanlagen als äußere Ressourcen

Grünanlagen in Städten, wie beispielsweise Parks, Spielplätze und Grünflächen, fördern das Wohlbefinden der Einwohner aller Altersgruppen. Sowohl die seelische als auch die körperliche Gesundheit können verbessert werden. In der Folge kann das Risiko für Krankheit und Sterblichkeit reduziert werden. Begründet wird die Aussage mit folgenden Argumenten: Der Aufenthalt in Grünanlagen fördert die Entspannung, reduziert Stress, fördert Begegnungen mit anderen Menschen sowie die Freude an Bewegung. Gleichzeitig wird die Qualität der Atemluft verbessert, der Lärm wird reduziert, und Grünpflanzen tragen wirksam zur Verringerung der Umgebungstemperatur bei anhaltender Hitze bei[21].

Eine Studie untersuchte die Rolle der Grünanlagen auf das Wohlbefinden der Bewohner*innen in 126 Senioren-Einrichtungen in 17 Städten in Österreich, Deutschland, Norwegen, Polen, Rumänien und Slowenien. Untersucht wurden sowohl die Bedeutung von Gärten für die Lebensqualität der Senioren innerhalb der Seniorenheime als auch die Wichtigkeit von Grünanlagen außerhalb der Senioren-Einrichtungen. Auch diese Studie zeigte, dass Grünanlagen zu Entspannung, wachsender Bewegungs-Freudigkeit sowie zu sozialen Interaktionen beitragen[22], Kriterien, die im Sinne der Salutogenese und Resilienz, die Gesundheit fördern bzw. innere Widerstandskräfte stärken. Private Gärten und öffentliche Grünanlagen können daher zu den äußeren Ressourcen gezählt werden.

---

[20] Vgl. Hölzle C, Jansen I (Hrsg.) (2011): Ressourcenorientierte Biografiearbeit. Grundlagen – Zielgruppen – Kreative Methoden. 2. Auflage, VS Verlag für Sozialwissenschaften, Springer Fachmedien Wiesbaden.

[21] World Health Organization. Regional Office for Europe (2016): Urban green spaces and health. https://iris.who.int/handle/10665/345751

[22] Artmann M et al. (2017): The role of urban green spaces in care facilities for elderly people across European cities. In: Urban Forestry and Urban Greening. Volume 27, October 2017, Pages 203–2013.

1.1.2 Zusammenfassung: Selbstbestimmtes, gesundes Älterwerden

In chronologischer Reihenfolge werden im Folgenden die wichtigsten Begriffe des ▶ Kap. 1.1 zusammengefasst.

Gerontologie: Alternswissenschaften zur interdisziplinären Erforschung des Alters

Altersbilder: beleuchten die Vorstellungen, die Menschen in verschiedenen Kulturen vom Alter haben und die das Verhalten zum Teil unbewusst beeinflussen

Selbstbestimmung: Im Artikel 2 des Grundgesetzes ist das Recht jedes Menschen »auf die freie Entfaltung seiner Persönlichkeit« verankert, »soweit er nicht die Rechte anderer verletzt«.

Vorsorge: Hier sind Patientenverfügung sowie die Vorsorgevollmacht gemeint. Empfohlen wird, die Patientenverfügung durch einen Anhang zu ergänzen, aus dem hervorgeht, was im Fall der Pflege im Bereich der Sinneswahrnehmungen auf keinen Fall oder besonders gerne gewünscht wird.

Salutogenese: Entstehung von Gesundheit, Erhaltung und Förderung von Gesundheit durch Verstehen auf der kognitiven Ebene, Handlungsfähigkeit auf der körperlichen Ebene und Erfahrung von Sinn auf der emotionalen Ebene

Pathogenese: Entstehung und Verlauf von Erkrankungen

Gesundheitsförderung: Klasse 2000 als Beispiel für Gesundheitsförderung an Grundschulen, betriebliche Gesundheitsförderung im § 20 SGB V, Förderung und Erhaltung der Gesundheit auf kognitiver, körperlicher und emotionaler Ebene individuell oder in Gruppen

Prävention: Im Gesundheitswesen Maßnahmen zur Vorbeugung von Erkrankungen. Ziel ist die Erhaltung der Gesundheit durch rechtzeitiges Erkennen und Abwehren von Gefahren.

Resilienz: Förderung und Erhaltung der Widerstandsfähigkeit, um große Herausforderungen des Lebens seelisch und körperlich gesund zu bewältigen, durch personale und soziale Faktoren sowie durch Fähigkeiten zur Selbstregulation

Lebens-Balance-Modell: Jeder Mensch bewegt sich unabhängig vom Lebensalter, der Kultur oder Herkunft in den Bereichen Körper, Arbeit, Kontakt und Sinn. Es lassen sich Ressourcen ableiten.

Innere Ressourcen: Jedem Menschen innewohnende Fähigkeiten, die sich im Laufe des Lebens weiter ausbilden

Äußere Ressourcen: äußere Rahmenbedingungen, die Salutogenese oder Resilienz fördern, wie z. B. private Gärten oder öffentliche Grünanlagen

Viele Menschen haben pragmatische Strategien entwickelt, wie sie bis zum heutigen Tag relativ gut durch das Leben gekommen sind. Die Wissenschaft dagegen untersucht die tieferen Gründe, wie es manchen Menschen gelingt, trotz großer Herausforderungen gesund zu bleiben. Anhand der beschriebenen Konzepte und Modelle sind viele Facetten eines selbstbestimmten Älterwerdens dargestellt worden, die in Anregungen zur Ressourcen-Orientierung mündeten.

1.2 Selbstbestimmung durch Vorsorge

Es wird jedem Menschen ab einem Alter von 18 Jahren dringend empfohlen, für den Fall eines Unfalls oder einer schweren Erkrankung Vorsorge-Dokumente auszuarbeiten und zu unterschreiben, die Vollmachten und eine Patientenverfügung enthalten. Die Bevollmächtigten verpflichten sich, den Vollmachtgeber in Privat- und Geschäftsangelegenheiten zu vertreten. Inhaltlich können Absprachen zur Gesundheitssorge bzw. Pflegebedürftigkeit getroffen werden. Rechts- und finanzielle Angelegenheiten werden geklärt. Es werden Wünsche zu Aufenthalts- und Wohnangelegenheiten festgelegt. Auch können Regelungen zur Kommunikation mit Behörden und hinsichtlich des Zugangs zu Internet-Accounts getroffen werden.

In der **Patientenverfügung** werden konkrete Bestimmungen dargelegt, unter anderem für den Fall, dass sich der betroffene Mensch sprachlich nicht mehr äußern kann. Besondere Wünsche zum mitmenschlichen und professionell-pflegerischen Umgang können in einer Anlage ergänzt werden. Dieses empfiehlt sich besonders für den Umgang mit Ressourcen, die auf den Sinnen basieren.

- Geschmack: In der Palliativ-Pflege wird besonders dafür geworben, in der Patientenverfügung Geschmacksrichtungen auszuschließen, die nicht gemocht oder vertragen werden, und eine Liste von Lieblings-Speisen und -Getränken anzufügen.
- Geruch: Besondere Lieblingsdüfte, wie Rose, Lavendel oder Zitrone, können aufgeführt werden.
- Hören: Stille, besondere Geräusche, Vibrationen und Musik können Menschen auf ganz verschiedenen Ebenen ansprechen. Daher empfiehlt sich besonders, musikalische Wünsche aufzuschreiben.[23]

[23] Einen entsprechenden musikbiografischen Fragebogen finden Sie auf der Website https://www.dg-musikgeragogik.de.

- Fühlen
- Sehen
- Bewegung und Orientierung im Raum

Auch können spirituelle Wünsche formuliert werden. In der Patientenverfügung sind Informationen zusammengefasst, die in die Zukunft gerichtet werden. Es gehört zur Begleitung dazu, in der jeweiligen Situation die Sinnhaftigkeit, Anwendbarkeit und Relevanz der vorformulierten Wünsche zu überprüfen und entsprechend umzusetzen.

Die Leitlinie »Einwilligung von Menschen mit Demenz in medizinische Maßnahmen« gibt Handlungsempfehlungen für zahlreiche Situationen, in denen Unsicherheiten in medizinischen, pflegerischen bzw. rechtlichen Situationen bestehen. Inhaltlich enthält die Leitlinie u. a. folgende Kernaussagen[24]:

- Die Diagnose Demenz schließt die Fähigkeit zur Einwilligung nicht prinzipiell aus.
- Die Aufklärung soll an die Ressourcen und Defizite angepasst werden.
- Klärung und Dokumentation, ob der Mensch zum Zeitpunkt der Entscheidung einwilligungsfähig ist
- Hinzuziehen einer Vertrauensperson, die bei der Entscheidungsfindung assistiert
- Erstellen von Vorausverfügungen

1.3 Der Alterungsprozess auf körperlicher Ebene

»Mit dem Alterungsprozess machen auch die Strukturen und Funktionen des menschlichen Körpers einen allmählichen Wandel durch.«[25] Die Wortwahl im Zitat der amerikanischen Autoren Tortora und Derrickson beinhaltet eine überraschende Qualität, da Alterung als Wandlungs- und nicht als Abbau-Prozess beschrieben wird.

1.3.1 Elf Systeme des menschlichen Körpers

Jeder Körper besteht aus allerkleinsten Bausteinen, den Atomen, die sich zu Molekülen zusammenlagern. Ein sehr bekanntes Molekül aus der sogenannten unbelebten Natur ist das Kochsalz oder Natriumchlorid, NaCl. In der belebten Natur sei als besonders bekanntes Molekül die DNA genannt, aus dem die Grundbausteine des Lebens bestehen[26]. Über Jahrmillionen in der Entstehung des Lebens entwickelten sich

---

[24] Deutsche Gesellschaft für Gerontologie und Geriatrie (DGG), Deutsche Gesellschaft für Psychiatrie und Psychotherapie, Psychosomatik und Nervenheilkunde (DGPPN), Deutsche Gesellschaft für Neurologie (DGN) (Hrsg.) (2020): Einwilligung von Menschen mit Demenz in medizinische Maßnahmen – Interdisziplinäre S2k-Leitlinie für die medizinische Praxis (AWMF-Leitlinie Registernummer 108-001). Verlag W. Kohlhammer, Stuttgart.

[25] Tortora GJ, Derrickson BH (2006): Anatomie und Physiologie. WILEY-VCH Verlag, Weinheim, S. VII.

[26] DNA: Desoxyribonucleinsäure, besteht aus Eiweiß-Molekülen in Doppelhelix-Struktur und trägt Erbinformationen.

aus der unbelebten Natur die ersten Zellen. Ein Zellverbund aus vielen Zellen heißt Gewebe. Verschiedene Gewebe bilden ein Organ. Mehrere Organe bilden ein Körpersystem. Unser Körper besteht aus elf Systemen, die nach Aufbau, Stützung und Bewegung, Steuerungssystemen, Versorgung und Fortbestehen geordnet sind und alle miteinander in Verbindung und im Idealfall im Gleichgewicht stehen.

- Das Hautsystem (1) schützt das Innere des Körpers und bietet eine große Kontaktfläche zur Außenwelt.
- Skelett- und Muskelsystem (2-3) sorgen für Stützung bzw. Bewegung.
- Steuerungssysteme sind Nervensystem (4), Hormonsystem (5) und Abwehrsystem (6).
- Für die Versorgung des menschlichen Körpers sind Herz-Kreislaufsystem (7), Atmungssystem (8), Verdauungssystem (9) und Harnwegssystem (10) zuständig.
- Das Fortbestehen wird durch das Fortpflanzungssystem (11) gewährleistet.

Nachfolgend werden zunächst für jedes der elf Körpersysteme die sich verändernden Körperfunktionen im Alter beschrieben[27]. Die Bedeutung der Veränderungen für die Gabe, Wirkung und Ausscheidung von Medikamenten werden aufgeführt. Darauf folgt die Nennung häufiger Krankheitsbilder im Alter[28]. Es erfolgt ein Hinweis auf die wichtigsten therapeutischen Medikamenten-Gruppen, die zur Behandlung dieser Erkrankungen zum Einsatz kommen. In ▸ Kap. 5 werden sie dann kompakt beschrieben. Abschließend werden Medikamentengruppen benannt, die besonders oft oder besonders schwere unerwünschte Wirkungen an diesem Körpersystem hervorrufen können[29]. Diese Auswirkungen von einer neuen Erkrankung zu unterscheiden, stellt oft eine Herausforderung dar.

---

[27] Vgl. Tortora & Derrickson 2006, S. 117, 164, 194, 227, 338, 380, 602, 709, 762, 925, 971, 1026, 1090, 1188, 1217, 1269.

[28] Baum S, Hempel G (2011): Geriatrische Pharmazie. Govi Verlag Pharmazeutischer Verlag GmbH, Eschborn, S. 10–90.

[29] Morck H, Strehl E (Hrsg.) (2014): Unerwünschte Arzneimittelwirkungen – Eine organbezogene Übersicht. Govi Verlag Pharmazeutischer Verlag GmbH, Eschborn.

1.3.2 Nachlassende Organfunktionen und veränderte Regulation im Körper des älter werdenden Menschen

Der rote Faden für dieses Kapitel

Für jedes der elf Körpersysteme wird besprochen:

1. Beschreibung der gesunden Körperfunktion bei einem jungen Menschen
2. Veränderungen der Körperfunktionen im Alter
3. Bedeutung der Veränderungen für die Gabe, Wirkung und Ausscheidung von Medikamenten
4. Häufige Krankheitsbilder im Alter
5. Die wichtigsten therapeutischen Medikamenten-Gruppen und Therapieziele
6. Unerwünschte Medikamentenwirkungen an diesem Körpersystem, die relevant sind für die Pflege, sich dort beobachten lassen und die einfließen in die pflegefachliche Risikoeinschätzung

Altern und Zellen

Zellen sind die kleinsten Bausteine des Lebens. In ihnen laufen verschiedene, komplexe Reaktionen ab. Sie tragen zu wichtigen Lebensvorgängen bei wie Stoffwechsel, Reaktionsfähigkeit, Wachstum und Bildung neuer Zellen. Im Alter laufen diese Prozesse oft langsamer ab.

Krebs ist der Oberbegriff für viele Erkrankungen, bei denen es zu unkontrolliertem Wachstum einzelner Zellgruppen kommt.

Als Medikament wird stellvertretend Methotrexat in ▸ Kap. 5.8 besprochen

Altern und Gewebe

Gewebe sind Zellverbindungen wie Bindegewebe, Membranen, Muskelgewebe oder Nervengewebe. Gewebe benötigen Eiweiße und Vitamine aus der Nahrung sowie eine ausreichende Blutzirkulation, um nach Verletzungen wieder zu heilen.

Im Alter heilt Gewebe oft langsamer. Die Tendenz zur Versteifung ist nicht nur am Bewegungsapparat, sondern auch in den Arterienwänden von Bedeutung. Deshalb ist der systolische Blutdruck bei alten Menschen oft erhöht. Auch die Elastizität der Haut nimmt ab.

Gewebe alter Menschen enthält weniger Wasser, weniger Fett und weniger Muskelmasse. Dies ist für die Verteilung von Wirkstoffen von Bedeutung und kann zu einer veränderten Wirkstoffkonzentration im Blutplasma führen.

Häufige Krankheitsbilder im Alter sind schmerzhafte Verhärtungen der Muskulatur infolge von Fehlhaltungen, die die Beweglichkeit stark einschränken können. Medikamente zur Behandlung von Entzündungen (Antiphlogistika) sowie Antirheumatika werden eingesetzt und ▸ Kap. 5.9 besprochen. Therapieziele sind Hemmung der Entzündungen, Verringerung des Schmerzes, Erhalt und Förderung der Beweglichkeit sowie der sorgfältige Umgang mit den Risiken der Therapie.

Altern und Haut

Zum Hautsystem gehören Haut, Haare, Nägel, Schweißdrüsen und Fettdrüsen. Die Haut besteht aus drei verschieden dicken Schichten: Epidermis, Dermis und Subkutanschicht. Die Vorsilbe »Epi-« bedeutet »auf«: die Epidermis ist die äußerste Hautschicht, die ihrerseits aus mehreren Schichten teilweise abgestorbener Hautzellen besteht. Haut, Haare und Nägel schützen den Körper, regulieren die Körpertemperatur und empfinden Berührungen mit dem Tastsinn. Die Haut steht mit allen anderen Körpersystemen in Verbindung. Besonders wichtig sind die zum Nervensystem gehörenden Nervenendigungen, die an das Gehirn Informationen über Wärme, Druck, Schmerz oder Berührungen weiterleiten.

Im Alter heilt die Haut vieler Menschen schlecht, und sie wird trocken und brüchig. Die Schweißbildung nimmt im Rahmen des normalen körperlichen Wandels im Alter ab, was zu vermehrten Hitzschlägen führen kann. Alte Haut verhornt schneller als die Haut jüngerer Menschen, und durch Reibung bilden sich Schwielen.

Wirkstoffhaltige Pflaster, Salben und weitere halbfeste Darreichungsformen wirken über die Epidermis. Diese Schicht erfüllt wichtige Funktionen: sie wirkt wasserabweisend und sorgt dafür, dass fremde Stoffe und Krankheitserreger verlangsamt oder gar nicht in den Körper eindringen können. Bestimmte fettlösliche Stoffe durchdringen allerdings die Haut, wie zum Beispiel das stark wirksame Schmerzmittel Fentanyl.

Wichtige Erkrankungen der Haut sind Hautkrebs, Verbrennungen und Druckgeschwüre (Dekubiti). Therapieziele sind Erhalt der Hautintegrität und Dekubitusprophylaxe.

Bestimmte Medikamente erhöhen die Lichtempfindlichkeit der Haut. Allergische Reaktionen, die zum Beispiel durch Antibiotika ausgelöst werden können, werden unter anderem als Hautausschläge, zum Beispiel Exantheme, sichtbar.

Bewegungsapparat im Alter

Zum Bewegungsapparat zählen Knochen, Gelenke, Muskeln und die haltenden Bänder und Sehnen. Knochen unterstützen und schützen den Körper. An den Knochen setzen Muskeln mit ihren Sehnen an, die den Körper bewegen. Im Knochen findet die Bildung der meisten Blutkörperchen statt. Sie speichern Mineralien und Lipide.

Wesentliche Erkrankungen im Alter, die sich am Bewegungsapparat zeigen, bei denen die Ursachen aber auch in anderen Körpersystemen liegen können, sind Arthrosen, Knochenbrüche (Frakturen), Morbus Parkinson, Osteoporose und Rückbildung der Muskulatur (Muskelatrophie).

Erhöhte Sturzgefahr entsteht durch Symptome dieser Erkrankungen, wie Schmerzen, Schwäche, nachlassende Beweglichkeit, gestörte Bewegungskoordination und Gangunsicherheit. Therapieziele sind Stabilisierung mit medikamentöser und nicht-medikamentöser Schmerzbehandlung, Erhalt und Förderung der Mobilität. Viele Medikamente erhöhen ebenfalls die Sturzgefahr (▶ Kap. 4.4.2, ▶ Tab. 8).

Knochengewebe im Alter

Im menschlichen Körper von Erwachsenen befinden sich etwa 200 verschiedene Knochen. Auch die Zähne zählen dazu. Mineralien, Vitamine und Hormone regulieren den Knochenstoffwechsel, das Wachstum beim jungen Menschen sowie den Umbau der Knochen beim Erwachsenen.
Die Knochen stehen mit allen anderen Körpersystemen in Verbindung. Die wichtigsten Aufgaben der Knochen im Körper sind Stützfunktion sowie Schutzfunktion. So umschließt der Brustkorb mit den Rippen die lebenswichtigen Lungen und das Herz. In den Knochen werden verschiedene Blutzellen gebildet und Mineralien, vor allem Calcium, gespeichert. Calcium ist sowohl für die Bewegung von Muskelzellen als auch für die normale Funktion der Nervenzellen notwendig. Bei jungen Menschen besteht ein Gleichgewicht zwischen Knochenaufbau und Knochenabbau. Kollagenfasern sorgen für die Elastizität der Knochen.

Im Alter nimmt die Produktion von Kollagen ab und die Knochen werden brüchig. Bei Frauen nach der Menopause sowie bei Menschen in hohem Alter verläuft der Knochenabbau häufig schneller, und es tritt Osteoporose auf. Die Knochen werden poröser und instabiler und es kann im Extremfall zu spontanen Knochenbrüchen kommen. Die Deformierung der Wirbelkörper kann zu Krümmungen der Wirbelsäule und zu Schmerzen führen. Auch Zahnerkrankungen und Zahnverlust zählen im weitesten Sinne zu Erkrankungen des Knochengewebes.

Oft werden Mittel zur Behandlung von Knochenerkrankungen eingesetzt, wie in ▶ Kap. 5.9 beschrieben. Therapieziele sind Stabilisierung der Knochen, Vorbeugung von Knochenbrüchen sowie Förderung und Erhalt der Beweglichkeit.

In einem Fachbuch werden 29 Medikamentengruppen aufgeführt, die unerwünschte Effekte auf den Knochenstoffwechsel haben. Ursachen sind Mineralisationsstörungen sowie Um- und Abbau am Knochen. Diese negativen Effekte treten oft erst nach mehr als sechsmonatiger Medikamenteneinnahme auf.[30]

Altern und Gelenke

Gelenke werden nach ihrem Aufbau und dem Grad ihrer Beweglichkeit in verschiedene Gruppen unterteilt.

- Ein bandhaftes Gelenk verbindet zwei Knochen durch Bindegewebe, zum Beispiel Schienbein und Wadenbein. Es sind keine oder kaum Bewegungen möglich, ebenso wie beim knorpelhaften Gelenk. Dort werden zwei Knochen durch Knorpel miteinander verbunden, wie es zum Beispiel in der Wirbelsäule der Fall ist.
- Alle Gelenke, die frei beweglich sind, wie beispielsweise Kiefergelenk, Knie, Schultern, Ellenbogen und Hüftgelenke, zählen zu den synovialen Gelenken. Ein solches Gelenk besteht aus einer von innen mit einer Membran ausgekleideten Höhle, die eine sogenannte Synovialflüssigkeit ausscheidet. Die Knochenenden im Gelenk sind mit Gelenkknorpel überzogen.

Von Wirbelsäulenerkrankungen sind viele ältere Menschen betroffen.

Im Alter wird weniger Synovialflüssigkeit produziert. Der Gelenkknorpel wird dünner, und die Bänder verlieren an Beweglichkeit und verkürzen sich. Wichtige, oft sehr schmerzhafte Erkrankungen der frei beweglichen Gelenke sind Arthrose als Folge von Abbau-Prozessen des Gelenkknorpels und verschiedene Formen der Arthritis, deren Ursachen in Entzündungen liegen. Auch die Gicht ist eine Form der Arthritis.

Das Schmerzmanagement umfasst nicht-medikamentöse und medikamentöse Maßnahmen. Von entscheidender Bedeutung ist die Absprache realistischer, objektiv erreichbarer Therapieziele, die sich oft von den subjektiven Erwartungen der Betroffenen unterscheiden. Medikamente zur Behandlung von Muskel- und Gelenkschmerzen werden in den ▶ Kap. 5.9 und ▶ Kap. 5.10 besprochen.

Altern und Muskelgewebe

Es werden drei Arten von Muskeln unterschieden:

1. Glatte Muskulatur, die sich an Luftwegen, Blutgefäßen und in den Hohlorganen befindet
2. Quergestreifte Skelettmuskulatur
3. Herzmuskel

---

[30] Morck H, Strehl E (Hrsg.) (2014): Unerwünschte Arzneimittelwirkungen – Eine organbezogene Übersicht. Govi Verlag Pharmazeutischer Verlag GmbH, Eschborn, S. 124–141.

Die nachfolgenden Beschreibungen beziehen sich auf die **quergestreifte Skelettmuskulatur**. Sie sorgt für die Körperbewegung, die Stabilisierung des Körpers im Raum und erzeugt Wärme. Die Muskulatur steht mit allen anderen Körpersystemen in Verbindung. Sie führt die Befehle aus, die vom Nervensystem gesendet werden und ist durch die Steuerung von Stimme, Mimik und Gestik wesentlich für die Kommunikation. Sie sorgt für die Bewegung des Körpers sowie für Durchblutung und Transport von Nährstoffen und Sauerstoff im Körper. Atmung, die Arbeit des Herzens, Verdauung und Ausscheidungen werden ebenfalls mithilfe der Muskeln durchgeführt.

Im Alter verliert der Körper langsam an Skelettmuskelmasse: Biegsamkeit und Kraft lassen nach und die Muskelreflexe reagieren langsamer.

Häufige Erkrankungen an den Skelettmuskeln sind Muskelkrämpfe und Spastiken nach Schlaganfällen. An der Muskulatur kann es zu Laufverletzungen kommen.

Einige Medikamente haben unerwünschte Wirkungen an den Muskeln, zum Beispiel kann die Gabe von Statinen zu Muskelschmerzen führen.

Altern und Nervensystem

Das Nervensystem besteht aus zwei großen Bereichen, dem zentralen Nervensystem mit Gehirn, Hirnnerven und Rückenmark sowie dem peripheren Nervensystem, das folgendermaßen eingeteilt werden kann:

- Somatisches Nervensystem für die Informationsvermittlung der fünf Sinne Sehen, Hören, Schmecken, Fühlen und Riechen
- Enterisches Nervensystem, das die unwillkürliche Arbeit der Eingeweide steuert[31]
- Autonomes, vegetatives Nervensystem mit den Gegenspielern Sympathikus und Parasympathikus

Nervenzellen erzeugen Impulse zur Regulation der Körperaktivität. Sie nehmen Veränderungen im inneren Körpermilieu und in der äußeren Umgebung wahr und antworten darauf, indem sie Muskelkontraktionen oder Hormonsekretionen hervorrufen.

Die Anzahl an Nervenzellen bleibt im Alter etwa gleich, jedoch verringert sich die Geschwindigkeit der Reizübertragung. Reaktionen und willkürliche Bewegungen werden langsamer, Reflexzeiten verlängern sich.[32]

Zu den häufigen Krankheitsbildern am Nervensystem zählen verschiedenen Formen der Demenz, Schlaganfall, Morbus Parkinson, Epilepsie, und Delir. Schmerz-Wahrnehmung und Schwindel finden zu großen Teilen im Nervensystem statt. Zu den

[31] Tortora, Derrickson, S. 480, 481
[32] Tortora, Derrickson, S. 602

psychischen Veränderungen zählen depressive Störungen, Schizophrenie und wahnhafte Störungen, Angststörungen, Alkohol- bzw. Tablettenabhängigkeit und Schlafstörungen.

Medikamente, die am Nervensystem wirken, werden in ▶ Kap. 5.10 besprochen.

Eine sehr wichtige, komplexe unerwünschte Wirkung am Nervensystem ist die sogenannte **»anticholinerge Belastung«**. Das Wort anti-cholinerg hat folgende Bedeutung: Informationen im vegetativen Nervensystem werden mithilfe verschiedener Botenstoffe übertragen, vor allem mit Acetylcholin und Adrenalin. Acetylcholin wird bei der Erregung des Parasympathikus ausgeschüttet und sorgt für Körperfunktionen in Entspannung. Die Wirkung von Acetyl**cholin** wird »**cholin**erg« genannt. Stellen Sie sich den Steinzeit-Jäger vor, der seine Beute verzehrt oder die Person in der heutigen Zeit, die abends entspannt auf dem Sofa liegt und »chillt«. Die Pupillen des Jägers sind verengt, er hat Appetit und beim Duft der Mahlzeit läuft ihm das Wasser im Mund zusammen, Verdauung und Blasenfunktion sind gut.

Das cholinerge System wird von vielen Arzneistoffen beeinflusst, die in Tabelle 10 (▶ S. 127) aufgeführt werden. **Wenn Acetylcholin nicht an einem Rezeptor angreifen kann, spricht man von »anti-cholinerger« Wirkung.** Die betroffene Person durchlebt Anzeichen von Stress, ein Zustand hoher Anspannung, wie ein Steinzeit-Jäger, der seine Beute jagt oder wie ein Jogger in der heutigen Zeit. Beim Jäger auf Jagd sind die Pupillen erweitert, die Muskulatur ist gut durchblutet, das Herz schlägt schneller, der Mund wird trocken, er nimmt seinen Hunger nicht wahr. Darm- und Blasenaktivität lassen nach. Verstopfung und Harnverhalt können die Folge sein.

Altern und die speziellen Sinne

Das somatische Nervensystem ist für die Informationsvermittlung der fünf Sinne Sehen, Hören, Schmecken, Fühlen und Riechen zuständig. Ab dem Alter von etwa 50 Jahren tritt ein allmählicher Verlust des Geruchs- und Geschmacksempfindens ein.

Altersbedingte Erkrankungen der Augen sind beispielsweise Glaukom, Macula-Degeneration und trockene Augen. Mit etwa 60 Jahren haben etwa 25 % der Menschen merklichen Hörverlust. Tinnitus, Hörverlust und Gehörlosigkeit sind oft lebensverändernde Einschränkungen des Hörsinns. Medikamente zur Behandlung der Sinnesorgane werden in ▶ Kap. 5.12 besprochen.

Sehr viele Wirkstoffklassen können unerwünschte Wirkungen am Auge hervorrufen.[33] Besonders häufig wird das trockene Auge sowie Augenrötung beobachtet. Un-

[33] Morck et al., S. 142–161.

erwünschte Arzneimittelwirkungen können auch zu Erkrankungen des Ohrs führen.[34] Hör- und Sehstörungen können in der pflegerischen Beobachtung eine Ursache für verändertes Verhalten in der Kommunikation sein.

Im Kap. 4.7.2 zum Thema »Essen, das weder duftet noch schmeckt« werden Beispiele für Medikamente genannt, die im Alter häufig verordnet werden und die zu Veränderungen oder Verlust des Geruchs- oder Geschmackssinns führen können (▶ Tabelle 13, S. 276 im Anhang).

Altern und das endokrine System

Abgesehen von den Sexualhormonen findet die Hormonbildung in Hirnanhangdrüse, Zirbeldrüse, Schilddrüse, Thymus, Nebenniere und Bauchspeicheldrüse statt. Hormone verteilen sich im Körper als Botenstoffe und werden im Blut zum entsprechenden Zielorgan transportiert.

Zusammen mit dem Nervensystem steuern die Hormone die Funktionen des menschlichen Körpers. Im Zusammenhang mit Medikamenten im Alter sind besonders wichtige Drüsen die Schilddrüse und die Bauchspeicheldrüse. Die Produktion der Schilddrüsenhormone lässt im Alter nach, was zu einer Unterfunktion der Schilddrüse führen kann. Die Bauchspeicheldrüse setzt Insulin langsamer frei als bei jungen Menschen und die Rezeptorempfindlichkeit für Glucose nimmt ab. Daher steigt beim älteren Menschen der Blutglukosespiegel schneller an und kehrt langsamer zum Normalwert zurück. Die zur Behandlung von Schilddrüsenerkrankungen erforderlichen Medikamente werden im ▶ Kap. 5.6 besprochen. Medikamente zur Behandlung von Diabetes werden im Zusammenhang mit dem Verdauungssystem in Kap. 5.1 vorgestellt, da die Bauchspeicheldrüse ein wichtiges Organ dieses Systems ist (▶ Kap. 5.1).

Altern und Herz-Kreislauf-System

Herz, Blut und Blutgefäße, die vom Herzen wegführenden Arterien und zum Herzen zurückführenden Venen, bilden das Herz-Kreislauf-System. Das Herz pumpt Blut durch die Blutgefäße. Blut befördert Sauerstoff, Hormone und Nährstoffe zu den Zellen und hilft, das Säure-Base-Gleichgewicht sowie Temperatur und Wassergehalt des Körpers aufrechtzuerhalten. Die Blutbestandteile unterstützen die Krankheitsabwehr und reparieren beschädigte Blutgefäße. Die Zusammensetzung des Bluts, die Leistungsfähigkeit des Herzens, Herzrhythmus, die Elastizität der Blutgefäße und Blutdruck sind wichtige Aspekte zum Thema »Altern und Gefäßsystem«.

Blut besteht aus flüssigem Blutplasma und aus festen Zellen, den roten und weißen Blutkörperchen, **Erythrozyten und Leukozyten**, sowie den Blutplättchen, den

---

[34] Beispiel Ciproflaxacin, siehe www.fachinfo.de Ciprobay® 250 mg von März 2024

Thrombozyten. Wenn Blutproben zentrifugiert werden, setzen sich die Zellen unten im Reagenzglas ab. Das Blutplasma bildet die obere, helle Schicht im Reagenzglas. Wenn die Zahl an Blutzellen gleichbleibt und die Menge an Blutplasma kleiner wird, spricht man von **Dehydratation, Exsikkose** oder Austrocknung. Ein Mangel an gesamtem Blutvolumen heißt **Hypovolämie**.

Medikamente zur Behandlung der Blutarmut und blutverdünnende Medikamente werden in ▶ Kap. 5.2 dargestellt.

Eine sehr selten vorkommende, aber dann häufig lebensbedrohliche unerwünschte Wirkung von einigen Medikamenten heißt **Agranulozytose**. Darunter versteht man eine starke Verminderung von bestimmten Gruppen der weißen Blutkörperchen, den Granulozyten, die bei der Immunabwehr eine wichtige Rolle spielen (▶ Kap. 4.4.2).

Das Herz pumpt das Blut durch alle Blutgefäße. Im Alter lässt die Kraft des Herzmuskels nach und die Muskelfasern verkürzen sich. Wichtige Erkrankungen sind die Koronare Herzkrankheit (KHK), Herzinsuffizienz und Herzrhythmusstörungen. Eine Verschlechterung der Herzfunktion zieht möglicherweise andere Funktionsverluste nach sich. So lassen beispielsweise die Durchblutung von Gehirn und Nieren nach.

Medikamente zur Behandlung von Herz- und Blutdruck-Erkrankungen werden in ▶ Kap. 5.3 besprochen.

In der Literatur werden beispielhaft 120 Medikamente mit unerwünschten Wirkungen am Herzen aufgeführt.[35] Hier ist besonders die sogenannte QT-Zeit-Verlängerung im Elektrokardiogramm (EKG) zu beachten, die zu schweren Herzrhythmusstörungen führen kann. Das Risiko steigt bei familiärer Belastung und wenn mehrere Medikamente gleichzeitig gegeben werden, bei denen diese unerwünschte Wirkung bekannt ist (▶ Kap. 4.4.2).

Blutgefäße ermöglichen, dass das Blut im Körper fließt. Sie sind an der Regulierung des Blutdrucks beteiligt. Ihre Elastizität nimmt im Alter ab.

Eine wichtige Erkrankung der Blutgefäße ist der Bluthochdruck. Für Menschen mit Diabetes besteht das Risiko der Verengung kleinster Blutgefäße an Nieren, Augen und Nerven.

Ein allergischer Schock ist ein Versagen des Herz-Kreislauf-Systems und kann auch nach Gabe von Medikamenten auftreten.

---

35 Morck et al., S. 29–47.

Altern und das Immunsystem

Mandeln, Thymus, Milz, Lymphgänge, Lymphknoten, Lymphe und Lymphgefäße bilden das Immunsystem. Die im Lymphsystem enthaltene Flüssigkeit, die Lymphe, führt Proteine und Flüssigkeiten ins Blut zurück. Auch transportiert sie Fette vom Magen-Darm-Trakt zum Blut. Das Lymphsystem beinhaltet Strukturen, in denen Lymphozyten, die gegen krankmachende Bakterien, Pilze und Viren schützen, reifen und sich teilen.

Im Alter steigt die Anfälligkeit für Infektionskrankheiten, da die Immunabwehr schwächer ist als in jüngeren Jahren. Wenn ältere Menschen an mehreren Krankheiten leiden, halten sie sich öfter in Umgebungen wie Arztpraxen oder Krankenhäusern auf, in denen sie sich beispielsweise mit Atemwegsinfektionen anstecken können, die zu Lungenentzündungen führen können. Die anticholinerge Belastung erhöht das Risiko für Restharnbildung und Harnwegsinfekte.

Medikamente zur Behandlung bakterieller, viraler und durch Pilzorganismen hervorgerufene Infektionen werden in ▸ Kap. 5.7 vorgestellt.

Altern und das Atmungssystem

Rachen, Kehlkopf, Luftröhre, Bronchien und Lunge bilden das Atmungssystem. Es befördert Sauerstoff aus der eingeatmeten Luft zum Blut und Kohlendioxid vom Blut über die Ausatmung nach draußen. Das Atmungssystem ist an der Regulation des Säure-Base-Gleichgewichts der Körperflüssigkeiten beteiligt. Die aus der Lunge durch die Stimmbänder ausströmende Luft erzeugt den Klang der Stimme.

Wie bei den anderen Geweben verliert auch das Lungengewebe an Elastizität und der Brustkorb wird starrer. Die Atem-Kapazität und die Fähigkeit, schnell auszuatmen, verringern sich. Die Ausatmung kann verzögert sein. Die Versorgung der anderen Organe, wie Gehirn, Herz, Leber und Niere mit Sauerstoff ist im Vergleich zum jungen Menschen vermindert.

Ältere Menschen sind anfälliger für Erkrankungen der Lunge als jüngere Menschen: Asthma, chronisch obstruktive Lungenerkrankung, Lungen-Emphysem, Lungenkrebs, chronische Bronchitis und Lungenentzündung kommen vor. Erkältung, Schnupfen, Husten und Fieber sind Symptome an den Atemwegen, die sich infolge einer bakteriellen oder viralen Infektion ausbilden. Auch Allergien können sich durch Husten bis hin zu Asthma, Schnupfen und Hautausschlägen zeigen.

Arzneimittel, die am Atmungssystem wirken, werden in ▸ Kap. 5.11 beschrieben.

Die bekannteste unerwünschte Medikamentenwirkung an den Atemwegen ist der meistens unproduktive, unstillbare Husten, der sehr häufig nach Gabe von ACE-Hemmern auftritt. Es hat nach der Markteinführung viereinhalb Jahre gedauert, bis der Zusammenhang zwischen dem Husten und der Arzneimittel-Gabe deutlich wurde.[36]

Altern und das Verdauungssystem

Zum Verdauungssystem gehören Mund, Speicheldrüse, Rachen, Speiseröhre, Leber, Magen, Gallenblase, Bauchspeicheldrüse, Dickdarm, Dünndarm und After.

Das Verdauungssystem spaltet Nahrung in kleinste Bestandteile auf, die von den Zellen in gelöstem Zustand aufgenommen werden: Wasser, Mineralien und Vitamine werden dem Körper zugeführt. Abfallstoffe werden ausgeschieden.

Erkrankungen am Verdauungssystem sind unter anderem Übelkeit und Erbrechen, Blutungen der Schleimhäute in Magen und Darm, Leberinsuffizienz, Diabetes, Durchfall und Verstopfung bis hin zum Darmverschluss. Medikamente zur Behandlung werden in ▸ Kap. 5.1 besprochen.

Im Alter treten zahlreiche Veränderungen auf, die Auswirkungen auf die Gabe von Medikamenten haben. Erkrankungen der Zähne, Mundtrockenheit, Schluckschwierigkeiten und Geschmacksverlust können die Einnahme von festen Darreichungsformen über den Mund erschweren oder unmöglich machen. Zahlreiche Medikamente haben unerwünschte Wirkungen am Verdauungssystem, wie in ▸ Kap. 4.7.2 besprochen wird.

Die Leber spielt eine besondere Rolle im Abbau von Medikamenten. Bei Leberinsuffizienz muss auf ärztliche Anordnung hin die Dosis einiger Medikamente reduziert werden. In der Leber werden viele Wirkstoffe verstoffwechselt. Dabei kann es zu Wechselwirkungen kommen, die in ▸ Kap. 4.5.1 erklärt werden.

Altern und das Harnsystem

Nieren, Harnleiter, Harnröhre und Harnblase bilden das Harnwegssystem. Es bildet, speichert und beseitigt Urin. Auch sorgt es für die Ausscheidung von Abfallprodukten, Fremdsubstanzen und Abbauprodukten von Arzneimitteln. Die Nieren filtrieren das Blut und regulieren das Blutvolumen, den Blutdruck, die Zusammensetzung der Elektrolyte und den Glucose-Spiegel. In den Nebennieren werden Hormone produziert.

Nierensteine, Harnwegsinfekte, Harnblasenkrebs, chronische oder akute Niereninsuffizienz zählen zu wichtigen Erkrankungen der Nieren und ableitenden Harnwege.

Bei Niereninsuffizienz muss die Dosis einiger Medikamente angepasst werden.

[36] Arznei-Telegramm (2024): Im Blickpunkt. Beschwerden mit unklarer Ursache – Kann ein Medikament Auslöser sein? 55. Jahrgang, 15. März 2024. Heft 3, S. 1 und 2.

Tipp
In der Pflege werden oftmals Bewohner*innen beobachtet, die nachts mehr Harn ausscheiden als tagsüber. Bei Herzinsuffizienz werden tagsüber aufgelaufene Ödeme nachts im Liegen mobilisiert. Die Nierendurchblutung nimmt zu und die Harnausscheidung steigt. Es empfiehlt sich, für Bewohner*innen, die Diuretika erhalten, die Versorgung mit Inkontinenzmaterial anzupassen und nachts Materialien mit hoher Saugkraft zu wählen.

Grundlagen des Wasser- und Salzhaushalts

Die Nieren regulieren den Wasser- und Salzhaushalt im Körper. Das Blut wird gefiltert. Die für den Stoffwechsel erforderlichen Bestandteile werden in den Körper wieder aufgenommen, wie Wasser, Glucose und Salze. Was nicht benötigt wird, wird durch die Blase ausgeschieden. Eine Störung im Wasser- und Elektrolythaushalt, ein Mangel an Wasser und ein Ungleichgewicht der Salze im Körper, wird Dehydratation genannt.

Ein Salz besteht im Versuchsmodell aus positiv und negativ geladenen Teilchen. Das bekannteste Beispiel ist das Kochsalz, Natriumchlorid ($Na^{+}Cl^{-}$). Im Körper des älteren Menschen spielen Natrium, Kalium, Calcium und Magnesium eine besondere Rolle für den Stoffwechsel[37], wobei Natrium und Kalium von besonderer Wichtigkeit sind:

- Natrium kommt außerhalb der Zellen vor und sorgt für die Aufrechterhaltung des Ruhepotentials an der Zellmembran. Es wird hormonell gesteuert durch die Wiederaufnahme von Aldosteron, das in der Nebennierenrinde produziert wird.
- Kalium kommt in den Zellen vor und ist unter anderem beteiligt an den elektrischen Vorgängen in erregbaren Geweben, dem Muskelgewebe und dem Nervengewebe.

Manche Medikamente beeinflussen die Aufnahme von Elektrolyten, zum Beispiel hemmt Pantoprazol die Aufnahme von Magnesium, was Folgen für den Knochenstoffwechsel hat (▸ Kap. 4.5.1 und ▸ Kap. 5.1) . Die meisten Diuretika erhöhen die Ausscheidung von Salzen, alle erhöhen die Ausscheidung von Wasser aus dem Körper. Elektrolytstörungen werden als Nebenwirkungen in ▸ Kap. 4.4.2 beschrieben und als Wechselwirkungen in ▸ Kap. 4.5 erwähnt. In ▸ Kap. 4.7.6 wird beschrieben, anhand welcher Merkmale sie in der Pflege beobachtet werden können.

---

[37] Herdegen T (Hrsg.) (2020): Kurzlehrbuch Pharmakologie und Toxikologie. 4. Auflage, Thieme, Stuttgart, S. 220–221.

Altern und das Fortpflanzungssystem

Bei der Frau besteht das Fortpflanzungssystem aus Brustdrüsen, Eileitern, Eierstöcken, Gebärmutter, und Scheide. Bei Frauen treten in der Postmenopause verschiedene Symptome auf, zum Beispiel Osteoporose.

Beim Mann besteht das Fortpflanzungssystem aus Samenleiter, Samenbläschen, Penis, Hoden und der Vorsteherdrüse, der Prostata. Bei Männern kommt es häufig zu Prostatahyperplasie mit verschiedenen Problemen bei der Blasenentleerung. Die Medikamente zur Behandlung werden in ▸ Kap. 5.5 besprochen.

1.3.3 Gebrechlichkeit

Gebrechlichkeit kann zum normalen Alterungsprozess dazugehören. Die Abgrenzung zu Erkrankungen sind fließend. Sie ist gekennzeichnet von unfreiwilligem Gewichtsverlust, objektiver Muskelschwäche sowie subjektiver, mentaler, emotionaler und physischer Erschöpfung. Immobilität, Gang- und Standunsicherheiten sowie herabgesetzte körperliche Aktivität sind weitere Merkmale.[38] Im ICD-10 Diagnoseschlüssel von 2022 wird unter R 54 die Senilität gelistet.[39]

Oft sind die Übergänge vom gesunden Alterungsprozess zu Gebrechlichkeit, Senilität und zu Krankheiten fließend. Kennzeichnend für einen geriatrischen Patienten ist die »Geriatrie-typische Multimorbidität« ab einem Lebensalter von etwa 70 Jahren oder älter oder die durch das Alter bedingte erhöhte Vulnerabilität bei Menschen, die älter als 80 Jahre alt sind.[40]

Die meisten Menschen wollen so lange wie möglich zu Hause in der vertrauten Umgebung bleiben. Dieser Wunsch wird politisch unterstützt. Es verschiedene, unterstützende Angebote:

- Ambulante Haushaltshilfe
- Tagespflege
- Ambulante Pflege
- Spezialisierte ambulante Palliativversorgung (SAPV)
- Betreuungsdienst: 24-Stunden-Betreuung durch deutsche und ausländische Pflegekräfte in der Häuslichkeit

---

[38] Perrar et al., S. 32

[39] Internationale statistische Klassifikation der Krankheiten und verwandter Gesundheitsprobleme. 10. Revision German Modification. Version 2022. BfArM – ICD-10-GM Version 2022. https://www.bfarm.de/DE/Kodiersysteme/Klassifikationen/ICD/_node.html

[40] Freund H (2013): Altersmedizin und Geriatrisches Assessment. In: ÄP NeurologiePsychiatrie, Heft 1, S. 24–26

Wenn das Leben zu Hause nicht mehr möglich ist, gibt es Betreutes Wohnen als Wohnraum mit Betreuungsangeboten oder Wohnraum mit Pflegeangeboten sowie stationäre Pflegeeinrichtungen (Seniorenheime). Für sehr schwer erkrankte und pflegebedürftige Menschen aller Altersgruppen stehen Hospize mit stationärer Palliativversorgung zur Verfügung.

1.3.4 Folgen anhaltender Sommerhitze für den Körper des älteren Menschen

Anhaltende Sommerhitze fordert die körpereigenen Anpassungsmöglichkeiten besonders heraus. Die Summe aus im Alter nachlassender Organfunktion, dem vermehrten Auftreten von Erkrankungen, die häufig mit mehr als fünf Arzneimitteln behandelt werden, und anhaltender Sommerhitze stellt eine außergewöhnliche und teilweise lebensbedrohliche Belastung für den menschlichen Körper dar. Bei anhaltender Hitze sind vor allem das Hautsystem, Nervensystem, Herz-Kreislauf-System, Verdauungssystem sowie das Harnwegssystem in unterschiedlichem Maß betroffen.

Der Regler für die Steuerung der Körpertemperatur befindet sich in einem bestimmten Bereich des Gehirns, dem Hypothalamus. Er regelt Wärmebildung und Wärmeabgabe. In allen Teilen des Körpers leiten Nervenfasern und Muskelfasern mit Temperaturrezeptoren die Informationen in die Schaltzentrale im Gehirn. Ein Regelsystem sorgt dafür, dass der Körperkern, in dem sich die Organe befinden, eine möglichst gleichbleibende Körpertemperatur von etwa 37 Grad Celsius behält. In der Körperschale können sich wechselnde Temperaturen einstellen, die sich zum Beispiel als kalte Hände oder Füße bemerkbar machen.

Das Muskelsystem sorgt für Wärmebildung. Bewegung erzeugt Wärme, sei es beim Hausputz, beim Radfahren oder Wandern. Jede Muskelverkürzung ist mit Wärmebildung verbunden, so auch beim Schüttelfrost oder der Gänsehaut. Die Wärmebildung sorgt für die möglichst gleichbleibende Temperatur im Körperkern.

Über die Körperschale erfolgt die Wärmeabgabe. Die Schweißdrüsen im Hautsystem geben Schweiß ab. Auch verändert sich die Weite der Blutgefäße an allen Organen. Gesteuert und kontrolliert wird die Körpertemperatur vor allem durch das vegetative Nervensystem[41].

[41] Speckmann EJ, Wittkowski W (2004): Bau und Funktion des menschlichen Körpers. 20. Auflage, Urban und Fischer/Elsevier. München.

Durch Hitze wird die anticholinerge Belastung verstärkt, da unter anderem die Schweißproduktion gehemmt wird. Die anticholinerge Belastung kann durch viele verschieden Wirkstoffe hervorgerufen werden. In ▸Tab. 10 werden die entsprechenden Medikamente vorgestellt. In ▸Kap. 4.7.5 wird aufgeführt, wie die möglichen Folgen individuell beobachtet werden können. Diese Informationen unterstützen Sie bei der pflegefachlichen Risiko-Einschätzung durch Polypharmazie.

Auch auf den Wasser- und Salz-Haushalt wirkt sich anhaltende Hitze aus, da über den Schweiß vermehrt Körperwasser abgegeben wird. Beim gesunden älteren Menschen ist das Körperwasser im Vergleich zum Dreißigjährigen vermindert. Die Durchblutung der Nieren ist vermindert. Die Zahl an Nieren-Körperchen nimmt ab. Damit nimmt auch die Filtrationsleistung der Nieren ab. Die Konzentration wasserlöslicher Arzneistoffe, wie zum Beispiel von Digitoxin, steigt im Körper an. Andere Arzneistoffe, die überwiegend über die Niere abgebaut werden, reichern sich im Körper an. Dazu zählen ACE-Hemmer wie Captopril als blutdrucksenkende Medikamente, manche Antibiotika oder Antidiabetika. Ausführlich werden die Arzneimittel in ▸Kap. 4.7.7 besprochen.

1.4 Pflegebedürftigkeit und Pflege

Der Gesetzgeber definiert Pflegebedürftigkeit im elften Sozialgesetzbuch (Kasten 1.5)[42]:

Sozialgesetzbuch (SGB) – Elftes Buch (XI) – Soziale Pflegeversicherung (Artikel 1 des Gesetzes vom 26. Mai 1994, BGBl. I S. 1014)

§ 14 Begriff der Pflegebedürftigkeit
(1) Pflegebedürftig im Sinne dieses Buches sind Personen, die gesundheitlich bedingte Beeinträchtigungen der Selbständigkeit oder der Fähigkeiten aufweisen und deshalb der Hilfe durch andere bedürfen. Es muss sich um Personen handeln, die körperliche, kognitive oder psychische Beeinträchtigungen oder gesundheitlich bedingte Belastungen oder Anforderungen nicht selbständig kompensieren oder bewältigen können. Die Pflegebedürftigkeit muss auf Dauer, voraussichtlich für mindestens sechs Monate, und mit mindestens der in § 15 festgelegten Schwere bestehen.

[42] SGB XI § 14 Begriff der Pflegebedürftigkeit https://www.gesetze-im-internet.de/sgb_11/__14.html

1

(2) Maßgeblich für das Vorliegen von gesundheitlich bedingten Beeinträchtigungen der Selbständigkeit oder der Fähigkeiten sind die in den folgenden sechs Bereichen genannten pflegefachlich begründeten Kriterien:

1. Mobilität: Positionswechsel im Bett, Halten einer stabilen Sitzposition, Umsetzen, Fortbewegen innerhalb des Wohnbereichs, Treppensteigen;
2. kognitive und kommunikative Fähigkeiten: Erkennen von Personen aus dem näheren Umfeld, örtliche Orientierung, zeitliche Orientierung, Erinnern an wesentliche Ereignisse oder Beobachtungen, Steuern von mehrschrittigen Alltagshandlungen, Treffen von Entscheidungen im Alltagsleben, Verstehen von Sachverhalten und Informationen, Erkennen von Risiken und Gefahren, Mitteilen von elementaren Bedürfnissen, Verstehen von Aufforderungen, Beteiligen an einem Gespräch;
3. Verhaltensweisen und psychische Problemlagen: motorisch geprägte Verhaltensauffälligkeiten, nächtliche Unruhe, selbstschädigendes und autoaggressives Verhalten, Beschädigen von Gegenständen, physisch aggressives Verhalten gegenüber anderen Personen, verbale Aggression, andere pflegerelevante vokale Auffälligkeiten, Abwehr pflegerischer und anderer unterstützender Maßnahmen, Wahnvorstellungen, Ängste, Antriebslosigkeit bei depressiver Stimmungslage, sozial inadäquate Verhaltensweisen, sonstige pflegerelevante inadäquate Handlungen;
4. Selbstversorgung: Waschen des vorderen Oberkörpers, Körperpflege im Bereich des Kopfes, Waschen des Intimbereichs, Duschen und Baden einschließlich Waschen der Haare, An- und Auskleiden des Oberkörpers, An- und Auskleiden des Unterkörpers, mundgerechtes Zubereiten der Nahrung und Eingießen von Getränken, Essen, Trinken, Benutzen einer Toilette oder eines Toilettenstuhls, Bewältigen der Folgen einer Harninkontinenz und Umgang mit Dauerkatheter und Urostoma, Bewältigen der Folgen einer Stuhlinkontinenz und Umgang mit Stoma, Ernährung parenteral oder über Sonde, Bestehen gravierender Probleme bei der Nahrungsaufnahme bei Kindern bis zu 18 Monaten, die einen außergewöhnlich pflegeintensiven Hilfebedarf auslösen;
5. Bewältigung von und selbständiger Umgang mit krankheits- oder therapiebedingten Anforderungen und Belastungen:
   a) in Bezug auf Medikation, Injektionen, Versorgung intravenöser Zugänge, Absaugen und Sauerstoffgabe, Einreibungen sowie Kälte- und Wärmeanwendungen, Messung und Deutung von Körperzuständen, körpernahe Hilfsmittel,
   b) in Bezug auf Verbandswechsel und Wundversorgung, Versorgung mit Stoma, regelmäßige Einmalkatheterisierung und Nutzung von Abführmethoden, Therapiemaßnahmen in häuslicher Umgebung,

c) in Bezug auf zeit- und technikintensive Maßnahmen in häuslicher Umgebung, Arztbesuche, Besuche anderer medizinischer oder therapeutischer Einrichtungen, zeitlich ausgedehnte Besuche medizinischer oder therapeutischer Einrichtungen, Besuch von Einrichtungen zur Frühförderung bei Kindern sowie
d) in Bezug auf das Einhalten einer Diät oder anderer krankheits- oder therapiebedingter Verhaltensvorschriften;

6. Gestaltung des Alltagslebens und sozialer Kontakte: Gestaltung des Tagesablaufs und Anpassung an Veränderungen, Ruhen und Schlafen, Sichbeschäftigen, Vornehmen von in die Zukunft gerichteten Planungen, Interaktion mit Personen im direkten Kontakt, Kontaktpflege zu Personen außerhalb des direkten Umfelds.

(3) Beeinträchtigungen der Selbständigkeit oder der Fähigkeiten, die dazu führen, dass die Haushaltsführung nicht mehr ohne Hilfe bewältigt werden kann, werden bei den Kriterien der in Absatz 2 genannten Bereiche berücksichtigt.

Demnach sind die Menschen pflegebedürftig, die der Hilfe durch andere bedürfen, da sie selbst gesundheitliche Beeinträchtigungen körperlicher, kognitiver oder psychischer Art haben. Die Pflegebedürftigkeit muss voraussichtlich mindestens 6 Monate oder auf Dauer bestehen. Die Schwere wird nach § 15 SGB XI anhand des Begutachtungsinstruments ermittelt.

Wichtig sind die nachfolgenden sechs Bereiche der pflegefachlich begründeten Kriterien zur Einschätzung der Pflegebedürftigkeit:

1. Mobilität
2. Kognitive und kommunikative Fähigkeiten
3. Verhaltensweisen und psychische Problemlagen
4. Selbstversorgung
5. Bewältigung von und selbständiger Umgang mit krankheits- oder therapiebedingten Anforderungen und Belastungen
   e) in Bezug auf Medikation [...]
6. Gestaltung des Alltagslebens mit sozialen Kontakten

Die Begleitung der pflegebedürftigen Menschen findet im günstigsten Fall multiprofessionell statt.

Im Pflegeberufegesetz § 5 Absatz 2 befindet sich eine umfassende Definition von **Pflege**.[43] Während der Ausbildung zur Pflegefachkraft sollen im Rahmen der praktischen und theoretischen Phasen fachliche und personale Kompetenzen erworben werden, um Pflege durchführen zu können:

- *»Pflege [...] umfasst präventive, kurative, rehabilitative, palliative und sozialpflegerische Maßnahmen zur Erhaltung, Förderung, Wiedererlangung oder Verbesserung der physischen und psychischen Situation der zu pflegenden Menschen.*
- *Pflege umfasst ihre Beratung und Begleitung in allen Lebensphasen und die Begleitung Sterbender.*
- *Pflege erfolgt entsprechend dem allgemein anerkannten Stand pflegewissenschaftlicher, medizinischer und weiterer bezugswissenschaftlicher Erkenntnisse auf Grundlage einer professionellen Ethik.*
- *Pflege berücksichtigt die konkrete Lebenssituation, den sozialen, kulturellen und religiösen Hintergrund, die sexuelle Orientierung sowie die Lebensphase der zu pflegenden Menschen.*
- *Pflege unterstützt die Selbständigkeit der zu pflegenden Menschen und achtet deren Recht auf Selbstbestimmung.«*

1.5 Ressourcen und Risiken in der professionellen Begleitung des pflegebedürftigen Menschen aus medizinischer, pharmazeutischer und pflegefachlicher Sicht

In allen beteiligten Disziplinen sind Ressourcen und Kompetenzen vorhanden: Wissen, Erfahrungen und Fähigkeiten. Demgegenüber stehen die Risiken, die in den verschiedenen Berufsgruppen aus der jeweiligen Perspektive eingeschätzt werden. Entscheidend ist, die medizinischen und pharmazeutischen Informationen so aufzubereiten, dass sie in die Einschätzung des pflegefachlichen Risikos einfließen können, im Maßnahmenplan umgesetzt und in Beobachtung und Evaluation ausgewertet werden. Sind die Risiken identifiziert, erfolgt im Zusammenhang mit der Umsetzung der Maßnahmen die Abwägung mit dem Recht des pflegebedürftigen Menschen auf Selbstbestimmung.

In der Medizin sind Ärzte und Ärztinnen auf Diagnosen und Behandlungen spezialisiert. Medizinische Risiken des älter werdenden Menschen sind nachlassende Körperfunktionen, die zu Multimorbidität führen können, sich daraus ergebende Verordnungskaskaden und Multimedikation.

---

[43] Pflegeberufegesetz § 5, https://www.gesetze-im-internet.de/pflbg/__5.html

Zu den pharmazeutischen Ressourcen der Apothekerinnen und Apotheker zählt die Entwicklung, Herstellung und Abgabe chemischer und naturheilkundlicher Medikamente. Beratung zum Zeitpunkt der Abgabe und erweiterte Medikationsberatung sind weitere Ressourcen (▶ Kap. 8.1.1). Pharmazeutische Risiken sind Polypharmazie und damit einhergehend arzneimittelbezogene Probleme. Ein Phänomen mit besonders schwerwiegenden Auswirkungen ist die anticholinerge Belastung.

Ressourcen der ambulanten und stationären Pflegepraxis sowie der Pflegewissenschaften sind die Definition und Stärkung der Lebensaktivitäten, die Organisation der Pflege als personenzentrierte Pflege, die Würde, Respekt und Menschenrechte in den Mittelpunkt stellt, sowie der Beziehungsaufbau mit dem pflegebedürftigen Menschen im Sinne der person-zentrierten Pflege nach Tom Kitwood. Nach seinem Verständnis stehen die Bedürfnisse des Pflegekunden nach Liebe, Bindung, Trost, Identität Beschäftigung und Einbeziehung im Focus.[44]

Zu den pflegefachlichen Risiken zählen nach der SIS®-Risikomatrix Dekubitus, Sturz, Inkontinenz, Schmerz, Ernährung und Sonstige, wie beispielsweise Delir.[45]

Sucht und Medikamentenabhängigkeit werden in ▶ Kap. 4.4 angesprochen und sind Risiken aus der Sicht aller Disziplinen.

Umso wichtiger ist der sichere Umgang mit Medikamenten, der in vielen Facetten in diesem Buch beleuchtet wird.

---

[44] Deutsches Netzwerk für Qualitätsentwicklung in der Pflege (2018): Expertenstandard Beziehungsgestaltung von Menschen mit Demenz, Osnabrück, Sonderdruck, S. 76.

[45] Beikirch E, Schulz A, Fährmann E et al. (2017): Informations- und Schulungsunterlagen zur Einführung des Strukturmodells in der ambulanten, stationären und teilstationären Langzeitpflege. Version 2.0, Oktober 2017. https://www.ein-step.de/fileadmin/content/Schulungsunterlagen_2.0/Informations-_und_Schulungsunterlagen_V2.0_Oktober_2017_final.pdf

2 Sicherer Umgang mit Medikamenten

Der Qualitäts-Anspruch bezüglich des sicheren Umgangs mit Medikamenten variiert je nach Aufenthaltsort. Die meisten Menschen bleiben bis zum Lebensende in der Häuslichkeit. Dort tragen sie selbst zusammen mit pflegenden Zu- oder Angehörigen die Verantwortung für die Medikation. Auch ausländische Betreuungs- und Pflegepersonen, die in der 24-Stunden-Betreuung mit den Senioren wohnen, gehen teilweise mit Medikamenten um. Mitarbeitende professioneller ambulanter Pflegedienste oder spezialisierter ambulanter Palliativversorgung beraten vor Ort und sprechen Empfehlungen aus. Je nach ärztlicher Verordnung stellen sie Medikamente, bereiten sie zur selbständigen Einnahme vor oder verabreichen sie. Apotheker beraten zum Zeitpunkt der Abgabe in der Apotheke.

Anders als in der Häuslichkeit gelten in den Räumlichkeiten der ambulanten Pflege, der Tagespflege, in Senioren-Wohngemeinschaften, in Seniorenheimen bzw. im Hospiz Qualitätsstandards, die von externen Behörden überprüft werden.

Aus der Praxis – Das Arzneimittel-Alphabet

Zu Beginn der intensiven Beschäftigung mit Medikamenten lade ich Sie ein, auf ein kleines Blatt Papier Begriffe zu schreiben als Antwort auf die Frage: »Was fällt Ihnen zu Arzneimitteln ein?«

Im hier dargestellten Arzneimittel-Alphabet sind Aussagen von Seminar-Teilnehmenden zu der Frage aufgeführt. In den Wörtern zeigen sich Facetten der Ideen, Assoziationen und Wahrnehmungen, die Pflegefachkräfte im Zusammenhang mit Medikamenten formuliert haben:

A ..... Alter, Augentropfen, Alkoholabhängigkeit beachten, Anbruch-Datum, Apotheke
B ..... Bedeutung, Behandlung, Bedarfsmedikation, Bestellung, Betäubungsmittel
C ..... Compliance des Bewohners, Chemotherapie
D ..... Dosierung, Dauermedikation, Darreichungsform
E ..... Einnahme oral, Einnahmezeiten
F ..... Fahrtüchtigkeit, Fehler, Filmtablette
G ..... Grund der Einnahme, Gruppierung, Größe, Gesundheit
H ..... Hochdosierung, Handhabung, Halbwertszeit, Heilmittel
I ...... Indikation, Ibuprofen, Injektion, Insulin
J ...... Juckreiz
K ..... Kapseln, Kautabletten im Alter, kauen
L ..... Lagerung, Leber, Lutschtabletten im Alter
M .... Medikament, Menge
N ..... Nebenwirkungen
O ..... Organisation, orale Gaben, Obstipation
P ..... Patient, Pharmakokinetik, Pflege, Polypharmazie, Prophylaxe
Q ..... QMS, Qualität, Qualitätssicherung
R ..... Ressource, Resistenzen, Richtlinien
S ..... subkutan, Säfte, Schluckbeschwerden, Sicherheit, Stell-Liste
T ..... Tabletten, Teilbarkeit, Tropfen
U ..... Umgang, Unverträglichkeiten, UAW
V ..... Verordnungsplan, Vigilanz, Verwechslung
W .... Wirkung, Wirk-Ort, Wechselwirkung
Z ..... Zustand, Zeitpunkt, Zeit

2.1 Definitionen: Wirkstoffe, ATC-Codes, Handelsnamen, Darreichungsformen, Generika, Multimedikation und Polypharmazie, Dauer- und Bedarfsmedikation

Ein **Wirkstoff** hat eine Wirkung auf ein biologisches System. Er kann aus der Natur gewonnen werden oder chemisch entwickelt und hergestellt werden. Jeder zugelassene pharmazeutische Wirkstoff hat einen **Wirkstoffnamen** oder internationalen Freinamen und verfügt über einen international erkennbaren Code, den sogenannten **ATC-Code**.

ATC ist die Abkürzung für anatomisch-therapeutisch-chemisch. Es handelt sich um eine amtliche Einteilung für therapeutisch nutzbare Arzneistoffe, die wirksame Bestandteile eines Arzneimittels sind. Der ATC-Code ist wie eine persönliche Identifikationsnummer eines jeden Arzneistoffs. Der erste Buchstabe ist hier von entscheidender Bedeutung: Er gibt die anatomische Ebene an, in der das Arzneimittel wirkt. Oft leitet sich das Wort aus dem Englischen ab.

A: Der erste Buchstabe legt die anatomische Ebene fest.
T: Alle Wirkstoffe werden nach ihrer Wirkweise in therapeutische Gruppen eingeteilt.
C: Die chemischen Gruppen haben in der Pflege nur selten eine Bedeutung.

In diesem Buch sind alle Informationen über Medikamente nach den anatomischen und therapeutischen Gruppen der ATC-Codes geordnet. Der Vorteil dieses Vorgehens ist das Denken in gemeinsamen Eigenschaften von Medikamentengruppen. So können beispielweise Hinweise zur Aufbewahrung und zum Zeitpunkt der Gabe gebündelt werden. Pharmazeutische Risiken werden innerhalb der therapeutischen Gruppen aufgezeigt. Ihnen unbekannte Arzneimittel können Sie anhand der ATC-Codes den Informationen in ▸ Kap. 5 zuordnen.

Sie bekommen ein Medikament in die Hand, sehen den Handelsnamen® in großen Buchstaben und den Wirkstoffnamen in kleinen Buchstaben unterhalb des Handelsnamens (▸ Abb. 3).

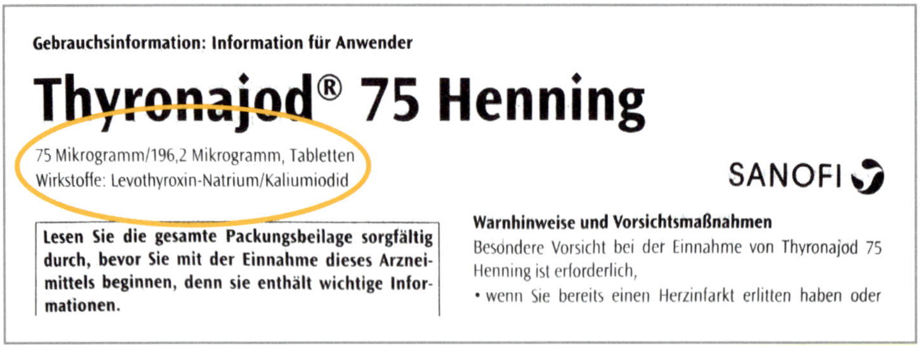

Gebrauchsinformation: Information für Anwender

Thyronajod® 75 Henning

75 Mikrogramm/196,2 Mikrogramm, Tabletten
Wirkstoffe: Levothyroxin-Natrium/Kaliumiodid

SANOFI

Lesen Sie die gesamte Packungsbeilage sorgfältig durch, bevor Sie mit der Einnahme dieses Arzneimittels beginnen, denn sie enthält wichtige Informationen.

Warnhinweise und Vorsichtsmaßnahmen
Besondere Vorsicht bei der Einnahme von Thyronajod 75 Henning ist erforderlich,
• wenn Sie bereits einen Herzinfarkt erlitten haben oder

Abb. 3: Auf dem Umkarton und der Gebrauchsinformation eines jeden Medikaments steht der Handelsname eines Medikaments in großen Buchstaben, der Wirkstoffname in kleinen Buchstaben unterhalb des Handelsnamens.

Sie suchen sich jetzt den ATC-Code heraus:

- In einigen Pflegedokumentationsprogrammen wird er direkt mit dem Wirkstoffnamen angezeigt.
- In Tabelle 1 im Anhang (▶ S. 265) sind ATC-Codes von etwa 170 Wirkstoffen, die häufig in der Behandlung von Senioren eingesetzt werden, aufgelistet.
- In der App Arznei aktuell lässt sich der ATC-Code ebenso finden wie in der Gelben Liste und in den Fachinformationen der Hersteller unter Punkt 5.1, um nur einige Quellen zu nennen.

Vergleichbar mit den ICD-10 Codes für Diagnosen werden die ATC-Codes von der Weltgesundheitsorganisation WHO erstellt. In Deutschland werden sie vom Bundesinstitut für Arzneimittel veröffentlicht.[46] Im Kasten (s. u.) wird die Systematik der ATC-Codes am Beispiel von Duloxetin dargestellt. Ein Arzneistoff kann mehrere ATC-Codes haben, zum Beispiel Acetylsalicylsäure ASS 100 mg als Blutverdünner, anatomische Gruppe B oder ASS 500 mg als Schmerzmittel, anatomische Gruppe N.

[46] Bundesinstitut für Arzneimittel und Medizinprodukte: ATC-Klassifikationen mit definierten Tagesdosen DDD. ATC/DDD Version 2024. https://www.bfarm.de/DE/Kodiersysteme/Klassifikationen/ATC/_node.html

2

Info

Systematik der ATC-Codes

Level 1: Buchstabe für die anatomische Gruppe
ATC A – Alimentäres System und Stoffwechsel
ATC B – Blut und blutbildende Organe
ATC C – Kardiovaskuläres System
ATC D – Dermatika
ATC G – Urogenitalsystem und Sexualhormone
ATC H – Hormone, systemisch (ohne Sexualhormone)
ATC J – Antiinfektiva für systemische Gabe
ATC L – Antineoplastische und immunmodulierende Substanzen
ATC M – Muskel- und Skelettsystem
ATC N – Nervensystem
ATC R – Respirationstrakt
ATC S – Sinnesorgane
ATC V – Verschiedene
Beispiel: Duloxetin N

Level 2: Therapeutische Hauptgruppe, 2 Ziffern
Beispiel: Duloxetin N 06

Level 3: Therapeutisch-pharmakologische Untergruppe, 1 Buchstabe
Beispiel: Duloxetin N 06 A

Level 4: Chemisch-therapeutisch-pharmakologische Untergruppe, 1 Buchstabe
Beispiel: Duloxetin N 06 AX

Level 5: Untergruppe der chemischen Substanz
Beispiel: Duloxetin N 06 AX 21

Arzneimittel oder Medikamente sind nach dem Arzneimittelgesetz zur »Heilung oder Linderung oder Verhütung menschlicher Krankheiten oder krankhafter Beschwerden« beim Menschen bestimmt. Dabei handelt es sich um »Stoffe oder Zubereitung aus Stoffen«.[47] In Deutschland hat jedes zugelassene Arzneimittel eine Pharmazent-

[47] Bundesministerium der Justiz: Gesetz über den Verkehr mit Arzneimitteln (Arzneimittelgesetz – AMG). www.gesetze-im-internet.de/amg_1976/__2.html

ralnummer (**PZN**), mit der ein Medikament mit dem richtigen Handelsnamen in der richtigen Stärke und Packungsgröße bestellt werden kann. Es gibt verschiedene Verkaufsabgrenzungen:

- Apothekenpflichtig
- Rezeptpflichtig
- Betäubungsmittelpflichtig

Betäubungsmittel sind Arzneimittel, deren Verkehr unter das Betäubungsmittelgesetz fällt. Die dazugehörigen Stoffe und Medikamente sind in Anlagen I bis III aufgelistet.[48] Ärztlich verordnet, beliefert, aufbewahrt, entsorgt und nachweislich dokumentiert werden sie nach der Betäubungsmittelverschreibungsverordnung.[49] Ziel ist die Prävention von Drogen- und Suchtmittelmissbrauch. Konsum, Missbrauch und Sucht werden in Kapitel 4 im Zusammenhang mit Abhängigkeitserkrankungen als Kontraindikation definiert (▶ Kap. 4.4.1).

Darreichungsformen sind die verschiedenen wirkstoffhaltigen Formen oder Zubereitungen, in denen das Arzneimittel seine Wirkung optimal entfalten kann. Sie können fest, halbfest, flüssig oder gasförmig, steril oder unsteril sein. Zusammensetzung und Aufbau der Darreichungsform sorgen für die Stabilität des Wirkstoffs und schützen ihn vor den Einflüssen von Licht, Luft, Feuchtigkeit und Temperatur. Auch hat die Darreichungsform Einfluss auf die Gabe des Medikaments:

- Einnahmezeit nüchtern, vor, zur nach oder unabhängig von der Mahlzeit
- Einnahmehäufigkeit, z. B. bei Retardtabletten mit verzögerter Wirkstoff-Freisetzung ist sie seltener als bei manchen nicht-retardierten Medikamenten

Es gibt verschiedene Wege der Darreichung oder Verabreichung, zum Beispiel oral über den Mund, rektal über den Enddarm oder transdermal über die Haut. Oral wird die Tablette geschluckt, gelutscht, unter die Zunge gelegt (sublingual) oder zwischen Backentasche und Zahnfleisch gelegt (buccal). Mit Hilfe eines wirkstoffhaltigen Pflasters, auch Transdermales Therapeutisches System (TTS) genannt, das auf die unverletzte, kühle, trockene Haut geklebt wird, können zum Beispiel Opiate wie Morphin oder Fentanyl verabreicht werden. In ▶ Kap. 4.6, bei der Beschreibung der Wirkstoffe in ▶ Kap. 5 sowie in ▶ Kap. 6.2 wird die sichere Anwendung einiger Darreichungsformen erklärt.

---

[48] Bundesministerium der Justiz: Gesetz über den Verkehr mit Betäubungsmitteln (Betäubungsmittelgesetz – BtMG). https://www.gesetze-im-internet.de/btmg_1981/BJNR106810981.html

[49] Bundesministerium der Justiz: Verordnung über das Verschreiben, die Abgabe und den Nachweis des Verbleibs von Betäubungsmitteln (Betäubungsmittel-Verschreibungsverordnung – BtMVV). https://www.gesetze-im-Internet.de/btmvv_1998/BJNR008000998.html

Aus der Praxis
Welche Darreichungsformen kommen in Ihren Einrichtungen vor?

Gasförmige Darreichungsformen sind zur Inhalation vorgesehene Dosier-Aerosole oder Pulver-Inhalatoren.

Sterile Lösungen sind beispielsweise Ampullen, Infusionslösungen oder Fertigpens.

Unsterile Lösungen sind alle Tropfen wie sab simplex®, Metamizol oder Tilidin. Sie können auch mit einem Sprühaufsatz versehen sein wie bei Nitrolingual® Spray.

Lactulose ist ein sehr bekannter **Sirup**.

Die meisten Antibiotika**säfte** werden als Pulver in Flaschen geliefert und müssen mit Wasser genau nach Herstellerangaben zubereitet werden.

Lösungen zur Anwendung in Körperöffnungen sind Klistiere, Ohrentropfen und Nasentropfen.

Halbfeste Zubereitungen sind Pasten, wie Nystaderm® Paste, Salben, Cremes oder Gele. Augensalben werden steril hergestellt.

Zu den **festen** Zubereitungen zählen Zäpfchen und Vaginalzäpfchen ebenso wie wirkstoffhaltige Pflaster, auch transdermale Pflaster (TTS) genannt. Beispiele sind Paracetamol Zäpfchen, Estriol® Vaginalzäpfchen und Fentanyl® transdermale Pflaster.

Andere feste Zubereitungen werden vor der Einnahme in Wasser gelöst, wie Granulate oder Pulver in Beuteln oder Brausetabletten.

Tabletten zur Anwendung im Mund sind Lutschtabletten, z. B. Actiq®, Schmelztabletten, z. B. Tavor® oder Buccaltabletten, z. B. Fentanyl Hexal®.

Am häufigsten kommen zur oralen Einnahme Kapseln, Filmtabletten, Dragées, magensaftresistente Tabletten oder Retardtabletten mit verzögerter Wirkstoff-Freisetzung vor.

Hinweise auf Zusammensetzung oder Wirkweise im Arzneimittel-Namen

In alphabetischer Reihenfolge werden verschiedene Informationen zur Zusammensetzung oder Wirkweise des Medikaments, die Teil des Arzneimittelnamens sind, aufgeführt. Alle Beispiele entstammen Tabelle 1 (▸ S. 265):

- **Akut**: Die Wirkung setzt schnell ein, z. B. Fluimucil® Hustenlöser akut Brausetabletten bei Husten infolge einer Erkältungskrankheit.
- **Comp./Compositum** bedeutet zusammengesetzt. Dieses Medikament enthält mehr als einen Wirkstoff, zum Beispiel enthält Paracetamol comp. Stada® die Wirkstoffe Paracetamol und Codein.
- **Depot**: Der Wirkstoff wird langsam freigesetzt, z. B. eine Depot-Spritze.
- **Forte**: Forte bedeutet stark oder kräftig. Dieses Arzneimittel enthält besonders hoch dosierten Wirkstoff, z. B. Diovan® 320 mg forte enthält Valsartan.
- **Mite**: Dieses Arzneimittel enthält die Hälfte des Wirkstoffs im Vergleich zu einem zweiten Präparat, z. B. Bayotensin® mite Tabletten enthalten 10 mg Nitrendipin, während Bayotensin® Tabletten 20 mg Nitrendipin enthalten.
- **Mono**: Die Zubereitung enthält nur einen Wirkstoff, z. B. Codicaps® mono enthält nur Codein.
- **Plus**: Es werden zwei oder mehr Wirkstoffe miteinander kombiniert, z. B. Atacand® PLUS enthält Candesartan und Hydrochlorothiazid.
- **Retard**: Der Wirkstoff wird aus einer Tablette oder Kapsel langsam freigesetzt, z. B. Trevilor® retard Hartkapseln enthalten Venlafaxin.

Zahlen im Namen des Arzneimittels

Die Zahlen im Arzneimittelnamen geben in der Regel den Wirkstoffgehalt pro Einzeldosis an. So enthält z. B. jede magensaftresistente Tablette des Produkts Pantozol® 20 mg den Wirkstoff Pantoprazol in der Stärke 20 mg. Wichtig ist es, die Einheiten zu beachten. Sultanol® Dosieraerosol enthält 100 µg, gesprochen Mikrogramm, Salbutamol pro Sprühstoß. Auch das Schilddrüsenhormon Levothyroxin wird in Mikrogramm dosiert, z. B. in L-Thyroxin Henning® 25 µg Tabletten. Bei Macrogol-CT Balance® Abführpulver hingegen werden die Inhaltsstoffe eines Beutels in Gramm (g) angegeben: ein Beutel enthält unter anderem 13,125 g Macrogol 3350.

Beispiel **Gramm, Milligramm und Mikrogramm**

1 Gramm (g) enthält 1000 Milligramm (mg).

1 mg enthält 1000 Mikrogramm (µg).

Wenn wir uns mit internationalen Namen oder Handelsnamen beschäftigen, ist es hilfreich, sich die einzelnen Silben bewusst zu machen. In internationalen Namen ist manchmal ein Hinweis auf die Herkunft oder Gruppenzugehörigkeit des Wirkstoffs verborgen. Beispiele aus der Therapie von Herz-Kreislauf-Erkrankungen sind:

- Betablocker, wie Bisoprolol oder Atenolol enden auf »-olol«
- ACE-Hemmer, wie Captopril oder Ramipril enden auf »-pril«
- Sartane, wie Valsartan, enden auf »-sartan«
- Statine, wie Atorvastatin oder Simvastatin, enden auf »-statin«.

Auch bei Antibiotika sind die charakteristischen Namen zu finden, Ampicillin mit »-cillin« und Clindamycin mit »-mycin«.

Oft haben sich Wissenschaftler die internationalen Namen ausgedacht, während Handelsnamen den Verkauf begünstigen sollen. In Handelsnamen ist oft ein Hinweis auf die Indikation versteckt. Beispiele sind:

- Vomex® zur Behandlung von Übelkeit und Erbrechen: das englische Verb to vomit bedeutet »erbrechen«.
- Dolormin® zur Behandlung von Schmerzen beinhaltet das lateinische Substantiv Dolor – der Schmerz.
- Blopress® wird zur Behandlung des Bluthochdrucks angewendet, abgeleitet aus dem englischen blood pressure, zu Deutsch »Blutdruck«.

Nachdem der Patentschutz abgelaufen ist, dürfen Generika-Firmen das Arzneimittel ohne Kenntnis der Herkunft der Original-Ausgangsstoffe und der Hilfsstoffe nachahmen und herstellen und mit einem neuen Namen auf den Markt bringen. Ein **Generikum** hat die von außen betrachtet die gleiche Darreichungsform wie das Original und enthält die gleiche Wirkstoff-Konzentration. Die Hilfsstoffe dürfen allerdings vom Original abweichen. Daher gibt es verschiedene Medikamente mit dem gleichen Wirkstoff, die aber unterschiedliche Lagerbedingungen haben. Tabelle 4 führt Beispiele von Arzneimitteln auf, die in Originalverpackung aufbewahrt werden müssen. Auch können sich die Einnahmezeitpunkte unterscheiden, und es kann Unterschiede in der Verträglichkeit geben.

Der Handelsname eines Generikums besteht meistens aus dem internationalen Namen des Wirkstoffs und dem Namen es Herstellers, z. B. Pipamperon neuraxpharm® 40 mg Tabletten. Oft werden in Stell-Listen die Herstellernamen eingepflegt. Übersichtlicher wäre es aus pharmazeutischer Sicht im Stammdatenblatt, von vorneherein die Wirkstoffnamen alphabetisch einzupflegen und die Herstellernamen in einer zweiten Spalte hinzuzufügen.

Für **Polypharmazie**, gleichbedeutend mit **Multimedikation**, gibt es keine einheitlich geltende Definition. Die Gabe von fünf oder mehr Wirkstoffen beschreibt das allgemeine Verständnis. Die Autoren der Hausärztlichen Leitlinie Multimedikation sprechen von der **gleichzeitigen und dauerhaften Einnahme** von fünf oder mehr Medikamenten über einen Zeitraum von drei Monaten oder länger.[50] Da ältere Menschen oft mehrere Diagnosen oder Krankheiten haben, die nach den jeweiligen Leitlinien behandelt werden, kommt es im Laufe der Jahre zu einer großen Anzahl an Medikamenten, die sie einnehmen. Nebenwirkungen können Beschwerden hervorrufen, die teilweise als neue Krankheiten behandelt werden und zu sogenannten Verordnungskaskaden führen können. Wechselwirkungen und sich addierende Nebenwirkungen werden unübersichtlich. Einnahmezeiten bestimmen den Tagesablauf, oder die Einnahme wird vergessen. Arzneimittelbezogene Probleme treten auf. Die Patientensicherheit ist nicht mehr gewährleistet. Erhöhte Kosten fallen im Gesundheitswesen an. In ▸ Kap. 2.5.1 werden der Medikationsprozess sowie der Umgang mit arzneimittelbezogenen Problemen beschrieben.

Dauermedikamente werden zur regelmäßigen Anwendung ärztlich verordnet, sei es täglich, einmal oder mehrmals wöchentlich. Sogenannte **Bedarfsmedikation** kann zusätzlich bei exakter Indikationsangabe mit genauer Dosierung verordnet und in der Pflegedokumentation festgehalten werden. Nur dann ist sie Grundlage für pflegerisches Handeln.[51] Mögliche Indikationen können Fieber, klar umschriebene Schmerzen, Übelkeit oder Verdauungsstörungen sein. »Unruhe« im gerontopsychiatrischen Kontext ist besonders sorgfältig, individuell und situationsbezogen zu definieren. Die Ressourcenorientierung, sowohl an den Ressourcen des Pflege-Teams als auch an den Ressourcen des zu pflegenden Menschen, ist zum Zeitpunkt der Entscheidung, ob ein Bedarfsmedikament gegeben wird oder nicht, von entscheidender Bedeutung.

Informationen über Medikamente sollten kritisch ausgewählt werden. Handelt es sich um eine Zeitschrift, ein Buch, eine Internetseite oder eine App? Wer ist der Herausgeber oder Autor, ein Arzt oder Apotheker, ein Fachjournalist? Wann wurde die Information veröffentlicht? Welche Interessen werden mit der Veröffentlichung verfolgt? Mit dem Doccheck-Passwort[52] können die offiziellen Herstellerangaben für verschreibungspflichtige Medikamente[53] eingesehen werden.
Als erste verfügbare Information sollte der **Beipackzettel** (Packungsbeilage) genutzt werden. Der Aufbau ist immer gleich und ist im Arzneimittelgesetz festgelegt worden. Antworten auf folgende Fragen sind enthalten:

- Was ist dieses Medikament und wofür wird es angewendet?
- Was sollten Sie vor der Einnahme dieses Medikaments beachten?
- Wie ist das Medikament einzunehmen?

---

[50] Leitliniengruppe Hessen, DEGAM (2021): Hausärztliche Leitlinie Multimedikation - Empfehlungen zum Umgang mit Multimedikation bei Erwachsenen und geriatrischen Patienten. Klassifikation: S3. AWMF-Registernummer: 053 – 043. 2. Auflage 2021. https://register.awmf.org/de/leitlinien/detail/053-043

[51] Höwler E (2020): Gerontopsychiatrische Pflege – Lehr- und Arbeitsbuch für die geriatrische Pflege. 7. Auflage, Schlütersche Verlagsgesellschaft, Hannover, S. 379.

[52] https://www.doccheck.com/register

[53] https://www.fachinfo.de

- Welche Nebenwirkungen sind möglich?
- Wie ist das Arzneimittel aufzubewahren?
- Inhalt der Packung und weitere Informationen

Auf dem **Umkarton** befinden sich Handelsname, Stärke, Darreichungsform, Wirkstoffname, Packungsgröße und Hersteller-Angaben. In Ausnahmefällen gibt es Warn-Hinweise wie »Gabe 1x wöchentlich« oder »Nur für Erwachsene«. Chargenbezeichnung, Pharmazentralnummer (PZN), Hinweise zur Lagerung und das **Verfalldatum**, das besagt, ab wann das Medikament nicht mehr verwendet werden darf und entsorgt werden muss, sind ebenfalls angegeben. Besondere Lagerungshinweise werden ebenfalls vermerkt. So kann es beispielsweise heißen: »In der Originalverpackung aufbewahren, um den Inhalt vor Feuchtigkeit zu schützen.« Chargenbezeichnung und Verfalldatum sind auch in jeden Blister eingestanzt.

In Tabelle 1 (▸ S. 265 im Anhang) erfolgt die **Auflistung von etwa 170 Wirkstoffen**, die häufig bei Senioren eingesetzt werden. In der ersten Spalte befindet sich der Wirkstoffname, in der zweiten Spalte die ersten drei Buchstaben und Ziffern des ATC-Codes und in der dritten Spalte ein Beispiel für einen Handelsnamen. In der vierten Spalte ist das Datum der Veröffentlichung der Herstellerinformation verzeichnet. Damit ist die Literaturquelle jederzeit nachvollziehbar.

Die Auswahl der **Wirkstoffe** erfolgte zunächst nach Häufigkeit der Verordnung in der Versorgung älterer Menschen mit Polypharmazie. Dazu wurden die landesweiten Versorgungsdaten der gesetzlichen Krankenversicherungen von 2016[54] und 2021[55] verglichen mit Daten, die die Autorin im Verlauf von Seminaren 2010, 2016, 2019 und 2023 zusammen mit Teilnehmenden in verschiedenen Seniorenheimen in Nordrhein-Westfalen erhoben hat. Eine weitere Liste mit 100 häufig verordneten Arzneimitteln, basierend auf Daten der gesetzlichen Krankenversicherungen und der privaten Krankenversicherungen vor 2015, wurde zum Vergleich hinzugezogen.[56] Außerdem wurden besonders risikoreiche Wirkstoffe im Alter aufgenommen. In ▸ Kap. 4.4 wird die zu diesem Zweck verwendete Priscus-Liste vorgestellt, in ▸ Kap. 4.5 die AMTS-Ampel.
Die Auswahl der **Handelsnamen** erfolgte zunächst nach dem zuerst entwickelten Medikament, das heute noch im Handel ist oder nach dem Bekanntheitsgrad in der Pflege. Letztlich wurden die Handelsnamen der Hersteller gewählt, die am 01. April 2024 eine Fachinformation eingestellt hatten.[57]

Hier ein Auszug aus Tabelle 1, die Sie vollständig im Anhang (▸ S. 265) finden:

---

[54] Schwabe U, Paffrath D et al. (Hrsg.)(2017): Arzneiverordnungs-Report 2017. Springer Verlag, Berlin, S. 786 u. 787.
[55] Ludwig U, Mühlbauer B, Seifert R (Hrsg.) (2022): Arzneiverordnungs-Report 2022. Springer Verlag, Berlin, S. 15.
[56] Smollich M, Scheel M (2015): Arzneistoffe – die TOP 100. Der Pharmako-Guide. Schattauer, Stuttgart, S. VII.
[57] https://www.fachinfo.de

Tab. 1: Wirkstoffe alphabetisch, ATC-Codes und Handelsnamen (Auszug)

Wirkstoffname	ATC-Code	Beispiel für Handelsnamen	Datum der Veröffentlichung der Herstellerinformation www.fachinfo.de
Acetylcystein	R 05	Fluimucil® Hustenlöser akut 600 mg Brausetabletten	01_2023
Acetylsalicylsäure 100 mg	B 01	Aspirin® protect 100 mg magensaft-resistente Tablette	10_2023
Acetylsalicylsäure 500 mg	N 02	Aspirin® 500 mg Tabletten	10_2023
Aciclovir	J 05	Zovirax® Aciclovir ratiopharm 200 mg/-400 mg/-800 mg Tabletten	Kein Eintrag für Tabletten 11_2020
Alendronsäure	M 05	Fosamax® einmal wöchentlich 70 mg Tabletten	02_2021
Allopurinol	M 04	Zyloric® Allopurinol-ratiopharm® 100 mg/-300 mg Tabletten	Kein Eintrag 11_2021
Amantadin	N 04	PK-Merz® 100 mg Filmtabletten	12_2018
Amiodaron	C 01	Cordarex® 200 mg Tabletten	11_2021
Amitriptylin	N 06	Amineurin® Amitriptylin-neuraxpharm® 75 mg/-100 mg Filmtabletten	Kein Eintrag 01_2022
Amlodipin	C 08	Norvasc 5 mg Tabletten	12_2023
Amoxicillin	J 01	Infectomox® Amoxicillin-ratiopharm® 500 mg/-750 mg/-1000 mg Filmtabletten	Kein Eintrag 06_2023
Apixaban	B 01	Eliquis® 2,5 mg Filmtabletten	05_2023
Atenolol	C 07	Tenormin® Atenolol-ratiopharm® 25 mg/50 mg/100 mg Filmtabletten	Kein Eintrag 02_2021
Atorvastatin	C 10	Sortis® Filmtabletten 10 mg/-20 mg/-40 mg/-80 mg	01_2024
Azithromycin	J 01	Zithromax® 250 mg/-500 mg Filmtabletten	11_2023

Diese Tabelle bietet einen großen **Mehrwert**. Der zunächst nicht bekannte Wirkstoff lässt sich den Körpersystemen des mediSchema®s und damit den Körpersystemen der pflegebedürftigen Person über den ersten Buchstaben der ATC-Codes zuordnen. Das genaue Vorgehen wird in ▶ Kap. 2.2 vorgestellt. Die pharmazeutische Risikoeinschätzung bei Polypharmazie geschieht mithilfe der Informationen in ▶ Kap. 5. Die Wirkstoffe sind dort alphabetisch nach dem ersten Buchstaben der ATC-Codes, der anatomischen Ebene, sortiert. Eingeteilt werden sie dann nach den therapeutischen Gruppen.

2.2 Pharmakologie, Pharmakokinetik und Pharmakodynamik: Der Weg des Arzneimittels durch den Körper am Beispiel von Torasemid

Pharmakologie ist die Lehre von den Arzneistoffen und erforscht die Wirkungen von Arzneimitteln auf den gesunden oder kranken Körper. Die zwei Teilgebiete, die auch für die Rolle der Medikation in der Pflegeprozessplanung von Bedeutung sind, heißen Pharmakokinetik und Pharmakodynamik.[58]

Die **Pharmakodynamik** beschreibt die Wirkungen eines Arzneistoffs auf die Vorgänge im Organismus: wie, wo und warum wirkt ein Medikament? Dabei geht es unter anderem um Wechselwirkungen mit Rezeptoren, wie sie beispielsweise bei der anticholinergen Belastung vorkommen. Ein zweites Beispiel ist die Beeinflussung von körpereigenen Enzymen durch Medikamente, Alkohol und Grapefruitsaft, wie es bei Wechselwirkungen in der Leber der Fall ist.

Pharmakokinetik untersucht Einflüsse des menschlichen Körpers auf ein Arzneimittel anhand von Modellen. Der Wirkstoff bewegt sich dabei im Körper und unterliegt den Prozessen, die im Körper stattfinden. Veränderungen im Alter wurden in ▶ Kap. 1.3 erläutert. Wichtig sind darüber hinaus Geschlecht, Körpergewicht, die Verteilung von Körperwasser und Körperfett und die Körpertemperatur. Schlüsselbegriffe der Pharmakokinetik heißen:

- Aufnahme (Resorption) des Medikaments in den Körper: In welcher Zeit nimmt der Körper den Wirkstoff auf?
- Verteilung im Körper: Wie verteilt sich der Wirkstoff im Körper?
- Verstoffwechselung (Biotransformation, Metabolisierung): Wie baut der Körper den Wirkstoff ab?
- Ausscheidung (Elimination): Wie scheidet der Körper den Wirkstoff aus?

[58] Definitionen nach Speckner W, Strehl E (2020): Arzneimittel in der Pflege. 9. Auflage, Govi Verlag Pharmazeutischer Verlag Eschborn, S. 71

Tipp

Bei bestimmten Medikamenten ist der Abstand zwischen gewünschter Dosierung und giftigem (toxischem) Bereich schmal. Diese Medikamente haben eine **geringe therapeutische Breite**. Das trifft beispielsweise für Amiodaron, Carbamazepin, Clozapin, Digitoxin, Lithium, Methotrexat und Theophyllin zu. Fragen Sie den Arzt, worauf Sie besonders achten sollen, wenn Sie diese Medikamente geben. Fragen Sie auch, wann er das nächste Mal regulär die Dosis für den jeweiligen Bewohner überprüfen und gegebenenfalls anpassen wird.

Am Beispiel des Fertigarzneimittels Unat® 10 mg, das den Wirkstoff Torasemid enthält, wird nun beschrieben, wie sich das Arzneimittel auf dem Weg durch den Körper, durch Verdauungssystem und Harnwegssystem, verändert. Unat® 10 mg ist eine weiße Tablette mit Bruchrille, die in zwei gleiche Hälften geteilt werden kann.[59] Die Tablette wird morgens unzerkaut stehend oder aufrecht sitzend mit etwas Wasser unabhängig von der Nahrungsaufnahme geschluckt. Über die Speiseröhre gelangt sie in den Magen. Von dort wird der Wirkstoff in den Darm transportiert und rasch ins Blut aufgenommen und verteilt sich im Gewebe. Das Wirkungsmaximum ist nach etwa einer Stunde erreicht. Torasemid wirkt an der kleinsten funktionellen Einheit der Niere, den Nierenkörperchen. Die erwünschten Wirkungen sind wasserausscheidend (diuretisch), salzausscheidend (saluretisch), ödem-ausschwemmend und blutdrucksenkend. Die Therapiebeobachtung geschieht über Gewichtskontrollen, Blutdruck- und Pulsmessung. Zu den unerwünschten Wirkungen zählen Störungen des Wasser- und Elektrolythaushalts, insbesondere zu wenig Wasser, zu wenig Natrium und zu wenig Kalium. Häufig kommt es am Nervensystem zu Kopfschmerzen und Schwindel, am Verdauungssystem zu Appetitlosigkeit, Magenschmerzen, Übelkeit, Erbrechen, Durchfall oder Verstopfung.

Verstoffwechselt wird Torasemid in der Leber. Ausgeschieden wird es zusammen mit seinen Abbauprodukten vorwiegend über die Niere und die Blase. Nach etwa 4 Stunden ist im Labor-Modell die Hälfte des Wirkstoffs ausgeschieden. Die Eliminations-Halbwertszeit beträgt vier Stunden.

---

[59] Fachinformation Unat® von Juli 2022 https://www.fachinfo.de

2.3 Das mediSchema® zur Visualisierung von Diagnosen und Medikamenten

2.3.1 Grunderkrankungen und Therapien verstehen

Bei den Team-Besprechungen in ambulanten Pflegediensten und Übergaben in stationären Pflege-Einrichtungen werden tagesaktuelle Veränderungen, die mit einem Pflegekunden oder einer Bewohnerin beobachtet werden, weitergegeben. Kann die Ursache eines neu auftretenden Phänomens Folge der Therapie mit Arzneimitteln sein? Mit Sicherheit lässt sich diese Frage nur selten beantworten. Voraussetzungen für eine pflegefachliche Einschätzung sind das pflegerische Verständnis von Grunderkrankungen und Therapien sowie ein gutes Miteinander im interdisziplinären Team. Fragen zu Diagnosen können bei der nächsten Visite den Ärzten gestellt werden. Im Kontakt zu beliefernden Apothekern werden Fragen zu Arzneimitteln geklärt. Um einen Überblick über Arzneimittel und Diagnosen zu erhalten, ist das mediSchema® ein einfaches und sehr hilfreiches Instrument.

2.3.2 Elf Systeme des menschlichen Körpers

Das **mediSchema®** ist eine Figur in den Umrissen des menschlichen Körpers (▶ Abb. 4). Orange Farbgebung und weiße Spirale deuten an, dass der Mensch eine Einheit aus Körper, Geist und Seele ist. Die Wirkungen gesundheitsfördernder Angebote, wie Achtsamkeit oder Musik, lassen sich daran erläutern. So wirkt Musik zum Beispiel auf die Balance von Körper, Geist und Seele. Sie unterstützt die Annahme des natürlichen Alterungsprozesses und bietet die Erfahrungen von gesellschaftlicher Teilhabe und Selbstwirksamkeit, auch in hohem Alter oder in schwerer Krankheit.

Nachfolgend wird ein System vorgestellt, mit dem Arzneimittel den Diagnosen zugeordnet werden können. In der Vorstellung befinden sich in dem Schema alle elf Körper-Systeme, wie in ▶ Kap. 1.3.1 dargestellt, die miteinander in Balance sind (Abbildung 5; mit diesem QR-Code gelangen Sie direkt zur Vorlage)[60]:

- Das Hautsystem (1) schützt das Innere des Körpers und bietet eine große Kontaktfläche zur Außenwelt.
- Skelett- und Muskelsystem (2-3) sorgen für Stützung bzw. Bewegung.
- Steuerungssysteme: Nervensystem (4), Hormonsystem (5) und Abwehrsystem (6).
- Für die Versorgung des menschlichen Körpers sind Herz-Kreislaufsystem (7), Atmungssystem (8), Verdauungssystem (9) und Harnwegssystem (10) zuständig.
- Das Fortbestehen wird durch das Fortpflanzungssystem (11) gewährleistet.

[60] Idee nach Tortora & Derrickson 2006, S. 6–10.

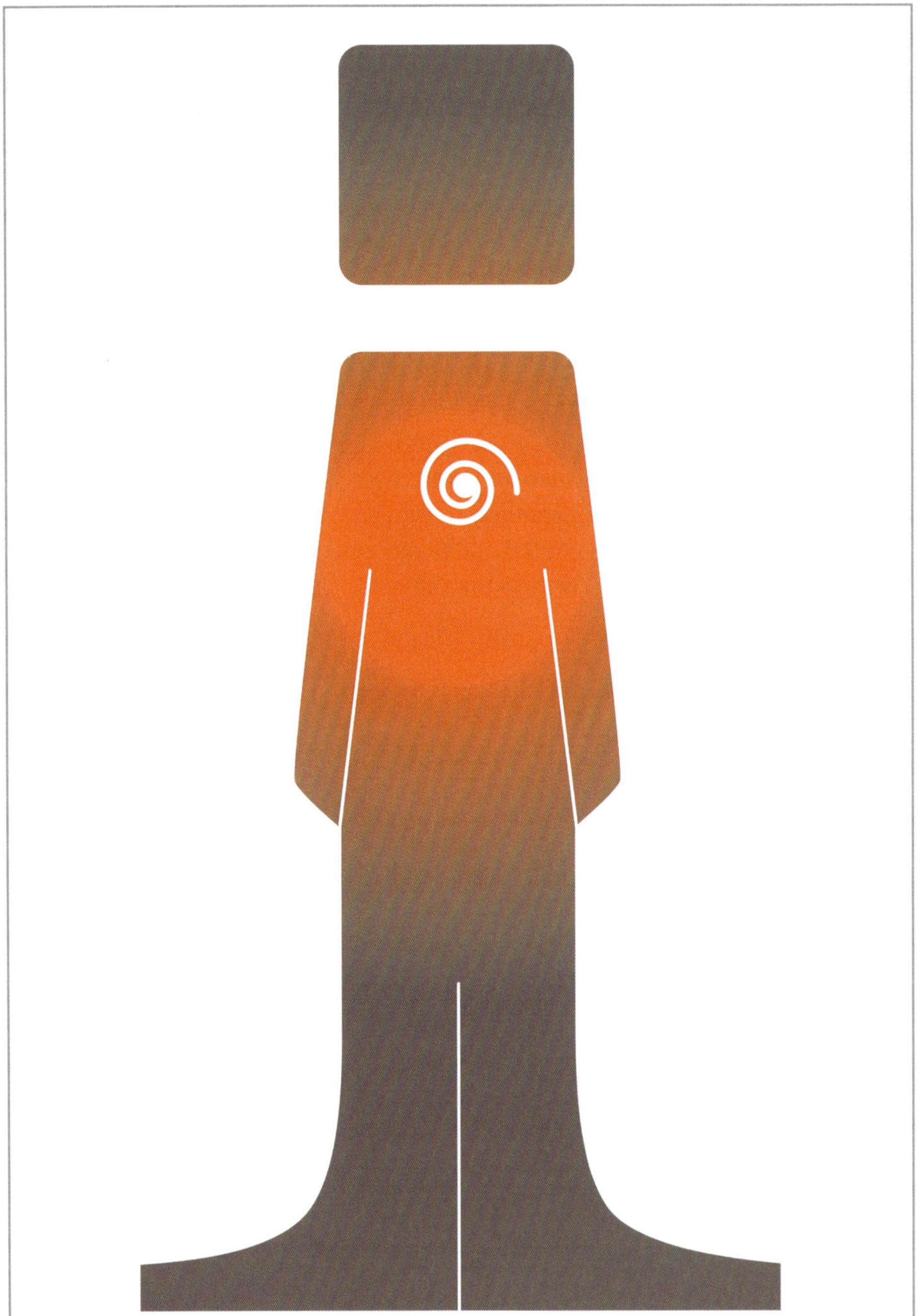

Abb. 4: mediSchema® mit Spirale als Symbol für den Menschen, der eine Einheit aus Körper, Geist und Seele ist.

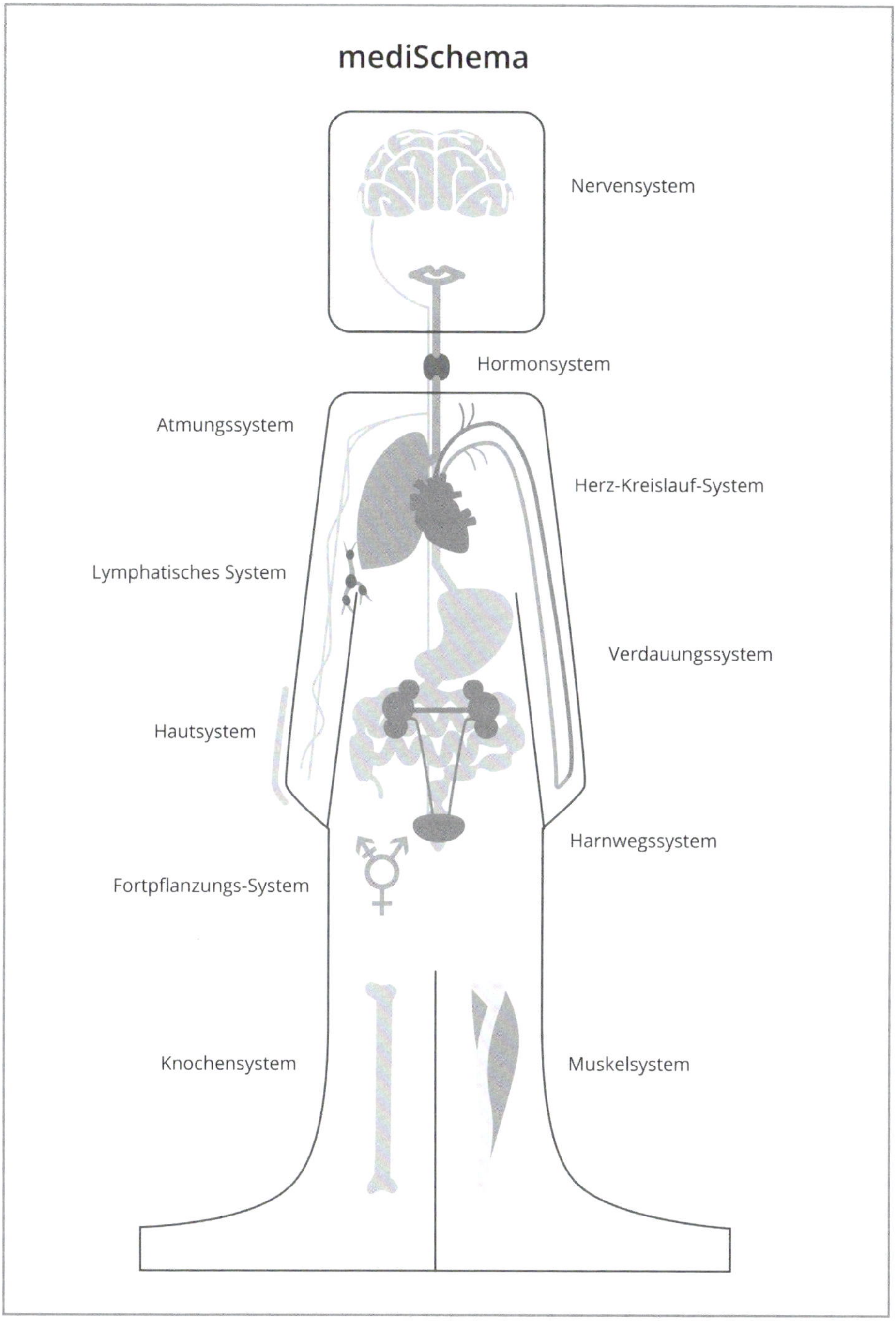

Abb. 5: mediSchema® mit elf Körpersystemen, die alle miteinander im Gleichgewicht sind.

Nun ist es möglich, Diagnosen den Körpersystemen zuzuordnen, beispielsweise eine Demenz dem Nervensystem, Herzrhythmusstörungen dem Herz-Kreislauf-System oder eine Wirbelsäulenerkrankung dem Knochensystem. Mithilfe der ATC-Codes können die Medikamente ebenfalls den Körpersystemen zugeordnet werden. Dazu reicht die Kenntnis des ersten Buchstabens, der die anatomische Ebene bezeichnet. In Tabelle 2 und in Abbildung 6 (mit diesem QR-Code gelangen Sie direkt zur Vorlage) erfolgt diese Zuordnung.

Tab. 2: Anatomische Gruppen des ATC-Codes und elf Systeme des menschlichen Körpers

Anatomische Ebene der ATC-Codes in alphabetischer Reihenfolge	Körpersysteme
A - Alimentäres System & Stoffwechsel	**09** Verdauungssystem
B - Blut & blutbildende Organe	**06** Herz-Kreislauf-System
C - Kardiovaskuläres System	**06** Herz-Kreislauf-System
D - Dermatika	**01** Hautsystem
G - Urogenitalsystem & Sexualhormone	**10** Harnwegssystem **11** Fortpflanzungssystem
H - Systemische Hormonpräparate, OHNE Sexualhormone & OHNE Insuline	**05** Endokrines System
J - Antiinfektiva zur systemischen Anwendung	**07** Lymphatisches System
L - Antineoplastische und immunmodulierende Mittel	**07** Lymphatisches System
M - Muskel- und Skelett-System	**02** Skelettsystem **03** Muskelsystem
N - Nervensystem	**04** Nervensystem
R - Respirationstrakt	**08** Atmungssystem
S - Sinnesorgane	**04** Nervensystem

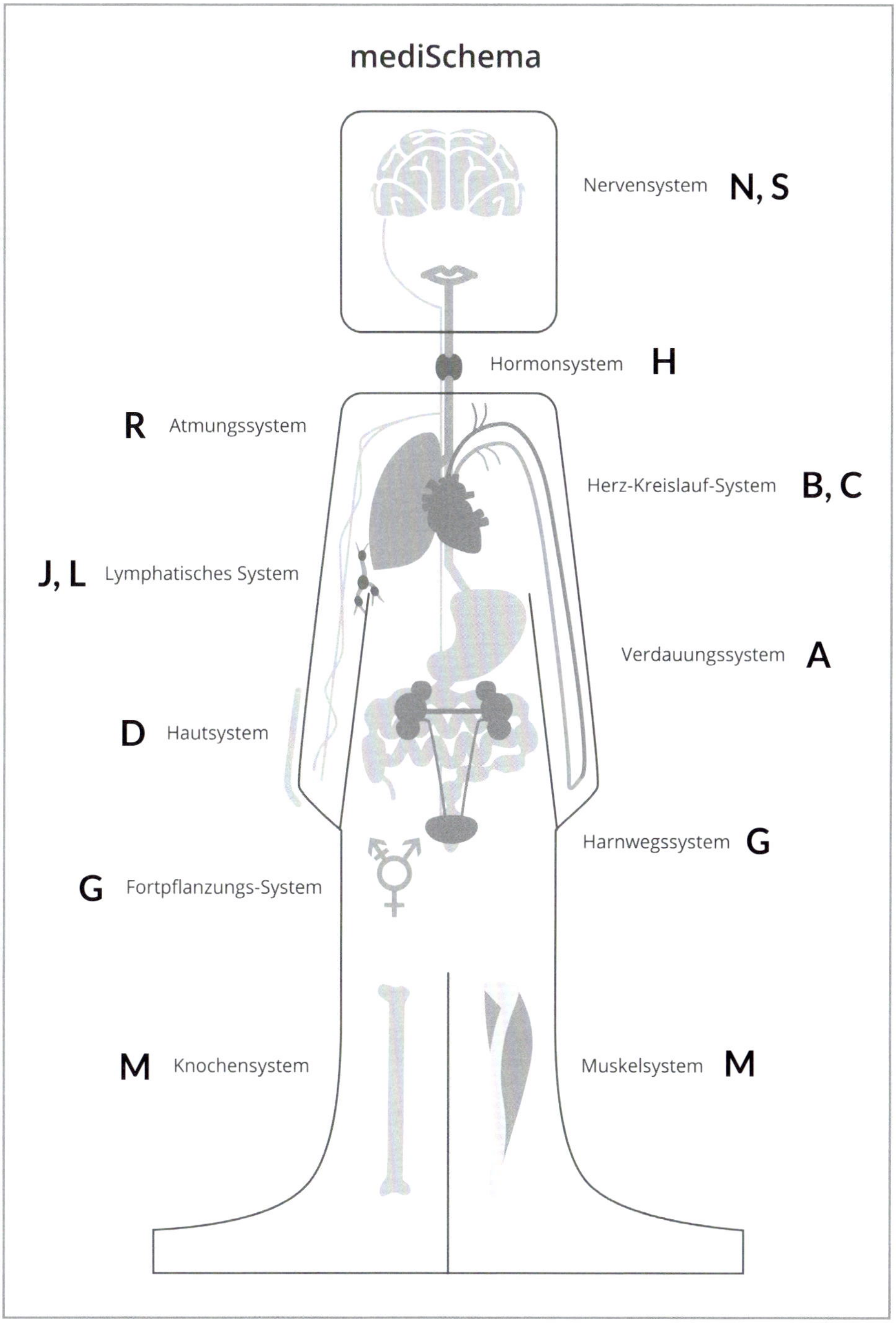

Abb. 6: Zuordnung der anatomischen Ebenen der ATC-Codes zu den Körpersystemen des mediSchemas®.

In der Praxisanleitung oder bei komplexen Fallbesprechungen erleichtert es das Verständnis, die mit den Stammdaten erfassten Diagnosen und Medikamente mithilfe des mediSchema®s zu visualisieren. Damit lassen sich auch 35 Diagnosen und 25 Medikamente übersichtlich auf einer DIN A 4 Seite darstellen. Das Vorgehen wird nun mit drei Diagnosen und drei Medikamenten am Beispiel von Herrn D. gezeigt (▶ Abb. 7 bis ▶ Abb. 11).

Fallbeispiel Herr D. – Digitoxin und Diuretika

Herr D. zieht neu in die Parkresidenz ein. Herzrhythmusstörungen, Bluthochdruck und Verstopfung sind seine Diagnosen. Behandelt wird er mit den Medikamenten Digitoxin, Torasemid und Laxoberal. Die dazugehörigen anatomischen Ebenen sind C für das Herz-Kreislauf-System und A für das Verdauungssystem.

- Die erste Frage ist nun: Welche Körpersysteme sind betroffen und erkrankt? Die Antwort lautet: Herz-Kreislauf-System und Verdauungssystem.
- Im zweiten Schritt werden die Diagnosen den Körpersystemen zugeordnet: Herzrhythmusstörungen und Blutdruck dem Herz-Kreislauf-System, Verstopfung dem Verdauungstrakt.
- Im dritten Schritt erfolgt die Zuordnung der Medikamente zu den Körpersystemen und damit zu den Diagnosen: Digitoxin und Torasemid zu C und zum Herz-Kreislauf-System, Laxoberal zu A und zum Verdauungssystem.
- Im letzten Schritt erfolgt die vereinfachte Darstellung ohne Benennung der Körpersysteme für die Patientenakte.

Diagnosen	Medikament	ATC-Code
Herzrhythmusstörungen	Digitoxin	C
Bluthochdruck	Torasemid	C
Verstopfung	Laxoberal	A

Abb. 7: Auszug aus dem Stammdatenblatt: Diagnosen und Medikamente.

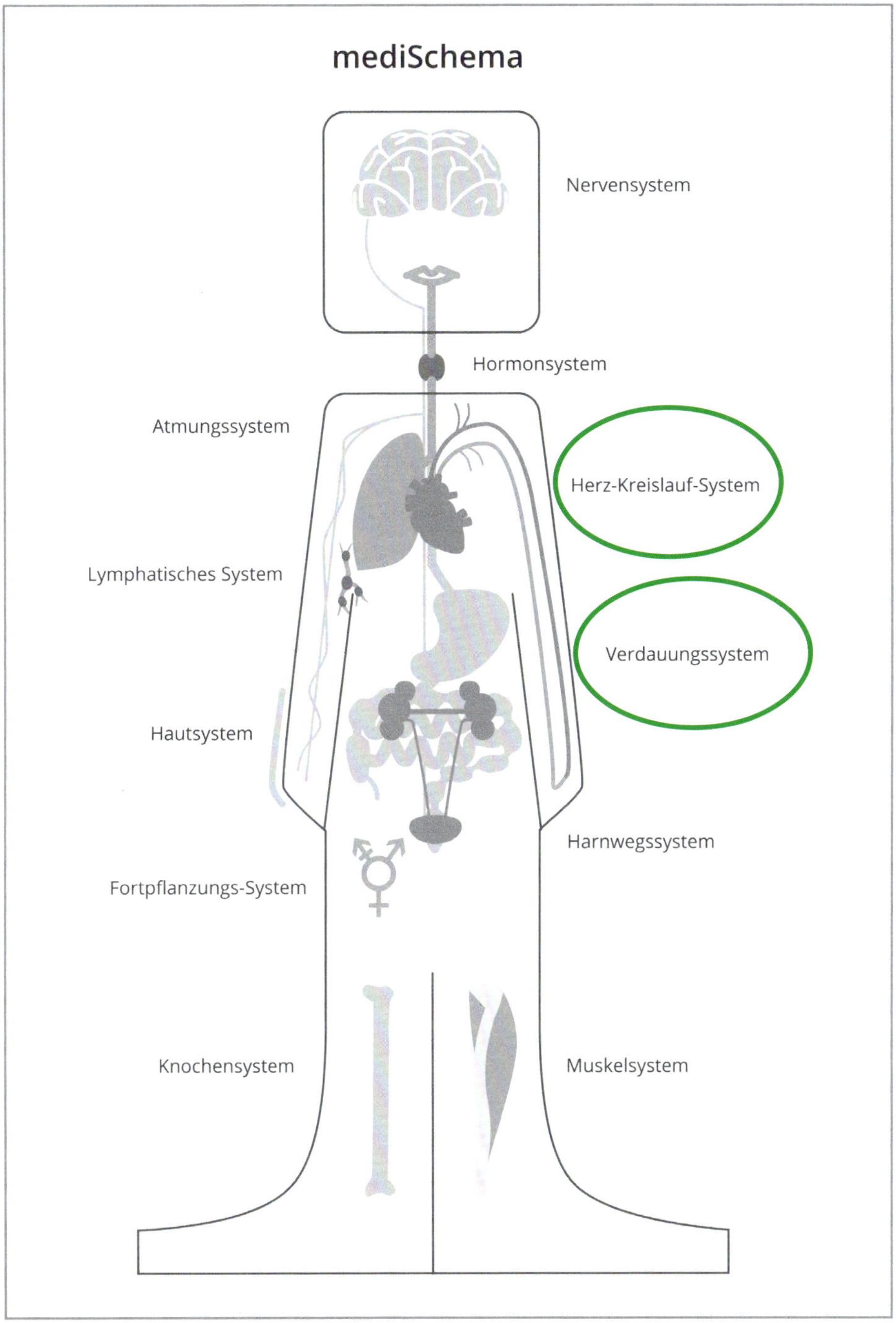

Abb. 8: Schritt 1: Diagnosen lesen - Welche Körpersysteme sind beteiligt?

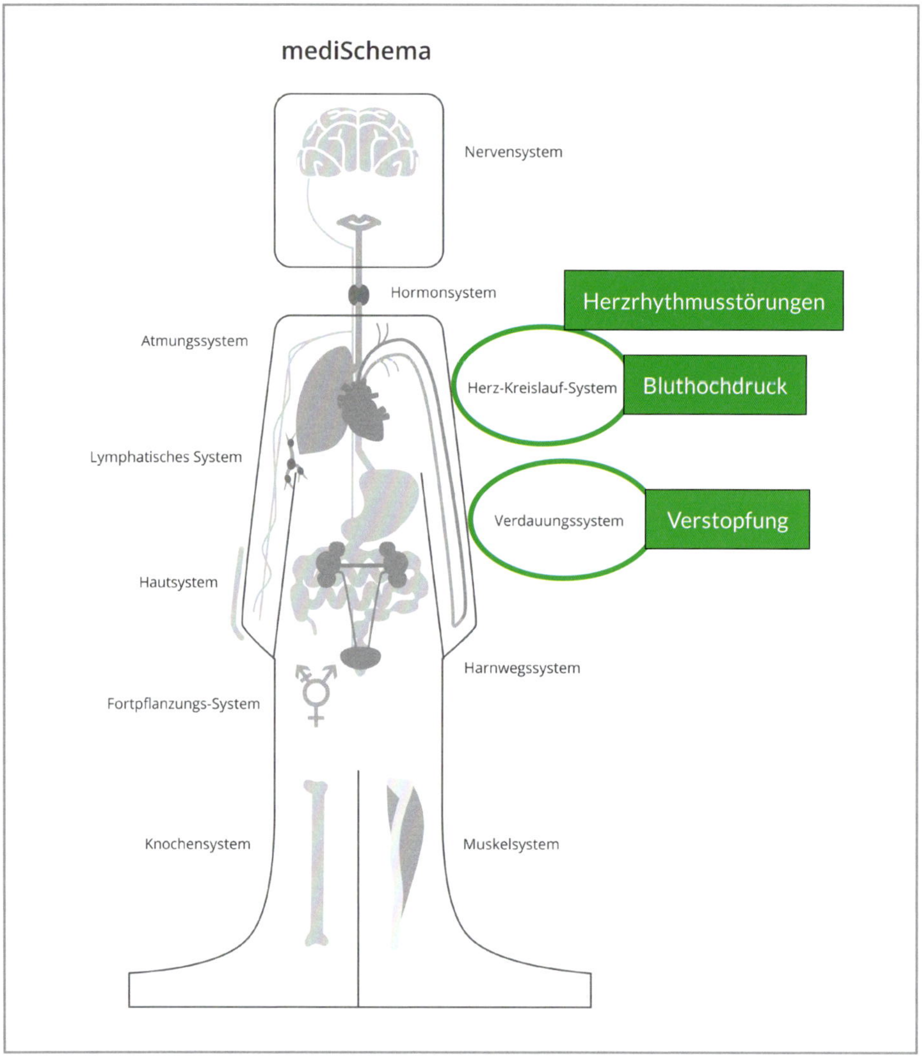

Abb. 9: Schritt 2: Zuordnung von Diagnosen zu Körpersystemen.

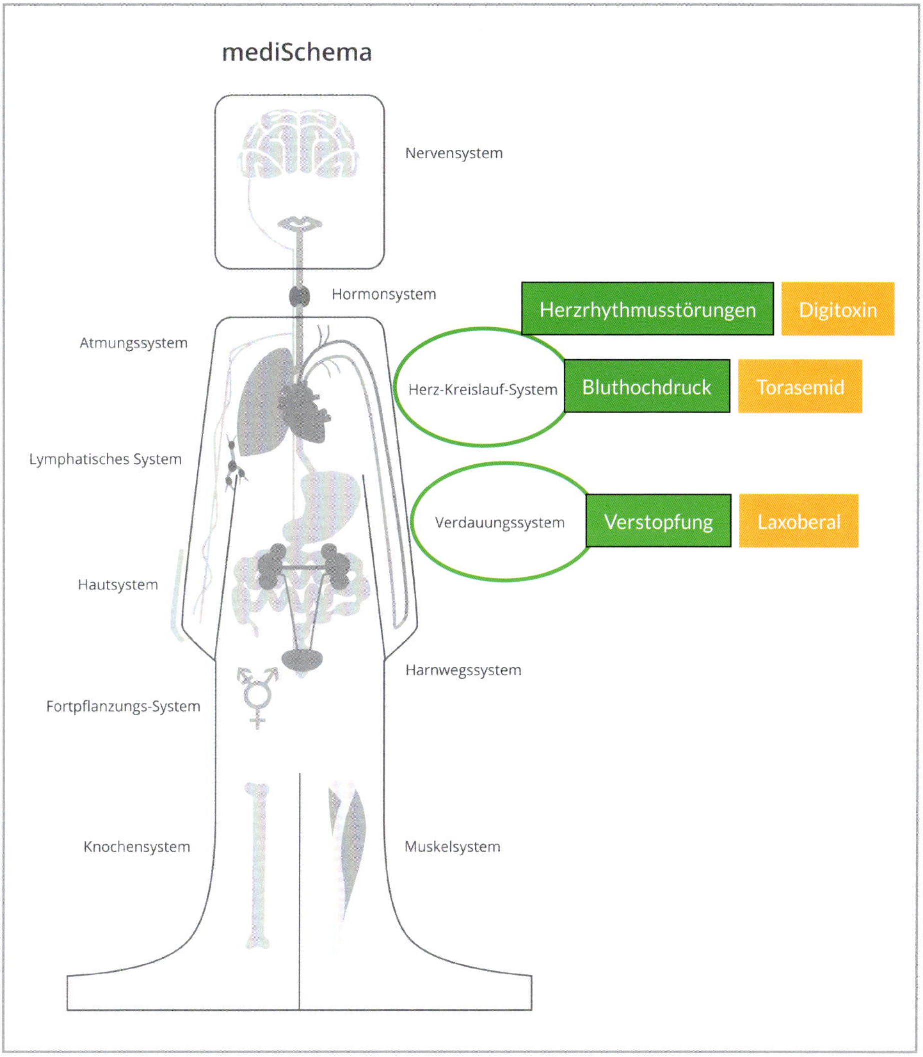

Abb. 10: Schritt 3: Zuordnung von Medikamenten zu Diagnosen. Dazu wird der erste Buchstabe des ATC-Codes dem Körpersystem zugeordnet.

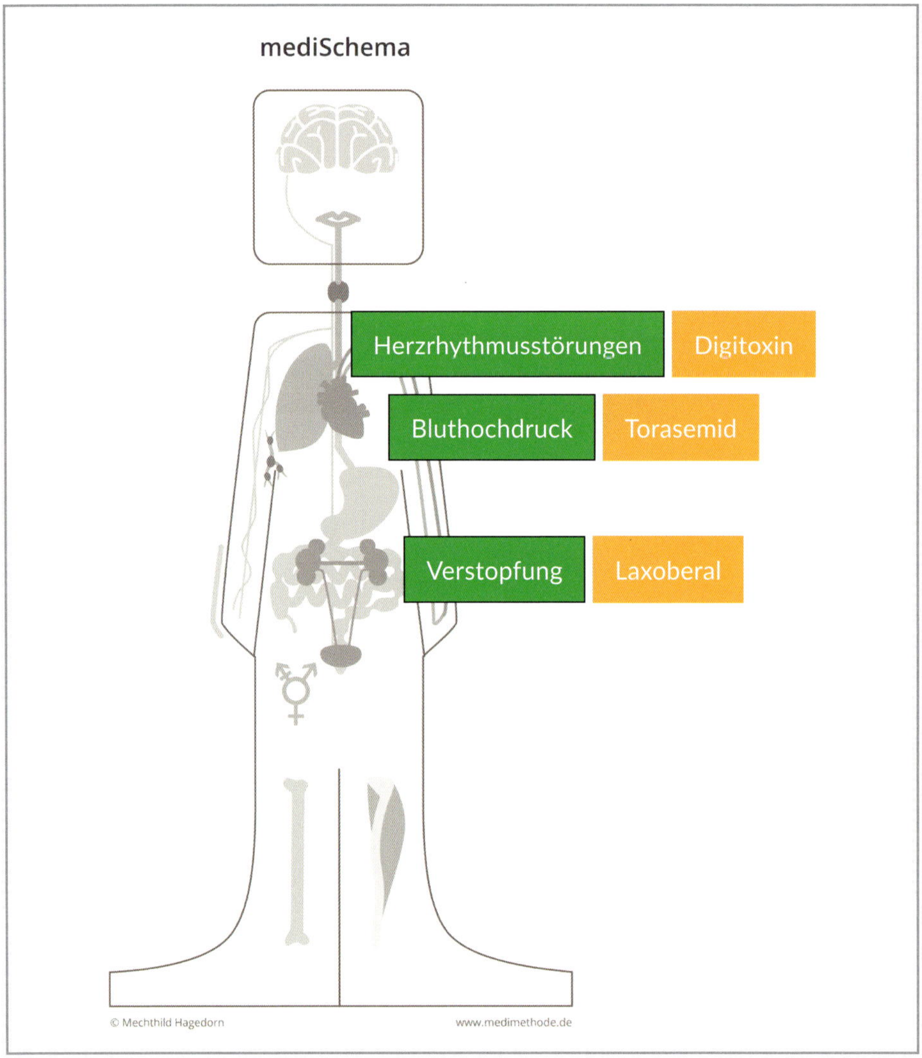

Abb. 11: Schritt 4: Darstellung ohne Körpersysteme. Das mediSchema® bringt Übersicht in die Patientenakte.

Das mediSchema® bringt in verschiedenen Situationen einen Mehrwert, zum Beispiel:

1. Mit dem mediSchema® können **Menschen in allen Lebensaltern** Verständnis für die Abläufe in ihrem Körper gewinnen und sich einen ersten Überblick über ihre Erkrankungen und Medikamente verschaffen. Das übersichtliche Verständnis der Gesamtsituation trägt dazu bei, Fehler im Umgang mit Medikamenten im Vorfeld zu verhindern oder frühzeitig zu erkennen. So kann auch die Initiative von dem zu pflegenden Menschen ausgehen, der selbst beobachtet und bemerkt, wenn sich sein Befinden verändert. So kann er selbst einen Zusammenhang herstellen zwischen einem neu auftretenden Problem und der Therapie mit Medikamenten.
2. In der **Praxisanleitung** und Ausbildung bringt das mediSchema® eine gute Übersicht in die Patientenakte. So wird zum Beispiel sofort erkannt, wenn eine Diagnose nicht behandelt wird oder wenn sich ein Medikament keiner Diagnose zuordnen lässt. Rückfragen, die dem Arzt gestellt werden sollten, werden sichtbar. Die Überzeugungskraft in der praktischen Prüfung ist besonders klar.
3. Die **Bezugs-Pflegefachkraft** erfährt mehr Sicherheit durch besseren Überblick und wachsende Kompetenz. Im Pflege-Team sind gute Absprachen möglich. Die Qualität der Information für den Arzt wird genauer und die Angehörigen erleben eine verbesserte Qualität, da weniger Fehler mit Medikamenten auftreten. Die Zusammenarbeit aller Beteiligten verbessert sich.
4. Das mediSchema® kann durch **Apotheker** zum Beispiel im Rahmen von Fallbesprechungen auch zur Darstellung von pharmazeutischen Risiken bei Polypharmazie eingesetzt werden. Jeder Körper reagiert verschieden. In der stationären Pflege ist die individuelle Beobachtung rund um die Uhr gewährleistet. Erfahrene, kompetente Pflegefachkräfte können Krankenhauseinweisungen verhindern, manchmal sogar Leben retten, wenn die entscheidenden Informationen für sie verfügbar sind.

2.4 Gesetzliche Grundlagen zum Umgang mit Medikamenten in der Pflege

Die gesetzlichen Grundlagen zum Umgang mit Medikamenten in der ambulanten und stationären Pflege sind unter anderem in folgenden Gesetzen festgelegt:

2.4.1 Gesetzliche Regelungen mit Arzneimitteln und Betäubungsmitteln

Im **Arzneimittelgesetz** werden unter anderem die Herstellerangaben geregelt: Kennzeichnungen des Umkartons, Aufbau der Gebrauchsinformationen für Anwender (Beipackzettel) sowie für Fachkreise die Fachinformationen. Auf diesen Informationen basiert der sichere Umgang mit Medikamenten sowie die Qualitätssicherung in Apotheken, ambulanten Pflegediensten und Seniorenheimen. Zum Schutz der Verbraucher regelt das Arzneimittelgesetz das Haftungsrecht, falls nach bestimmungsgemäßem Gebrauch Schäden entstehen.

Betäubungsmittel sind Arzneimittel mit hohem Abhängigkeitsrisiko, deren Verkehr unter das **Betäubungsmittelgesetz** fällt. Die dazugehörigen Stoffe und Medikamente sind in Anlagen I bis III aufgelistet. Ärztlich verordnet, beliefert, aufbewahrt, nachweislich dokumentiert und entsorgt werden sie nach der Betäubungsmittelverschreibungsverordnung. Ziel ist die Prävention von Drogen- und Suchtmittelmissbrauch, sowohl bei den beteiligten Berufsgruppen als auch bei den zu behandelnden Menschen und deren Mitgliedern des Haushalts.

In der Häuslichkeit finden keine Kontrollen statt. In ambulanten und stationären Einrichtungen muss der Verbrauch lückenlos dokumentiert werden. Bei der Kontrolle ist zu beachten:

- Das Haltbarkeitsdatum hinsichtlich der Qualität
- Die Aufbewahrung im Tresor
- Der Bestand, der mit der Dokumentation übereinstimmen muss

Letztlich geht es darum, den Weg des Betäubungsmittels nachzuvollziehen.

2.4.2 Sozialgesetzgebung

Info

SGB V: Gesetzliche Krankenversicherung, Medikationsplan, häusliche Krankenpflege, Leistungen der Behandlungspflege, pharmazeutische Dienstleistungen
SGB XI: Gesetzliche Pflegeversicherung, Definition der Pflegebedürftigkeit, ambulante und stationäre Pflege-Einrichtungen, Beratungsbesuch in der Häuslichkeit, Personalbemessung in der stationären Langzeitpflege (PeBeM)

Das fünfte Sozialgesetzbuch **SGB V** regelt alle Bereiche im Zusammenhang mit der **gesetzlichen Krankenversicherung**. Hier ist unter vielen anderen Regelungen der Medikationsplan verankert. Auch werden die Ausnahme-Regelungen für den Off-Label-Use definiert.

In der Praxis – Der Medikationsplan

Bei der Anmeldung oder Aufnahme in ambulanten Pflegedienst oder Seniorenheim legt der pflegebedürftige Mensch einen Medikationsplan vor. Werden mehr als drei Medikamente für länger als 28 Tage verordnet, besteht gesetzlicher Anspruch auf

Ausstellung des bundeseinheitlichen Medikationsplans[61]. Ein Muster für den bundeseinheitlichen Medikationsplan ist im Internet einsehbar.[62] Er wird in der Regel vom Hausarzt ausgestellt. Darin werden alle Arzneimittel, die der Patient einnimmt, auf einer Seite festgehalten:

- Der Wirkstoff
- Gegebenenfalls ein Handelsname
- Die Stärke
- Darreichungsform
- Einnahmezeiten
- Grund der Einnahme
- Weitere Hinweise

Der Medikationsplan ersetzt nicht das Rezept und erhebt keinen Anspruch auf Vollständigkeit. Die Verantwortung für die Verordnung bleibt beim verschreibenden Arzt. Der Medikationsplan soll die Kommunikation zwischen Hausarzt, Fachärzten, Versorgung im Krankenhaus und Apotheken erleichtern. Der Patient oder sein Betreuer sind für die Vollständigkeit mitverantwortlich, denn auch Medikamente aus der Selbstmedikation, wie beispielsweise Nahrungsergänzungsmittel, die im Internet, Supermarkt, in der Apotheke oder Drogerie gekauft werden, müssen dort erfasst werden. Beim elektronischen Medikationsplan haben alle beteiligten Ärzte sowie Apotheker Zugriff auf die Daten und können Aktualisierungen vornehmen. Den auf Papier ausgedruckten Plan aktualisiert der Arzt, der ihn ausgestellt hat.

Für die Pflegeprozessplanung ist der Medikationsplan ein wichtiges Ausgangsdokument. Es muss allerdings immer kritisch hinterfragt werden, ob er vollständig ist und ob die Dosierungen aktuell sind. Das gelingt durch Sichtung weiterer Dokumente wie Krankenhaus-Entlass-Briefe oder Facharztbefunde. Auch können Patient*innen, Zu- und Angehörige sowie gesetzliche Betreuer gegebenenfalls weitere Auskünfte erteilen.

Im SGB V findet die Häusliche Krankenpflegerichtlinie[63], in der die Leistungen der Behandlungspflege festgelegt werden, im Paragraphen 37 über die Häusliche Krankenpflege ihren Ursprung.[64] Darin werden alle verordnungsfähigen Maßnahmen der häuslichen Krankenpflege aufgeführt, unter anderem die Grundpflege und die Behandlungspflege. Auf Medikamente bezogen sind folgende Punkte von Bedeutung,

---

[61] § 31 a SGB V https://www.gesetze-im-internet.de/sgb_5/__31a.html

[62] https://www.kbv.de/media/sp/Medikationsplan_Beispiel_2023.pdf

[63] Gemeinsamer Bundesausschuss: Häusliche Krankenpflege-Richtlinie – Richtlinie über die Verordnung von häuslicher Krankenpflege, zuletzt in Kraft getreten am 31.10.2023 https://www.g-ba.de/downloads/62-492-3275/HKP-RL_2021-11-19_2022-07-21_iK-2023-10-31.pdf, Leistungen der Behandlungspflege, S. 20 bis 51

[64] § 37 SGB XI

wobei die Aufzählung sprachlich nahezu dem Originaltext von 2022 entspricht und die Zahlen in den eckigen Klammern auf die Ziffer der Leistung im Originaltext verweist. Die Richtlinie wird regelmäßig überarbeitet.

- Verabreichen von Sondennahrung über perkutane endoskopische Gastrostomie (PEG) mittels Spritze, Spülen der Sonde nach Applikation, Bemerkung »siehe Medikamentengabe: Verabreichen von ärztlich verordneten Medikamenten über den Magen-Darm-Trakt, auch über Magensonde
- Inhalation: Anwendung von ärztlich verordneten Medikamenten, die mittels verordneter Inhalationshilfen als Aerosol oder als Pulver über die Atemwege inhaliert werden
- Injektionen i.m., intramuskulär: Aufziehen, Dosieren und Einbringen von ärztlich verordneten Medikamenten
- Injektionen s.c., subkutan: Aufziehen, Dosieren und Einbringen von ärztlich verordneten Medikamenten
- Richten von Injektionen zur Selbstapplikation
- Instillation: Tropfenweises Einbringen von ärztlich verordneten flüssigen Medikamenten in den Organismus (Hohlorgane, Körperhöhlen, Körperöffnungen). Blasenspülungen sind Bestandteil der Leistung.
- Krankenbeobachtung, spezielle: Kontinuierliche Beobachtung und Intervention mit den notwendigen medizinisch-pflegerischen Maßnahmen sowie Dokumentation der Vitalfunktionen wie Blutdruck, Puls, Temperatur, Haut, Schleimhaut
  Die spezielle Krankenbeobachtung setzt die permanente Anwesenheit der Pflegekraft über den gesamten Versorgungszeitraum voraus. Die allgemeine Krankenbeobachtung ist Bestandteil jeder pflegerischen Leistung.
- Medikamente (außer Injektionen, Infusionen, Instillationen, Inhalationen). Pflegedienste müssen vorliegende Informationen über die Dosierung, Art und Zeitpunkt der Einnahme oder sonstige Anwendungshinweise (vor dem Essen etc.) berücksichtigen. Entsprechende Informationen sind den ärztlichen Verordnungen und gegebenenfalls einem ärztlich ausgestellten Medikationsplan zu entnehmen.
  Richten von ärztlich verordneten Medikamenten, wie z. B. Tabletten, für von der Ärztin oder vom Arzt bestimmte Zeiträume. Das Richten der Arzneimittel erfolgt in der Regel wöchentlich (mit Ausnahme flüssiger Medikamente wie Säfte und Tropfen) und umfasst auch die Kontrolle, ob die Medikamente regelmäßig eingenommen wurden.
  Verabreichen von ärztlich verordneten Medikamenten (z. B. von Tabletten, Augen-, Ohren- und Nasentropfen, Salben, Tinkturen, Lösungen, Aerosole, Suppositorien) für von der Ärztin oder dem Arzt bestimmte Zeiträume,
  - über den Magen-Darm-Trakt, auch über Magensonde
  - über die Atemwege
  - über die Haut und Schleimhaut

  Die Verabreichung beinhaltet auch die notwendige Vorbereitung der Medikamente.

Keine Leistung der häuslichen Krankenpflege ist die Medikamentengabe intravenös, sei es per Infusion oder Injektion: Sie obliegt dem Arzt. Auch die Ohrenspülung ist eine ärztliche Tätigkeit.

Die Verträge über die Versorgung mit häuslicher Krankenpflege auf ärztliche Verordnung hin werden nach dem Stand der Recherche[65] direkt zwischen dem Leistungserbringer, hier jedem Pflegedienst bzw. dem Träger, und Vertretern der Krankenkassen verhandelt und geschlossen. Diesen Verträgen liegen Rahmenempfehlungen zugrunde, die auf Bundesebene von Vertretern des Spitzenverbandes Bund der Krankenkassen, GKV, gemeinsam mit Vertretern von verschiedenen Bundesverbänden, die die Interessen der Anbieter ambulanter Pflegedienste vertreten, ausgearbeitet wurden. Diesen Rahmenempfehlungen wurde eine Anlage beigefügt, in der alle verordnungsfähigen Maßnahmen der häuslichen Krankenpflege in **Leistungsgruppen (LG)** eingeteilt wurden. Diese empfohlene Anlage variiert in den Verträgen, sodass jede Pflegekraft aufgefordert ist, sich über den jeweils gültigen Rahmenvertrag des Pflegedienstes zu informieren, bei dem sie angestellt ist. Für die Praxis ist bedeutsam, dass sich die Einteilung der Leistungsgruppen an dem Zeitaufwand sowie der Qualifikation der professionell pflegenden Person orientiert.[66]

Zur ersten Leistungsgruppe zählt unter anderem die Medikamentengabe, das tägliche Richten von Medikamenten ohne Wochendispenser, der Bereich der Injektionen, das Verabreichen von Augentropfen und die Begleitung bei Inhalationen. Diese Leistungen dürfen in der ambulanten Pflege von Pflegehelfer*innen, Pflegeassistent*innen[67] und Pflegefachkräften und weiteren geeigneten Fachpersonen durchgeführt werden.[68]

Auch die Bedingungen für die **pharmazeutischen Dienstleistungen (pDL)** werden im SGB V formuliert. Die pDL Polypharmazie wendet sich an Bewohner*innen von Seniorenheimen sowie an Pflegekunden in ambulanten Pflegediensten und wird in ▸ Kap. 8.1.1 vorgestellt.

Das elfte Sozialgesetzbuch **SGB XI** beinhaltet alle Informationen zur gesetzlichen Pflegeversicherung. Pflegebedürftigkeit wird definiert. Daraus leitet sich die Begutachtung in Pflegegraden ab. Leistungskomplexe und Pflegesachleistungen werden definiert. Der Beratungsbesuch durch den ambulanten Pflegedienst in der Häuslichkeit ist in § 37.3 festgeschrieben. Die rechtlichen Grundlagen für ambulante und stationäre Pflegeeinrichtungen sind hier zu finden. Seit dem 01.07.2023 wird die Personalbe-

---

65 März 2024

66 Cajetan M, Danz-Volmer J, Steffens S (2019): Lehrbuch Behandlungspflege für Pflegehelfer. 2. Auflage. Elsevier, München, S. 1 und 2.

67 Ihre Ausbildung umfasst etwa 700 Stunden theoretischen Unterricht, Praktikum, Abschluss-Prüfung, Ausbildungsordnung unterliegt Länderrecht

68 Vgl. Cajetan et al. 2019, S. 2.

messung (PeBeM) in vollstationären Pflegeeinrichtungen eingeführt. Im Info- Kasten werden die Themen aus dem Interventionskatalog benannt, die dort nach Einführung der Personalbemessung für den Umgang mit Medikamenten relevant sind.[69]

Info

Praktische Umsetzung des Umgangs mit Medikamenten nach Einführung der PeBeM in der stationären Langzeitpflege

Im Interventionskatalog befinden sich die Grundlagen für Organisation, Planung und Durchführung aller beschriebenen Maßnahmen. Auf Medikamente bezogen bedeutet es:

5. Krankheits- und therapiebedingte Aufgaben
5.12 Medikamentengabe (direkte pflegerische Intervention)
5.13 Medikationsmanagement

8. Qualitätsmanagement-Aufgaben
8.11 Risiko- und Fehler-Management

Medikamentengabe bedeutet, Medikamente in der jeweiligen Darreichungsform anzureichen oder zu verabreichen und vor der Verabreichung die gerichteten Medikamente zu kontrollieren. Weiterhin zählt die Beobachtung von Nebenwirkungen bei unbekannten oder neu verabreichten oder neu dosierten Medikamenten dazu. Das Qualifikationsniveau ist QN 3, das bedeutet, diese Aufgaben werden von Pflegehelferinnen oder Fachpersonen mit der generalistischen Ausbildung zur Pflege-Assistenz durchgeführt[70]. Die Qualifikationsspanne reicht bis zum Qualifikationsniveau QN 4. Die Intervention wird mit F klassifiziert als »Durchführung einer einfachen medizinisch-therapeutischen Aufgabe«. Einfache Aufgaben sind dadurch gekennzeichnet, dass sie anhand von feststehenden Handlungsalgorithmen durchgeführt werden können und ihre potenzielle Gefährlichkeit eher gering ist. […] Pflegepersonen mit QN 3 sollen im Rahmen ihrer Ausbildung zur selbständigen Durchführung dieser Aufgaben unter Anleitung und Überwachung durch Pflegefachpersonen mit QN 4 befähigt werden.«[71]

[69] Hindrichs S. et al. (2023): Personalbemessung für die Pflegepraxis. Vincentz Network, Hannover, S. 60, 64 und 65.
[70] Hindrichs, S. 29.
[71] Hindrichs, S. 29 Zuordnung der Qualitätsniveaus QN, S. 32 Klassifizierung der Interventionen, S. 64, 5.12 Medikamentengabe.

Medikationsmanagement bedeutet aus pflegefachlicher Sicht *»Lagerung, Richten und Bestellung bzw. Entsorgung von Medikamenten sowie das Bereitstellen der Pflegdokumentation, der Arzneimittel, der Dispenser und der Abwurfbehälter. Qualifikationsniveau: QN 4, Qualifikationsspanne: QN 4. Die Intervention ist mit »C« klassifiziert. Es handelt sich um die Durchführung einer komplizierten medizinisch-therapeutischen Aufgabe.«*[72]

Diese ausführlichen Zitate liefern wichtige Grundlagen für die Gestaltung der Anleitsituationen in der Praxisanleitung, die in ▸ Kap. 7 besprochen werden.

Eine Leitungsaufgabe ist das Risiko- und Fehler-Management. Es beinhaltet »die systematische Erfassung, Bewertung und Steuerung von Risiken und Fehlern zur Entwicklung von Strategien für Korrektur- und Vorbeugungsmaßnahmen.«[73]

2.5 Arzneimitteltherapiesicherheit in der Pflege

Der Umgang mit Arzneimitteln ist ein Hochrisikoprozess, denn Medikamente sind eine Ware besonderer Art. Sie erfordern höchste Aufmerksamkeit im Umgang, nicht nur im Hinblick auf Bestellung und Lieferung, sondern unter anderem auch hinsichtlich der Lagerung, des Stellens, des Verabreichens, des Beobachtens, des Entsorgens und der Dokumentation. Die Prozesse sind inzwischen so komplex, dass die über lange Zeit in der Ausbildung unterrichtete 5R-Regel nur noch einen Teil des Wesentlichen beschreibt.

Die 5R umfassen die Gabe des

1. richtigen Medikaments
2. in der richtigen Dosierung
3. zum richtigen Zeitpunkt
4. für den richtigen Bewohner
5. in der richtigen Darreichungsform.

> Der Umgang mit Medikamenten ist nicht länger ein linearer Vorgang, in dem der Arzt verordnet, der Apotheker beliefert und die Pflegefachkraft verabreicht.

---

[72] Hindrichs, S. 65 Medikationsmanagement.

[73] Hindrichs, S. 82, 8.11 Risiko- und Fehlermanagement.

2.5.1 Das Setting: Menschen und Medikamente

Der sogenannte Medikationsprozess, hier im Zusammenhang mit der Arzneimittelversorgung älterer Menschen mit Multimedikation, findet in der Arztpraxis, der Apotheke, der Senioreneinrichtung oder im Rahmen der ambulanten Pflege statt, des Weiteren an den Schnittstellen zur akuten stationären Versorgung oder in Rehabilitations-Maßnahmen. Auch in der häuslichen Versorgung ohne professionelle Hilfe, also überall dort, wo Menschen und Medikamente einander begegnen, treffen die nachfolgenden Beschreibungen zu.

Die Arzneimitteltherapiesicherheit (AMTS)

Zum Einstieg ist das Verständnis einiger Begriffe notwendig. Arzneimittelsicherheit trägt zur Risikominimierung bei und ist die punktuelle Gewährleistung des sicheren Umgangs mit Arzneimitteln, die mit Hilfe der 5R-Regel im Pflegealltag umgesetzt wird. Wenn Fehler im Umgang mit Arzneimitteln auftreten, handelt es sich um arzneimittelbezogene Probleme (ABP), die folgendermaßen definiert werden: *»Arzneimittelbezogene Probleme sind Ereignisse oder Umstände bei der Arzneimitteltherapie, die tatsächlich oder potentiell das Erreichen angestrebter Therapieziele verhindern.«*[74]

Ein Ziel der Behandlung mit Medikamenten ist die optimale Patientensicherheit. Sie beinhaltet mehr als den punktuellen, sicheren Umgang mit Arzneimitteln. Es geht um die Begleitung durch Apothekerinnen, Ärztinnen und professionell Pflegende im Verlauf der Anwendung über einen längeren Zeitraum, die mit dem Medikationsprozess beschrieben wird. **Optimale Patientensicherheit ist gleichzusetzen mit optimaler Arzneimitteltherapiesicherheit (AMTS).** AMTS hat einen hohen gesundheitspolitischen Stellenwert und wird inzwischen im vierten Aktionsplan weiterentwickelt. *»AMTS ist die Gesamtheit aller Maßnahmen zur Gewährleistung eines optimalen Medikationsprozesses mit dem Ziel, Medikationsfehler und damit vermeidbare Risiken für den Patienten in der Arzneimitteltherapie zu verringern.«*[75] Um dieses in der Pflege umzusetzen, ist es notwendig, die 5R-Regel um 4R zu erweitern: richtige Lagerung, richtige Beobachtung, richtige Dokumentation und richtige Pflegeplanung. Nähere Erläuterungen folgen bei der Beschreibung der Abbildungen 12–14.

Von 2012 bis 2015 wurde vom Bundesgesundheitsministerium eine Studie in Auftrag gegeben, die die **A**rznei**M**itteltherapiesicherheit bei **P**atienten in **E**inrichtungen der **L**angzeitpflege untersuchte.[76] Die daraus resultierende AMTS-AMPEL-Karte und die Einführung von AMTS-Teams aus Ärzt*innen, Apotheker*innen und Pflegefach-

[74] Thürmann P, Jaehde U et al. (2016): Abschlussbericht AMTS-AMPEL-Projekt. https://www.bundesgesundheits-ministerium.de/fileadmin/Dateien/5_Publikationen/Gesundheit/Berichte/AMPELAbschlussbericht-gesamt-15-12-16.pdf, S. VIII

[75] Thürmann, S. VIII

[76] Vgl. Thürmann

kräften sind zwei wichtige pharmazeutische Grundlagen für das Konzept »Medikamente in der Pflegeplanung«.

Seit einigen Jahren bilden sich Apotheker*innen gezielt im Bereich der AMTS fort. Sie bieten Medikationsanalysen oder erweiterte Medikationsberatungen (▸ Kap. 8.1.1) für Menschen mit Multimedikation an. Sie tragen dazu bei, arzneimittelbezogene Probleme im Vorfeld zu verhindern oder frühzeitig zu erkennen und im interdisziplinären Team zu lösen. Sie gehen vom bundesweit eingeführten Medikationsplan aus und können sowohl im ambulanten als auch im stationären Setting durchgeführt werden.[77]

Mit umgesetzten Ergebnissen der Medikationsanalysen wird die Wirkung der medikamentösen Therapie effektiver und die Zahl der Risiken wird für den pflegebedürftigen Menschen gesenkt. Werden Medikationsanalysen für eine Person über einen längeren Zeitraum wiederholt, spricht man von Medikationsmanagement.

Der Medikationsprozess

Der Medikationsprozess ist ein mehrdimensionales Geschehen (▸ Abb. 12). Diese Abbildung wurde von Ärzten entwickelt und in der hausärztlichen Leitlinie Multimedikation 2021 veröffentlicht.[78]

Der erste Pfeil ist mit 0 beziffert und mit »Zielgruppe« beschriftet. Zur Zielgruppe zählen Menschen mit Multimedikation.

1. Der erste Schritt des Medikationsprozesses umfasst die ärztliche Bestandsaufnahme von Befunden, Diagnosen und Therapien. Im Medikationsprozess geht es um die Therapie mit Medikamenten.
2. Der Arzt stimmt im zweiten Schritt Nutzen und Risiken mit der zu behandelnden Person ab.
3. Im dritten Schritt kommt es zur Verordnung und entsprechender Kommunikation, die zunächst in Form eines Rezepts erfolgt. Häufig werden darüber hinaus Fragen unter Einhaltung der Datenschutzbestimmungen telefonisch oder schriftlich geklärt.
4. Im vierten Schritt wird das Rezept eingelöst und die Abgabe des Medikaments erfolgt nach eingehender Prüfung durch pharmazeutisches Personal.
5. Der fünfte Schritt umfasst alle Themen rund um die Anwendung von Arzneimitteln, die entweder professionell durch Pflegefachkräfte begleitet wird oder selbständig im häuslichen Umfeld erfolgt.

---

77 Vgl. BAK: Leitlinie der Bundesapothekerkammer zur Qualitätssicherung – Medikationsanalyse. Stand der Revision: 09.05.2023. https://www.abda.de/fuer-apotheker/qualitaetssicherung/leitlinien/leitlinien-und-arbeitshilfen/

78 Leitliniengruppe Hessen https://register.awmf.org/de/leitlinien/detail/053-043

6. Der sechste Schritt, das Monitoring, beinhaltet die Beobachtung der Wirkungen und unerwünschten Wirkungen der Arzneimitteltherapie. Die Informationen werden dem Arzt berichtet, der sie erneut sammelt und bewertet. Entweder kommt es in der Folge zu einer Wiederholungsverordnung oder das Medikament wird abgesetzt.

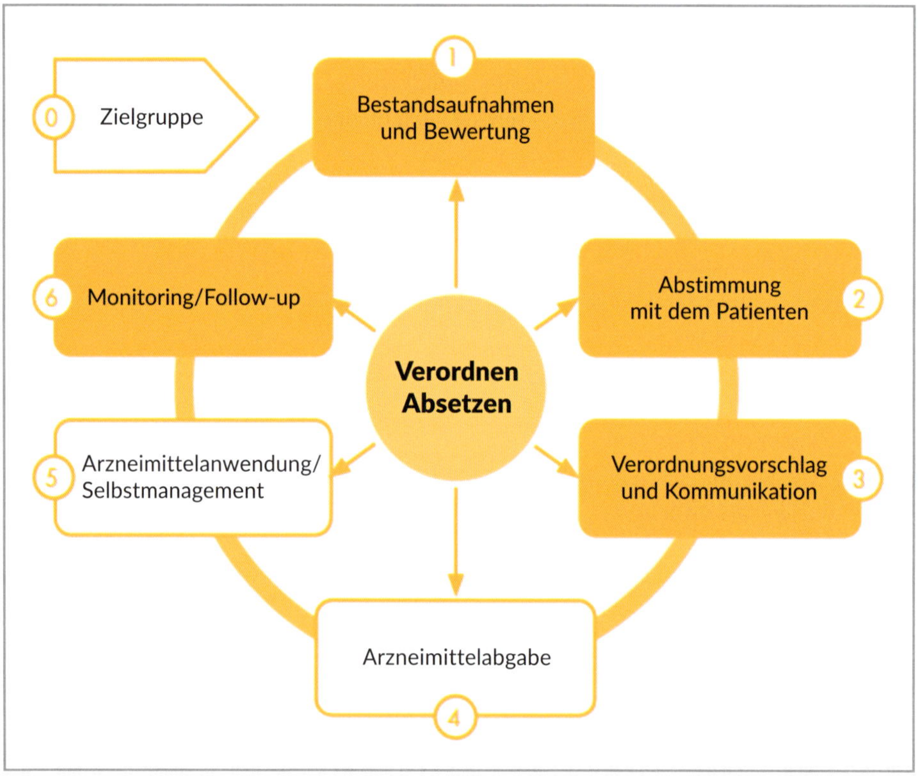

Abb. 12: Der Medikationsprozess aus ärztlicher Sicht, entnommen der Hausärztlichen Leitlinie »Multimedikation«, die 2021 veröffentlicht wurde.
Abbildung modifiziert nach https://register.awmf.org/de/leitlinien/detail/053-043

In Abbildung 13 geschieht ein wichtiger gedanklicher Schritt. Welche Aufgaben übernimmt die Pflegefachkraft im Medikationsprozess? In hellem Violett erscheint die Beschriftung am fünften Schritt: die in der Ausbildung unterrichtete **5R-Regel**. In der Abbildung wird deutlich, dass sich die 5R wirklich nur auf einen Punkt des gesamten Prozesses beziehen. Lehrbücher mit Titeln wie »Arzneimittel in der Pflege« sind unverzichtbar und bieten als Grundlage allen Handelns das notwendige Wissen über Arzneimittel an, informieren aber in der Regel nicht über den Prozess der Arzneimittelanwendung.[79]

[79] Vgl. Speckner, Strehl E

In Violett sind die 4R an den entsprechenden Stellen eingefügt worden. Nach der Abgabe im Schritt vier folgt die richtige Lagerung. Sie ist notwendig, damit die Qualität des Medikaments erhalten bleibt. Die richtige Dokumentation aller Medikamente ist Grundlage eines jeden Qualitäts-Management-Systems. Sie ist an mehreren Stellen erforderlich, nach Schritt vier, der Lieferung, nach Schritt fünf, der Arzneimittelgabe und nach Schritt sechs, dem Monitoring. Die richtige Beobachtung ist unerlässlich, um dem Arzt fundierte Informationen zu geben, damit er besser entscheiden kann, ob das Medikament weiter verordnet oder gegebenenfalls abgesetzt werden soll. Werte, die im Rahmen der Pflege regelmäßig erhoben und dokumentiert werden, sind beispielsweise der Blutdruck, das Körpergewicht oder der Blutzuckerspiegel. Aufwendiger ist die Erhebung des Schmerzverlaufs mit entsprechenden Fragebögen, die im Expertenstandard Schmerzmanagement aufgeführt sind.[80]

Die Formulierung »richtige Pflegeplanung«, die sich am ersten Schritt befindet, soll nicht zu Irritationen führen. Aus pharmazeutischer Sicht sind die Herausforderungen, denen Pflegefachkräfte sowohl im Zusammenhang mit der Umsetzung der Expertenstandards als auch in der täglichen Pflegepraxis gegenüberstehen, groß. Hier setzt das Konzept »Medikation in der Pflegeprozessplanung« an. Das mediSchema® sollte für jede neu aufgenommene Person mit Polypharmazie eingesetzt werden, auch nach der Rückkehr nach einem Krankenhausaufenthalt.

Kann die Ursache eines neu auftretenden Phänomens Folge der Arzneimitteltherapie sein? Auf diese Frage lässt sich nicht immer eine eindeutige Antwort finden. Umso wichtiger ist die Dokumentation und Rücksprache mit den anderen Beteiligten im Medikationsprozess, dem verordnenden Arzt und dem beliefernden Apotheker. Der Beobachtungsbogen (▶ Abb. 23) wird in besonderen Situationen eingesetzt, wie zum Beispiel nach der Gabe eines neu angesetzten Antibiotikums. In von der Pflegefachkraft selbst gewählten Zeitabständen unterstützt er die Wahrnehmung der Veränderungen, die Kommunikation im Team bei den täglichen Übergaben sowie die Weitergabe der Informationen bei den Arztvisiten.

---

80 Vgl. Deutsches Netzwerk für Qualitätsentwicklung in der Pflege (Hrsg.) (2020): Expertenstandard Schmerzmanagement in der Pflege. Osnabrück: Schriftenreihe des Deutschen Netzwerks für Qualitätsentwicklung in der Pflege. Aktualisierung 2020. Eine Übersicht über alle Expertenstandards online abrufbar unter https://www.dnqp.de/de/expertenstandards-und-auditinstrumente/

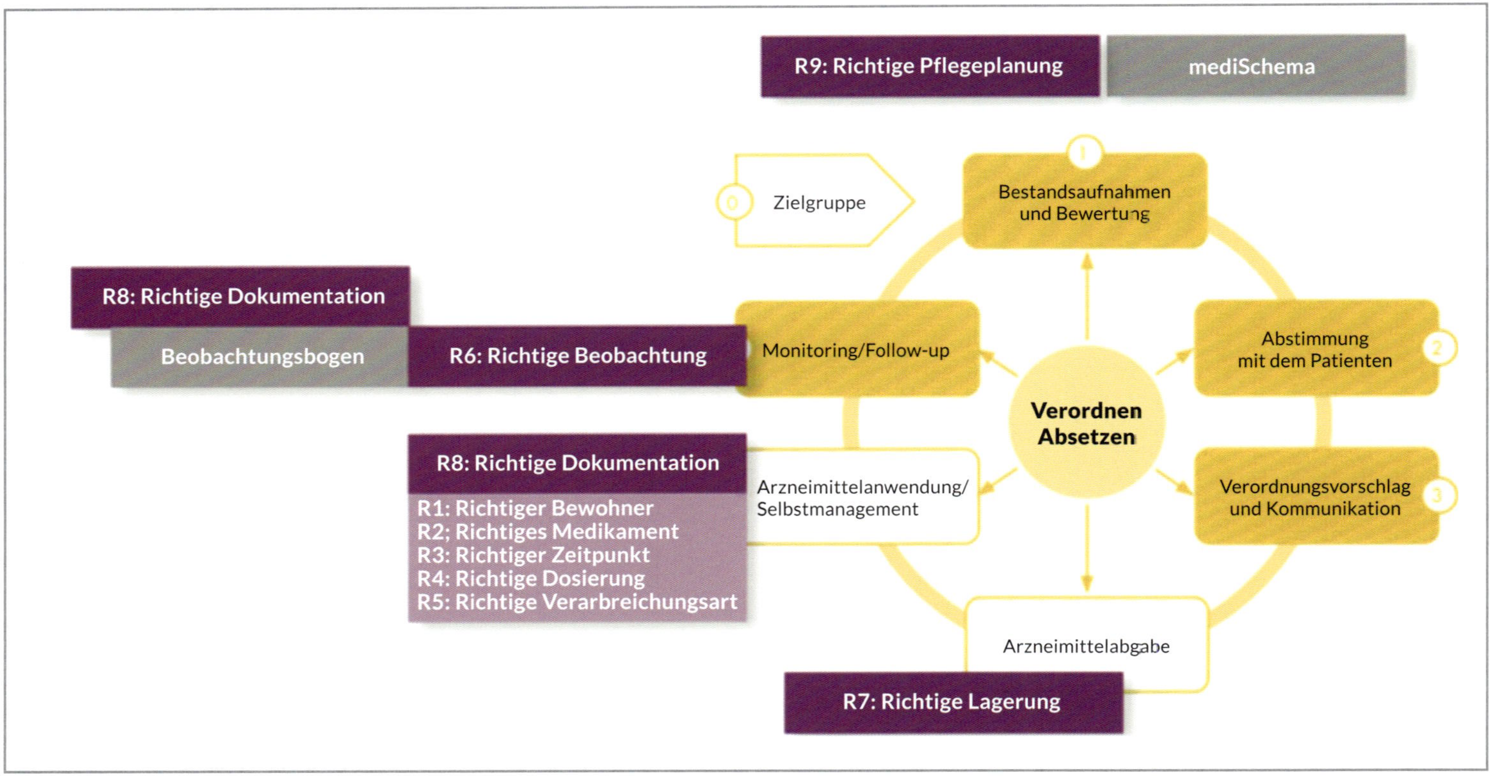

Abb. 13: Medikationsprozess aus ärztlicher Sicht in Verbindung mit der Rolle der Pflegefachkräfte: 9R, mediSchema® und Beobachtungsbogen. Abbildung modifiziert nach https://register.awmf.org/de/leitlinien/detail/053-043

In Abbildung 14 werden mögliche Medikationsfehler im Rahmen der Versorgung älterer Menschen dargestellt. Dazu hat sich die Farbe der Kästchen aus Abbildung 13 verändert. Alle gelben Kästchen weisen auf arzneimittelbezogene Probleme hin, die eine Untergruppe der Medikationsfehler darstellen. Sie leiten sich unter anderem von der 5R-Regel ab. Die prozesshafte Wirkung auf die behandelte Person wird in Grün dargestellt und beinhaltet das bewohnerbezogene Medikationsmanagement.

Die blauen Kästchen stellen Fehler beim einrichtungsbezogenen Medikationsmanagement dar. Es umfasst alle Aspekte der Bestellung, des Wareneingangs, der Lagerung, des Stellens und des Vorbereitens für die Gabe, also die Abläufe vor der Anwendung. Im Vordergrund befindet sich die Perspektive der professionell Pflegenden, die Inhalte treffen aber größtenteils auch auf pflegende Angehörige zu.

Was bedeutet ein »Fehler« bei der Maßnahmenplanung? Die Dokumentationsprogramme bieten oft voreingestellte Möglichkeiten an, wie beispielsweise die Sturzprophylaxe anhand der Diagnosen und Arzneimittel ausgefüllt wird. Dazu wird vom Software-Anbieter beispielsweise die Priscus-Liste eingepflegt, die im Alter potentiell ungeeignete Medikamente aufführt.[81] Welche Medikamente erhöhen das Risiko zu stürzen? Wie sind die Zusammenhänge von möglichen unerwünschten Arzneimittelwirkungen und Grunderkrankungen zu verstehen? Was bedeutet das für die zu pflegende Person in ihrer Einheit aus Körper, Geist und Seele? Bei 35 Diagnosen und 25 Medikamenten sind die Zusammenhänge so komplex, dass es naheliegend ist, sich auf die Richtigkeit der Angaben des Dokumentationsprogramms zu verlassen. Insofern sind die Unterlagen für die Pflegeplanung zwar »richtig« ausgefüllt, werden aber oft nicht »richtig« verstanden und in der Folge nicht »richtig« umgesetzt.
Ein Grund für das Auftreten arzneimittelbezogener Probleme, der in der Arztpraxis, der Apotheke und in Pflege-Einrichtungen gleichermaßen vorkommt, ist die Verwechslung von Medikamenten, deren Namen ähnlich klingen, z. B. Omeprazol und Opipramol, Kalium und Calcium, Prednison und Prednisolon oder Amlodipin und Amiodaron. Auch Namenszusätzen wie »mono«, »mite«, »forte« und »comp« klingen ähnlich. Des Weiteren kann es zu Verwechslungen kommen, weil Packungen ähnlich aussehen und »retard« oder »nicht retardiert« übersehen wird.

Es folgen Beispiele für das Auftreten arzneimittelbezogener Probleme, die sich einzelnen Schritten des Medikationsprozesses zuordnen lassen und hier als Medikationsfehler mit F bezeichnet sind:

- F1 – Ein falscher Bewohner erhält das Arzneimittel, Verwechslung beim Verabreichen
- F2 – Es wurde ein Antibiotikum verordnet, das gegen ein anderes Erregerspektrum wirksam ist

[81] https://www.priscus2-0.de

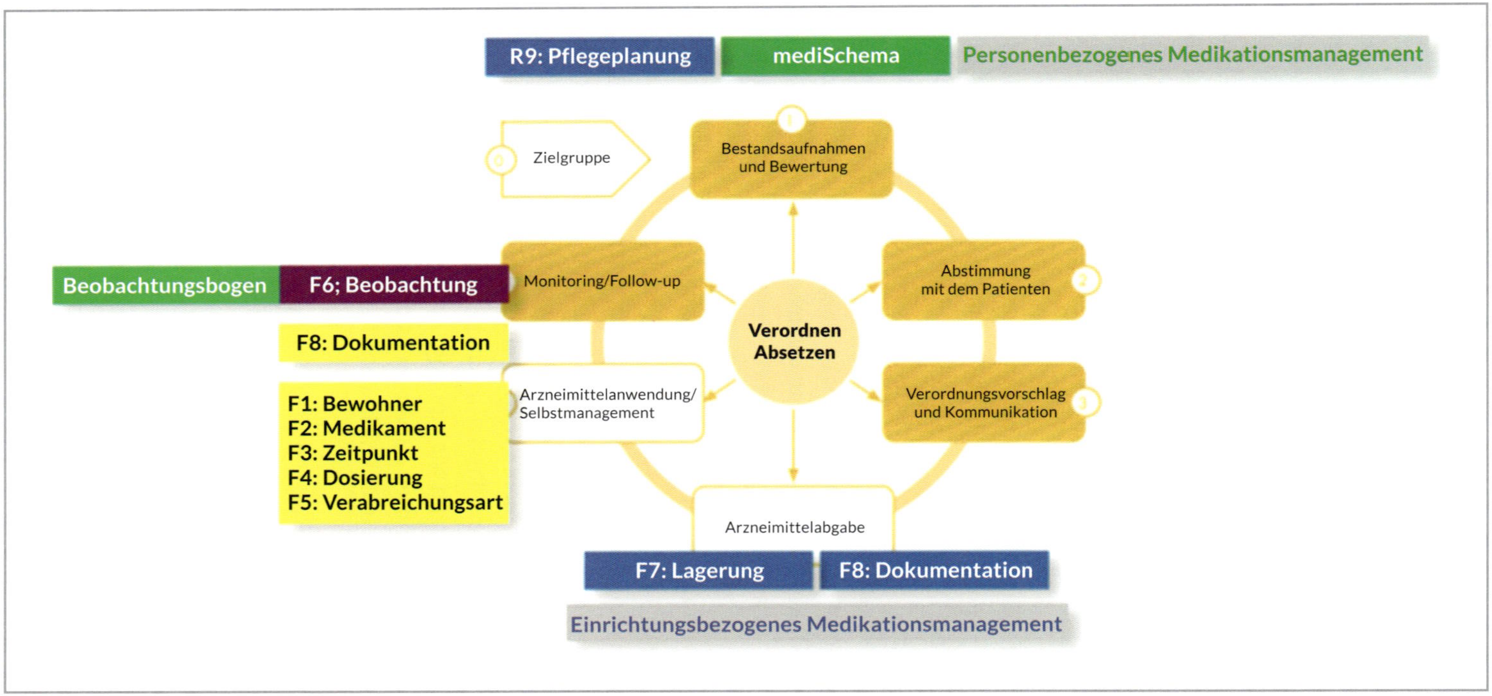

Abb. 14: Medikationsprozess aus ärztlicher Sicht in Verbindung mit Beispielen für mögliche Fehlerquellen (F) bei der Versorgung älterer Menschen. Gelb steht für Fehler im Zusammenhang mit der Medikamentengabe, Beobachtung und Dokumentation, Blau steht für Fehler im Zusammenhang mit einrichtungsbezogenem Medikationsmanagement, zum Beispiel der Lagerung und Dokumentation.
Abbildung modifiziert nach https://register.awmf.org/de/leitlinien/detail/053-043

- F3 – Ein Parkinsonmedikament, das nüchtern gegeben werden muss, wird mit der Mahlzeit gereicht
- F5 – Für Bewohner mit Schluckstörungen werden alle Tabletten zusammen gemörsert
- F6 – Beobachtungen werden nicht hinterfragt. Zusammenhänge werden nicht hergestellt
- F7 – Tropfen nicht mit Anbruch-Datum beschriftet, Kühlschranktemperatur, etc.
- F8 – Ungenaue Dokumentation von Bedarfsmedikation
- F9 – Zusammenhang von Mangelernährung und Polypharmazie wird nicht erkannt

Sehr risikoreiche, unerwünschte Arzneimittelereignisse, wie Wechselwirkungen oder unerwünschte Arzneimittelwirkungen, die häufig zu Krankenhauseinweisungen führen, sind im Info-Kasten nach Körpersystemen zusammengestellt.

Info

Risikoreiche Nebenwirkungen bei pflegebedürftigen, älteren Menschen

Vorwiegend am Nervensystem

- Keine adäquate Schmerztherapie
- Mundtrockenheit
- Schwindel
- Sturzgefahr
- Verwirrtheit

Vorwiegend am Verdauungssystem

- Mundtrockenheit
- Übelkeit
- Unterzuckerung
- Verstopfung
- Durchfall
- Blutungen

Mehrere Körpersysteme betroffen

- Arzneimittel-Allergie
- Wasserhaushalt, Elektrolyte
- Vergiftung durch ungewollte Überdosierung von Herzglykosiden

Für den pflegebedürftigen Menschen bedeutet die Umsetzung von AMTS weniger Leid durch unerwünschte Arzneimittel-Ereignisse und weniger Krankenhauseinweisungen. Stattdessen erfährt er eine verbesserte Lebensqualität.

2.6 Sicherheitskultur im Umgang mit Medikamenten

2.6.1 Fehler-Analysen

Täglich kommt es zu Medikationsfehlern. Die Haltung aller Beteiligten dazu ist entscheidend. Es geht darum, Fehler zu erkennen, zu akzeptieren, zu analysieren und die möglichen Folgen einzuschätzen. Daraus lässt sich die Dringlichkeit ableiten, mit der sie bearbeitet und gelöst werden müssen. Ist die Gefahr für den Patienten groß, muss innerhalb kürzester Zeit reagiert und gehandelt werden. Bei anderen Fehlern reicht es, sie innerhalb eines Tages zu beheben. Es werden verschiedene Fehlerarten unterschieden. Unsichere Handlungen können zu Fehlern oder Verstößen führen. Regeln oder Prozessbeschreibungen sind statisch und geben Sicherheit. Sie treffen allerdings auf dynamische Lebensbedingungen. Bei einem Planungsfehler ist der Plan ungeeignet, das gewünschte Ziel zu erreichen. Bei einem Ausführungsfehler ist die korrekt geplante Handlung nicht richtig umgesetzt worden. Grundsätzlich ist ein Irrtum möglich. Oder es zeigt sich als Aussetzer eine Wissenslücke in einem normalerweise sicheren Gebiet. Häufig kommt es zu Aufmerksamkeitsfehlern, zum Beispiel durch mangelnde Konzentration infolge von Überarbeitung oder Müdigkeit.[82]

Bei der Fehleranalyse werden folgende Fragen beantwortet: Was ist passiert? Um welche Art des Fehlers handelt es sich? Was war das Ergebnis? Was hätte im schlimmsten Fall passieren können? Kam der Patient zu Schaden? Welche Ursachen und Faktoren trugen zu dem Ereignis bei? Wie kann ein ähnliches Ereignis in Zukunft verhindert werden? Der in Abbildung 15 abgebildete Bogen führt durch die einzelnen Schritte der Fehler-Analyse (mit diesem QR-Code gelangen Sie direkt zur Vorlage).

2.6.2 Fehler-Management in der Pflege

Das Wichtigste ist die Übertragung gewonnener Erkenntnisse in die täglichen Handlungen im Praxisalltag. Dazu empfiehlt es sich, ein realistisches, erreichbares Ziel zu vereinbaren, zum Beispiel: »Wir widmen fünf bis zehn Minuten in jeder Team-Sitzung der Besprechung eines Fehlers.« In Abbildung 16 wird vorgestellt, wie sie bei der Vorbereitung der Team-Sitzung vorgehen können und welchen Mehrwert die Neuerung für Sie als Team und vor allem für Ihre Bewohner*innen und Pflegekunden haben kann (mit diesem QR-Code gelangen Sie direkt zur Vorlage).

---

[82] Vgl. Kantelhardt P, Picksak G (2017): Fehlermanagement in der Apotheke – Medikationsfehler erkennen und vermeiden. Deutscher Apothekerverlag, Stuttgart.

Der Umgang mit Medikamenten ist ein Hochrisikoprozess!
Wir betrachten unsichere Handlungen, die zu Fehlern führen können, neutral.

Was ist passiert?

____

Bitte kreuzen Sie an. Um welche Art des Fehlers handelt es sich?
☐ Planungsfehler
☐ Ausführungsfehler
☐ Gedächtnisfehler
☐ Aufmerksamkeitsfehler
☐ Ein Verstoß ist das bewusste Übertreten einer sinnvollen Regel.

Was war das Ergebnis?

____
____
____

Kam der Patient zu Schaden? Bitte kreuzen Sie an:
☐ A Umstände oder Ereignisse, die zu Fehlern führen können
☐ B Fehler ist aufgetreten, hat Patienten nicht erreicht
☐ C Fehler ist aufgetreten, hat Patienten erreicht, hat ihm aber keinen Schaden zugefügt
☐ D Fehler ist aufgetreten, Patient muss stärker überwacht werden, Fehler fügt keinen Schaden zu
☐ E Fehler ist aufgetreten, der Behandlung oder Eingreifen erforderlich macht & dem Patienten vorübergehenden Schaden zufügt
☐ F Fehler ist aufgetreten, der zu einem Krankenhausaufenthalt führt & dem Patienten vorübergehenden Schaden zufügt
☐ G Fehler ist aufgetreten, der Patienten dauerhaften Schaden zufügt
☐ H Fehler ist aufgetreten, der fast zum Tod des Patienten führt
☐ I Fehler ist aufgetreten, der zum Tod des Patienten führt

Welche Faktoren trugen zu dem Ereignis bei?
Kreuzen Sie an. Mehrfachnennungen möglich.
☐ Kommunikation, z.B. im Team, mit Ärzten, Apotheke, Krankenhaus-Entlass-Management, beim Einzug
☐ Persönliche Faktoren wie Ausbildung und Training der Pflegefachkraft
☐ Persönliche Faktoren wie Müdigkeit, Motivation, Gesundheit... der Pflegefachkraft
☐ Teamfaktoren, wie Zusammenarbeit, Vertrauen, Führung...
☐ Patientenfaktoren, wie Sprache, Einschränkungen, medizinischer Zustand...
☐ Technische Geräte, Folgen der Digitalisierung, Funktionsfähigkeit, Bedienbarkeit...
☐ Weitere: Stromausfall...

Kann ein ähnliches Ereignis in Zukunft vermieden werden?
☐ Nein. Möglichkeiten der Schadenbegrenzung: ____________________
☐ Ja. Systemschwäche, Korrektur zum Beispiel durch QMS: ____________________
☐ Ja. Persönliche Schwäche, Korrektur zum Beispiel durch Fortbildung oder persönliche Beratung: ____________________

Abb. 15: Eine Fehler-Analyse trägt zu wachsender Sicherheitskultur bei.

Legen Sie eine Datei an, in der alle Fehler eingetragen werden.

Entscheiden Sie, ob die Fehlermeldung anonym erfolgt oder ob Sie dazu ermutigen, den Fehler persönlich zu nennen.

Klare Empfehlung für die persönliche Nennung und für einen respektvollen Umgang miteinander:
Es gibt zahlreiche Sicherheitslücken im Medikationsprozess. Wir leisten unseren Beitrag, Fehler im Vorfeld zu verhindern oder frühzeitig zu erkennen und im interdisziplinären Team zu beheben.

Es geht nur gemeinsam!

Vor der nächsten Team-Sitzung werten Sie aus:

Welcher Fehler kommt besonders häufig vor?

Welcher Fehler hatte besonders gravierende Folgen?

Sind sie eher auf eine persönliche Schwäche oder auf eine Systemschwäche zurückzuführen?

Kann ein ähnliches Ereignis in Zukunft vermieden werden?

Ja: wie?

Nein: Sensibilisierung für den Vorgang, Schadensbegrenzung

Welche Handlungen folgen daraus? Welche Person übernimmt die Verantwortung für die Umsetzung?

Gibt es einen erkennbaren Nutzen für Sie als Pflegefachkräfte, für die Einrichtung, für den Träger?

Gibt es einen erkennbaren Nutzen für den Bewohner? Wenn ja, welchen?

Kognition und Kommunikation, Delir-Prophylaxe
Mobilität und Beweglichkeit, Dekubitus-Prophylaxe, Sturzprophylaxe
Sicherer Umgang mit Medikamenten
Versorgung, Ernährung, Harnkontinenz, Schmerz, Hautintegrität, Mundgesundheit

Abb. 16: Fehler-Management mit Implementierung der Lösungs-Ideen in den Praxisalltag: Sprechen Sie in der Team-Sitzung über Ihren Umgang mit Sicherheitslücken im Medikationsprozess!

Zunächst wird Ihnen bewusst, dass Fehler mit Medikamenten in Ihren Einrichtungen vorkommen. Dann führen Sie Fehler-Analysen durch und sammeln die Bögen in einer Datei oder in einem Ordner. Vor der Team-Sitzung werten Sie aus, welcher Fehler besonders häufig vorkommt, zum Beispiel Stellfehler, oder welcher Fehler besonders gravierende Folgen hatte. Sie überlegen gemeinsam, wie ein ähnliches Ereignis in Zukunft vermieden kann und entscheiden miteinander, wer die Verantwortung für die Umsetzung der Lösungs-Ansätze übernimmt. Ganz besonders bedeutsam ist der Austausch über den Mehrwert dieses Vorgehens für Sie im Team und über den Mehrwert für den Bewohner oder Pflegekunden.

Beispiel **Pflegefachkräfte diskutieren einen Stell-Fehler**

Nachfolgend werden Gesprächsbeiträge von Leitungskräften und Praxisanleitenden zusammengefasst:

Was ist passiert?
Neu verordnetes Antibiotikum wurde nicht nachgestellt bei korrekter Dokumentation.

Um welche Art des Fehlers handelt es sich?
Ausführungsfehler, Aufmerksamkeitsfehler

Kam der Bewohner oder Pflegekunde zu Schaden?
- E. Fehler ist aufgetreten, hat ihn erreicht, … alle Versionen diskutiert bis hin zu Folgen von Fieber → Delir
- Harnwegsinfekt → Beeinträchtigung der Harnkontinenz
- Schwäche → Sturzgefahr
- Infekt → Appetitlosigkeit

Welche Faktoren trugen zu dem Ereignis bei?
- Unruhiger Arbeitsplatz im Umbau

Wie kann ein ähnliches Ereignis in Zukunft vermieden werden?
- QMS, System stärken:
  - Umgebungsfaktoren optimieren
  - Vier-Augenprinzip quantitativ und qualitativ durchführen
  - »Prüfen« als Prozess beschreiben und umsetzen
  - Diskussion: »Stellen« im Rotationsprinzip?
- Persönliche Faktoren und Kompetenzen
  - Psychische und soziale Faktoren der Pflegefachkraft im Team berücksichtigen
  - Einsatz der Pflegefachkraft nach persönlichen Stärken, kognitiv und manuell

Wie lassen sich die Lösungs-Ideen in den Pflegealltag einbringen?

- Gespräch Pflegedienstleitung PDL mit Wohnbereichsleitung WBL.
- Einsatz-Planung der Mitarbeiter umstrukturieren
- In Team-Sitzung besprechen

Welche Person übernimmt Verantwortung für Umsetzung?

- Zuerst PDL, dann WBL

Gibt es einen erkennbaren Nutzen für Sie als Pflegefachkräfte, Leitungskräfte, die Einrichtung, den Träger?

- Ja
- Sicheres Medikationsmanagement
- Weniger Fehler müssen nachbearbeitet werden
- Pflegefachkraft gewinnt an Zeit
- Weniger Krankenhauseinweisungen
- Weniger Schnittstellenmanagement
- Zufriedenheit des Teams wächst
- Zufriedene Angehörige
- Ruf des Hauses gestärkt

Gibt es einen erkennbaren Nutzen für den Bewohner, wenn weniger Fehler mit Medikamenten auftreten?

- Ja
- Sicheres Medikamentenmanagement in der Einrichtung plus Beratung, erweiterte Medikationsberatung oder die pharmazeutische Dienstleitung Polypharmazie durch Apotheker führt zu verbesserter Arzneimitteltherapiesicherheit und damit zu verbesserter Patientensicherheit
- Erhöhte Lebensqualität und Zufriedenheit
- Mehr Zeit für Betreuung
- Verbesserter Ernährungszustand
- Verbesserte Mobilität, Hautintegrität, Mundgesundheit, Kontinenz
- Verbessertes Schmerzmanagement

3 Medikation in der Pflegeprozessplanung

3.1 Die Rolle der Medikation in der Pflegeprozessplanung

Warum ist es sinnvoll, die Frage nach der Rolle von Medikamenten in der Pflegeplanung oder der Rolle der Medikation in der Pflegeprozessplanung zu stellen? In diesem Kapitel wird ein Rückblick in die Entwicklungen aus Politik, Wissenschaft und Praxis seit 1990 gewährt. 2006 begann eine besondere Kooperation einer Apotheke mit einem Seniorenheim, die 2021 in das Fortbildungskonzept »Medikamente in der Pflegeplanung« mündete. Ist die Therapie mit Medikamenten gut eingestellt, lassen sich die Lebensaktivitäten leichter durchführen. Die Pflegefachkräfte erfahren Sicherheit und Verantwortungsbewusstsein durch neue Kompetenz. Transferziele ermöglichen die nachhaltige Implementierung.

3.1.1 Gesundheitspolitische Grundlagen

Gesundheitspolitisch bedeutsam war 1994 die Verabschiedung des elften Buchs des Sozialgesetzbuchs, in dem das evidenzbasierte Wissen in Form der Expertenstandards zur Sicherung und Weiterentwicklung der Qualität in der Pflege gesetzlich verankert wurde.[83] In demselben Jahr kamen im Rahmen eines wissenschaftlichen Kongresses in Lissabon weltweit engagierte Apotheker*innen zusammen. Sie diskutierten das innovative Konzept der **Pharmazeutischen Betreuung**, Pharmaceutical Care, der älteren Menschen.[84] Pharmazeutische Betreuung ist die Begleitung eines Patienten im gesamten Verlauf der Arzneimitteltherapie durch den Apotheker. Die Begleitung er-

[83] Vgl. Bundesministerium der Justiz: Sozialgesetzbuch (SGB) – Elftes Buch (XI) – Soziale Pflegeversicherung. § 113a Expertenstandards zur Sicherung und Weiterentwicklung der Qualität in der Pflege. Gelöscht seit dem 01.07.2023 www.gesetze-im-internet.de

[84] Vgl. Hepler CD (editor) (1994): Introduction to Pharmaceutical Care for the Elderly. Proceedings of the Section of Community Pharmacists. World Congress of Pharmacy and Pharmaceutical Sciences, International Pharmaceutical Federation (FIP). September 8–9, 1994, Lisbon, Portugal.

folgt im Idealfall im Zusammenwirken mit allen am Medikationsprozess beteiligten Personen und Berufsgruppen. Die Beschreibungen des Medikationsprozesses haben sich von 1994 bis heute mehrfach verändert. Die Darstellung in ▸ Kap. 2.5.1 entspricht den Gegebenheiten seit 2021.

3.1.2 Erkenntnisse aus der Wissenschaft und Reaktionen aus der Politik

In den 1990er Jahren gab es erste Studien, die unterschiedliche Folgen von auftretenden Fehlern im Umgang mit Arzneimitteln in Seniorenheimen untersuchten.

Die Ergebnisse waren aufrüttelnd, wie am Beispiel einer Studie, die von 2005 bis 2006 in zwei Seniorenheimen durchgeführt wurde, gezeigt wird: Bei 77 %, also mehr als zwei Dritteln aller 168 Bewohner*innen, traten arzneimittelbezogene Fehler auf. In der Folge kam es zu 83 Tagen Krankenhauseinweisungen, 17 Rettungstransporten sowie 2.129 zusätzlichen Pflegestunden.[85] Die Bewohner*innen erlebten teilweise Leid infolge der Fehler und hatten eine teilweise eingeschränkte Lebensqualität. Die wirtschaftlichen Verluste für den Träger sowie die durch Rettungstransporte und Krankenhauseinweisungen zusätzlichen Kosten im Gesundheitswesen wären rückblickend teilweise vermeidbar gewesen. Die zusätzlichen Pflegestunden stellten eine immense Belastung für die Pflegefachkräfte dar. Sich wiederholender Stress und Überforderung durch Überstunden kann zu mangelnder Arbeitszufriedenheit und darüber hinaus zu gesundheitlichen Einschränkungen mit schwerwiegenden, körperlichen oder psychischen Folgen führen.

2005 wurde das Aktionsbündnis Patientensicherheit (APS) gegründet. In dem eingetragenen Verein sind Vertreter der Gesundheitsberufe, deren Verbände sowie Patientenorganisationen Mitglieder. 2008 wurde der »Erste Aktionsplan des Bundesministeriums für Gesundheit zur Verbesserung der Arzneimitteltherapiesicherheit« veröffentlicht. Der aktuelle Aktionsplan gilt von 2021 bis 2024 und umfasst zahlreiche Projekte zur Förderung der Arzneimitteltherapiesicherheit.[86] Die Erkenntnisse und Erfahrungen der Pharmazeutischen Betreuung münden in die Arzneimitteltherapiesicherheit.

Die geriatrische Pharmazie entwickelte sich ab etwa 2010, und bis heute haben sich viele Apotheker deutschlandweit in dieser Disziplin qualifiziert.[87] Es werden unter

---

[85] Jaehde U, Hanke F, Demgenski M (2008): Mehr Überblick trotz Polymedikation. In: Pharmazeutische Zeitung, 153. Jahrgang, Heft 21, 2008. S. 14–24.

[86] Bundesministerium für Gesundheit: Aktionsplan 2021-2024 zur Verbesserung der Arzneimitteltherapiesicherheit in Deutschland. https://www.bundesgesundheitsministerium.de/service/publikationen/details/aktionsplan-2021-2024-des-bmg-zur-verbesserung-der-arzneimitteltherapiesicherheit-in-deutschland.html

[87] Vgl. Baum, Hempel 2011

anderem Kenntnisse über die Besonderheiten der Arzneimitteltherapie des älteren Menschen erforscht und vermittelt. Inzwischen bieten Apotheker erweiterte Medikationsberatungen für Menschen mit Polypharmazie an. Als pharmazeutische Dienstleistung Polypharmazie wird sie seit 2023 von den Krankenkassen honoriert. In ▸ Kap. 8.1 werden nähere Informationen dazu beschrieben.

Das Deutsche Netzwerk für Qualitätssicherung in der Pflege (DNQP) veröffentlichte 2014 den ersten »Expertenstandard zur Erhaltung und Förderung der Mobilität«. Medikamente spielen eine besondere Rolle bei der Sturzprophylaxe, beim Ernährungsmanagement und beim Schmerzmanagement.[88]

3.1.3 Verbindung von Wissenschaft und Praxis

So heißt es beispielsweise im »Expertenstandard Schmerzmanagement in der Pflege« im Strukturkriterium S4a: Pflegefachkräfte *verfügen »über die Kompetenz zur Umsetzung einer […] Schmerzbehandlung sowie zum Umgang mit schmerzmittelbedingten Nebenwirkungen, deren Prophylaxe und Behandlungsmöglichkeiten.«*[89]

Im »Expertenstandard Sturzprophylaxe in der Pflege« wird im Prozesskriterium P1a formuliert: *»Die Pflegefachkraft identifiziert unmittelbar zu Beginn des pflegerischen Auftrags systematisch die personen-, medikamenten- und umgebungsbezogenen Sturz-Risikofaktoren.«*[90]

Im »Expertenstandard Ernährungsmanagement zur Sicherung und Förderung der oralen Ernährung in der Pflege« heißt es im Strukturkriterium S1a: *»Die Pflegefachkraft verfügt über Kompetenzen zur Identifikation von Anzeichen für eine drohende oder bestehende Mangelernährung (Screening) und zur tiefergehenden Einschätzung der Ernährungssituation und der sie beeinflussenden Faktoren (vertieftes Assessment).«*[91] In den Kriterien für das vertiefte Assessment der Ernährungssituation kommen Medikamente mehrmals direkt oder indirekt vor:

- Körperlich oder kognitiv (geistig) bedingte Beeinträchtigung
  - Z. B. Mundtrockenheit
  - Müdigkeit beim Essen/Trinken (z. B. Verdacht auf Medikamentennebenwirkung)

[88] Vgl. Deutsches Netzwerk für Qualitätsentwicklung in der Pflege. Eine Übersicht über alle Expertenstandards online abrufbar unter https://www.dnqp.de/de/expertenstandards-und-auditinstrumente/

[89] Deutsches Netzwerk für Qualitätsentwicklung in der Pflege (Hrsg.) (2020): Expertenstandard Schmerzmanagement in der Pflege. Aktualisierung 2020, Osnabrück, S. 27.

[90] Deutsches Netzwerk für Qualitätsentwicklung in der Pflege (Hrsg.) (2013): Expertenstandard Sturzprophylaxe in der Pflege. 1. Aktualisierung, Osnabrück, S. 23.

[91] Deutsches Netzwerk für Qualitätsentwicklung in der Pflege (Hrsg.) (2017): Expertenstandard Ernährungsmanagement zur Sicherung und Förderung der oralen Ernährung in der Pflege«. 1. Aktualisierung, Osnabrück, S. 21.

- Fehlende Lust, kein Appetit, Ablehnen von Speisen/Getränken:
  - Schmerzen
  - Verdacht auf Medikamentennebenwirkungen (z.B. Art, Anzahl der verschiedenen Präparate)
  - Auffallend reduzierter Geschmacks- und Geruchssinn
- Gründe für einen erhöhten Bedarf (bzw. Verlust) an Energie, Nährstoffen:
  - Krankheit (z. B. anhaltende Durchfälle, Laxantien)
- Gründe für einen erhöhten Bedarf (bzw. Verlust) an Flüssigkeit
  - Krankheit (z. B. anhaltende Durchfälle, Laxantien, Diuretika)[92]

In der Literaturanalyse wird »Polypharmazie« als potentieller Risikofaktor für Mangelernährung an zwei Stellen genannt.[93]

3.1.4 Miteinander im Austausch

Wie können Pflegefachkräfte diese Vorgaben der Expertenstandards hinsichtlich der Medikation umsetzen? Wie können Pflegefachkräfte erwünschte und unerwünschte Wirkungen von Arzneimitteln beobachten? Es geht nur gemeinsam im Zusammenwirken aller Beteiligten am Medikationsprozess (▶ Abb. 17):

Der Arzt nimmt alle Informationen auf, untersucht den Bewohner und befragt, wenn erforderlich, die Pflegefachkraft.

1. In die Abstimmung des Arztes mit dem Patienten über Nutzen und Risiken wird die Pflegefachkraft gegebenenfalls einbezogen. Idealerweise wird hier die voraussichtliche Therapiedauer sowie Therapieziele vereinbart. Außerdem können Kriterien für die Beobachtung des Therapieverlaufs besprochen und geplant werden.
2. Verordnungsvorschlag und Kommunikation findet zwischen Arztpraxis und Apotheke statt.
3. In der Apotheke wird das Medikament dem Pflegekunden oder der Pflegeperson nach eingehender Prüfung ausgehändigt. Beratung erfolgt zur sicheren Aufbewahrung und Anwendung. 4.
4. Nun erfolgt die Einnahme oder Anwendung des Arzneimittels, gegebenenfalls mit Unterstützung durch die Pflegefachkraft. Rückfragen werden dem Apotheker gestellt.
5. Die pflegebedürftige Person beobachtet sich selbst oder wird ergänzend durch Betreuungs- und Pflegefachkräfte beobachtet. Die Rückmeldung erfolgt an den Arzt. Der Prozess beginnt erneut und es kommt entweder zu einer Wiederholungsverordnung oder das Medikament wird abgesetzt.

---

[92] Expertenstandard Ernährungsmanagement, S. 26

[93] Expertenstandard Ernährungsmanagement, S. 53 und 56

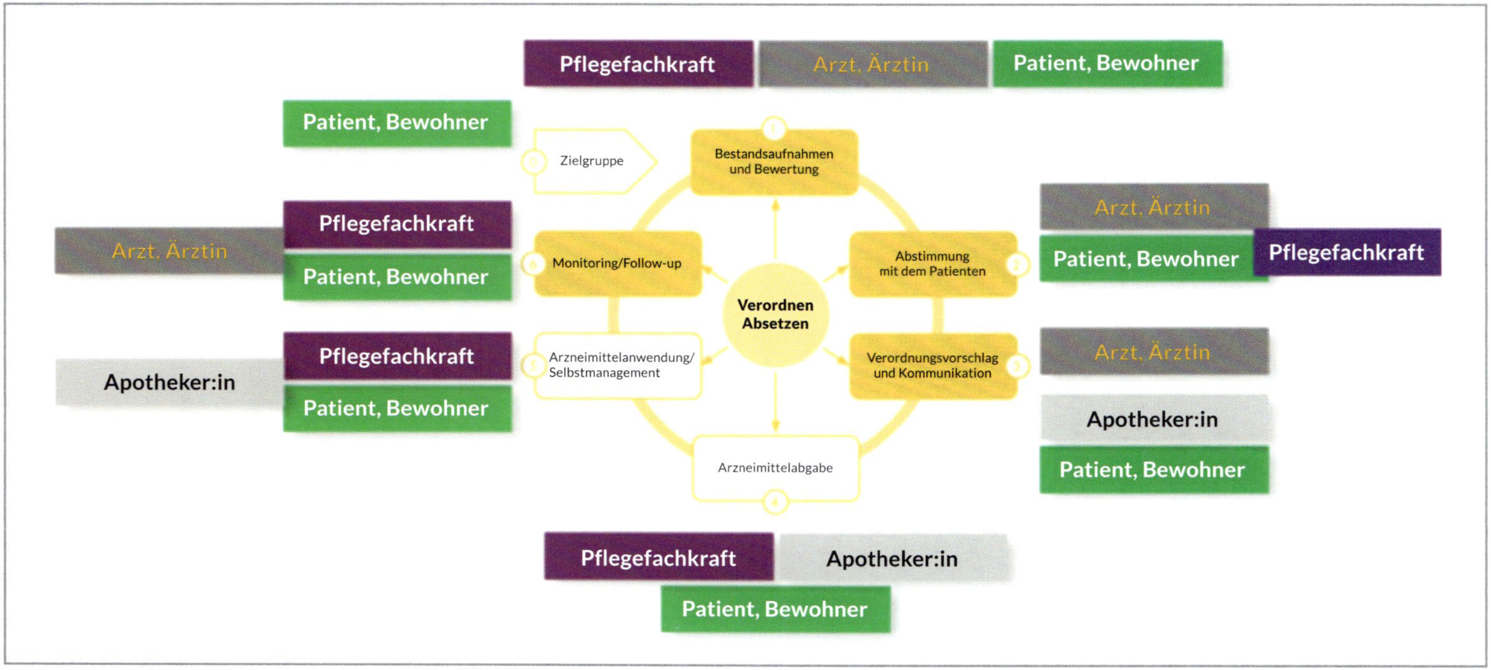

Abb. 17: Der Medikationsprozess aus ärztlicher Sicht mit allen Beteiligten.
Abbildung modifiziert nach: https://register.awmf.org/de/leitlinien/detail/053-043

Im Konzept »Medikation in der Pflegeprozessplanung« trifft Wissenschaft auf Praxis und mehrere Disziplinen verbinden sich miteinander: Geriatrische Pharmazie, AMTS und Pflegewissenschaften, medizinische Leitlinien, pharmazeutische Leitlinien und Expertenstandards, Apothekenpraxis und Pflegepraxis.

3.2 Weiterbildungskonzept »Medikation in der Pflegeprozessplanung« – Praxis-Erfahrungen mit dem Weiterbildungskonzept – Ein Interview mit einer Einrichtungsleiterin 2022

Im Folgenden wird die Entwicklung des Fortbildungskonzepts »Medikamente in der Pflegeplanung« in stationären Senioreneinrichtungen beschrieben (▸Abb. 18). Ein ganzheitliches Menschenbild steht im Mittelpunkt, wissenschaftliche Erkenntnisse, politische Gegebenheiten und praktische Erfahrungen fließen kontinuierlich ein. Anlass für die Schulungen war die gesetzliche Vorgabe für Apotheker, die Seniorenheime beliefern, regelmäßig Seminare über den Umgang mit Medikamenten durchzuführen.

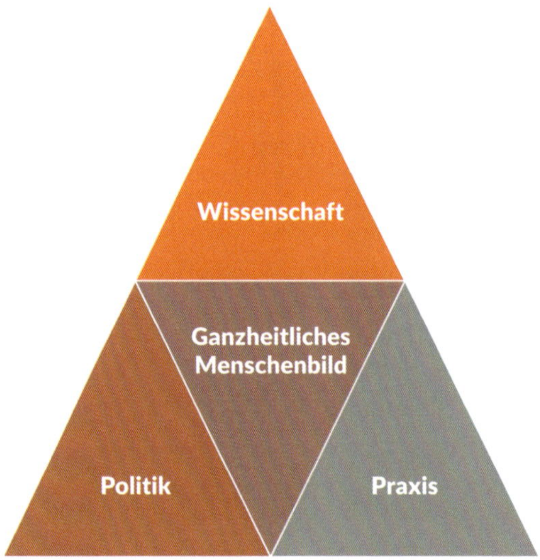

Abb. 18: Entwicklung des Fortbildungskonzepts »Medikamente in der Pflegeplanung«.

3.2.1 Fokus

Der Umgang mit Medikamenten ist ein Hochrisikoprozess! Die Pflegedienstleitung und die Pflegefachkräfte sahen die Notwendigkeit für möglichst praxisorientierte Schulungen, um den Umgang mit Arzneimitteln sicherer zu gestalten (▸ Abb. 19). Dabei ist es wichtig, die Sichtweise der beteiligten Berufsgruppen bezüglich des Umgangs mit Medikamenten voneinander zu lernen. Die Fragen aus der Praxis verändern sich und werden nach und nach in Fortbildungsveranstaltungen im Dialog der Berufsgruppen miteinander beantwortet. Aktuell stehen 2024 für Seminar-Teilnehmende folgende Fragen im Mittelpunkt des Interesses:

- Wie können Pflegefachkräfte Risiken mit Polypharmazie pflegefachlich einschätzen?
- Wie können Pflegefachkräfte daran denken, dass ein neu auftretendes Problem auch in Zusammenhang mit der Medikation stehen kann?

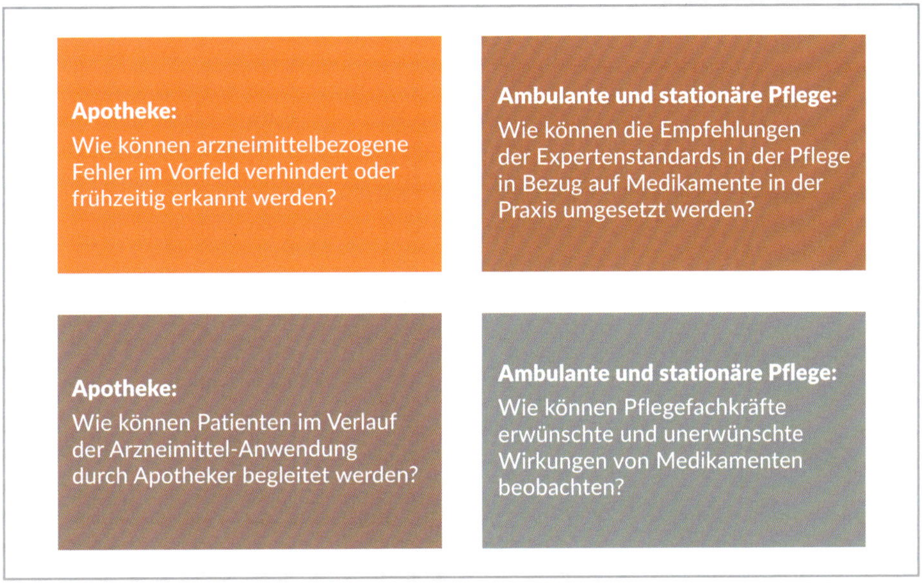

Abb. 19: Wesentliche Fragen aus der Praxis 2022

3.2.2 Information

2016 erfolgte erstmalig die Formulierung der Dienstleistung Geriatrische Pharmazie analog den Expertenstandards in der Pflege für ein Seniorenheim.[94] In Tabelle 3 werden die 2022 aktualisierten Struktur-, Prozess- und Ergebniskriterien zusammengestellt. Entscheidend ist dabei mein Perspektivwechsel als Apothekerin, mich sowohl auf die Erkenntnisse der Pflegewissenschaften als auch auf die Herausforderungen in der Pflegepraxis einzulassen. So konnte das Trainingsdesign der Seminare aus der Praxis heraus konzipiert und bis heute fortwährend weiterentwickelt werden. Ebenso fließen die aktuellen, wissenschaftlichen medizinischen und pharmazeutischen Leitlinien ein. Die Einbeziehung der Leitungsebene der jeweiligen Einrichtung ist für den langfristigen Transfer unverzichtbar.

Tab. 3: Aufbau der Dienstleistung Geriatrische Pharmazie in einem Seniorenheim analog den Expertenstandards in der Pflege in 2022

Strukturkriterien	Prozesskriterien	Ergebniskriterien
S1 Schulung aller Pflegefachkräfte einmal jährlich	**P1** Rolle der Medikamente im Ernährungsmanagement, bei der Sturzprophylaxe, im Schmerzmanagement	**E1** Beitrag zur wachsenden Sicherheitskultur, weniger Fehler im Umgang mit Medikamenten
S2 Gespräche mit Pflegedienstleitung (PDL) etwa alle zwölf Wochen	**P2a** Reflektion des Einsatzes der Arbeitshilfen **P2b** Vorbereitungen der Team-Sitzungen **P2c** Kommunikation im Medikationsprozess **P2d** Realistische Ziele kleinschrittig formulieren	**E2a** Verankerung, Transfer, praktische Umsetzung wird auf Leitungsebene unterstützt **E2b** Planung und Durchführung der Teamsitzungen **E2c** Einmal jährlich Einladung zum Tag der Patientensicherheit am 17.09. **E2d** Einmal jährlich Evaluierung der Ziele
S3 Fallbesprechungen mit Apothekerin, Pflegedienstleitung und Bezugspflege	**P3** Einsatz des mediSchema®s und Beobachtungsbogens in der Pflegeplanung	**E3a** Weniger unerwünschte Arzneimittelereignisse für den Patienten **E3b** Verbesserte Qualität der Informationen bei Stationsübergaben und Arztvisiten **E3c** Zeit und Kosten einsparen

[94] Hagedorn M (2017): Von Arzneimittelsicherheit zu Patientensicherheit. Medizinische Monatsschrift für Pharmazeuten. 40. Jahrgang, Heft 9, S. 414–419.

Strukturkriterien	Prozesskriterien	Ergebniskriterien
S4 Weiterbildung »Medikamente in der Pflegeplanung«	**P4** Sechs Module und sechs Praxisphasen P4a Wissen über Arzneimittel P4b Umgang mit Arzneimitteln in der Einrichtung P4c Beobachtung erwünschter und unerwünschter Wirkungen von Medikamenten beim Bewohner P4d Weitergabe der Informationen in monatlichen Team-Sitzungen P4e Umgang mit Sprache und Kommunikation	**E4** Medikamentenbeauftragte Pflegefachkraft E4a wachsende Kompetenz E4b wachsende Sicherheitskultur, Fehler-Analysen E4c Einsatz der Arbeitshilfen mediSchema® und Beobachtungsbogen werden in Praxisphasen im Arbeitsalltag angewendet E4d Verankerung des neuen Wissens und der Erfahrungen in monatlichen Team-Sitzungen E4e Gespräche mit Ärzten, Apothekern und Angehörigen führen, siehe Abbildung 1
S5 Teamsitzungen alle 4 Wochen	**P5** Teilnehmende der Weiterbildung stellen Inhalte für alle an der Pflege Beteiligten dar und entwickeln kleinschrittige Transferziele	**E5a** Langfristige Implementierung **E5b** Erhöhte Arbeitszufriedenheit **E5c** Verbesserte Ergebnisse bei externen Prüfungen
S6 Einbeziehung der Betreuungskräfte und Hauswirtschaft	In Zukunft	

Zu den Strukturkriterien zählen die gesetzlich verpflichtenden jährlichen Schulungen, die Gespräche mit der Pflegedienstleitung sowie Fallbesprechungen bei besonders komplexen Neuaufnahmen. Die Weiterbildung resultiert aus der langjährigen Begleitung und aus den vielfältigen Rollen, die Medikamente in der Pflegeplanung spielen. Qualifizierung zur Medikationsbeauftragten Pflegefachkraft ist möglich. Die regelmäßigen Teamsitzungen sind Teil der Weiterbildung. Dort werden Bedenken bei der Umsetzung thematisiert und realistische Transferziele vereinbart. Ein klassisches Bedenken lautet: »Wir haben keine Zeit.«

Ein realistisches Transferziel ist es, mit einzelnen Pflegekunden zu beginnen, um die Übertragung möglichst überschaubar zu gestalten. Auch bei häufig wechselnder Personalsituation lernen nach und nach alle Pflegefachkräfte den Umgang mit dem mediSchema® und den Beobachtungsbogen kennen.

In Zukunft ist es wünschenswert, die an der Planung des Essens beteiligten Personen einzubeziehen, um auf individuelle Besonderheiten der Ernährung bei bestimmten Arzneimitteltherapien eingehen zu können. So können mögliche Wechselwirkungen von Arzneimitteln mit Nahrungsmitteln im Vorfeld verhindert werden. Betreuungskräfte erleben das Befinden der Bewohner*innen und bemerken Veränderungen, die sie den Pflegefachkräften mitteilen. Kann ein neu auftretendes Problem im Zusammenhang mit der Therapie mit Medikamenten stehen? Diese Antwort lässt sich am besten miteinander im interdisziplinären Team finden.

3.2.3 Erfahrungen aus der Praxis

Im Interview schildert Einrichtungsleiterin Astrid Thiele-Jerome des Seniorenheims Haus St. Josef in Wadersloh Ende 2021 ihre Erfahrungen mit dem Perspektivwechsel, der Rolle der Medikamente in der Pflegeplanung große Bedeutung beizumessen:

»Zu Beginn unserer Kooperation waren Mitarbeiter oftmals unsicher oder überfordert, zum Beispiel welche Medikamente dürfen gemörsert werden und dürfen über die PEG-Sonde gegeben werden und welche nicht? Als Apothekerin waren Sie offen dafür, uns zu schulen und uns zu begleiten. Die Fragen, die die Mitarbeiter hatten, durften gestellt werden, und sie wurden nachvollziehbar für uns beantwortet.

Und ich werde nie vergessen, wie Sie uns schon ganz zu Anfang gesagt haben, wir sollen auf die Beobachtung des Bewohners achten: Ein Bewohner war damals sehr unruhig. Durch die genaue Beobachtung konnten wir feststellen, dass Schmerz die Ursache für seine Unruhe war. So konnte ihm damals mit Schmerzmitteln und Ressourcenaktivierung statt mit Psychopharmaka geholfen werden.

Sie haben uns darin unterstützt, den Blick auf die Medikamente in den Expertenstandards zu lenken und die Anforderungen entsprechend zu interpretieren und umzusetzen.

Dann kam eine Person zu uns mit sehr komplexen Diagnosen und Medikamenten. Das war der Moment, als wir gesagt haben, wir müssen die Zusammenhänge visualisieren. Da kam das Körperschema. Heute heißt es mediSchema®. Das Visuelle ist das A und O. Es ist nachvollziehbar. Die Zusammenarbeit mit den Angehörigen bezüglich des Datenschutzes hat gut geklappt (▶ Kap. 6.1).

Wir arbeiten schon seit vielen Jahren zusammen. Fragestellungen und Krankheitsbilder sind immer wieder unterschiedlich. Es werden immer wieder andere, neue Anforderungen gestellt. Durch die Generalistik hat sich die Ausbildung geändert und das mediSchema® hilft den Praxisanleitern, die Auszubildenden schrittweise an die Zuordnung von Diagnosen und Medikamenten bei der Pflegeplanung heranzuführen. Die Mitarbeiter bekommen mehr Sicherheit und Know-how. Auch der Bewohner erlebt mehr Sicherheit. Er bekommt das Medikament, und wir sind da und beobachten und kümmern uns darum, wenn Pro-

bleme auftreten. Und für mich als Pflegedienstleiterin und Einrichtungsleiterin ist es das Wichtigste, dass die Mitarbeiter Werkzeuge haben oder Werkzeuge bekommen, den Umgang mit Medikamenten richtig umzusetzen.«

3.2.4 Transfer

Als Voraussetzung für die Implementierung dieser sozialen Innovation sind die Risiken im Umgang mit Medikamenten sowohl den teilnehmenden Pflegefachkräften als auch den Leitungskräften bewusst: Das Thema Arzneimitteltherapiesicherheit, umgesetzt im Perspektivwechsel »Medikamente in der Pflegeplanung«, ist relevant! Vier Ebenen wirken beim gelingenden Transfer zusammen:

1. Das Konzept der Seminare, in dem über eine realistische Erwartung gesprochen wird, notwendige Inhalte kompakt vermittelt und mit Arbeitsblättern eingeübt werden. In den Praxisphasen ist genügend Raum für die Anwendung im Pflegealltag.
2. Die Haltung der Teilnehmenden, von innen heraus motiviert Neues aufzunehmen, mutig und entschlossen durchzuhalten, auch wenn sich im Lernprozess Herausforderungen zeigen. Sie sind offen für die vier Entwicklungs-Bereiche Wissen, Wollen, Können und Transfer.
3. Die Bereitschaft der Beteiligten, in kleinen Schritten Ziele zu vereinbaren, Verantwortung für die Durchführung zu übernehmen, und die Ziele regelmäßig auszuwerten.
4. Träger und Leitungskräfte gestalten den Rahmen für die wachsende Sicherheitskultur. Sie verankern die regelmäßigen Teamsitzungen, in denen sowohl realistische Erwartungen und Ziele als auch inhaltliche Themen wie Fallbesprechungen und Umgang mit Medikamenten erörtert werden. Die Leitungskräfte stellen den Kontakt zu den anderen Beteiligten im Medikationsprozess her. Die Grundlagen für ein langfristiges Zusammenwirken von Pflegefachkräften, Ärzten und Apothekern zum Wohle des älteren Menschen sind gelegt.

Zwei Änderungen haben 2024 stattgefunden: Der Name heißt nun »Medikation in der Pflegeprozessplanung«, um nicht nur die Expertenstandards, sondern alle Rahmenelemente in der Langzeitpflege einzubeziehen. Auch werden alle Schritte des Pflegeprozesses berücksichtigt. Es ergab sich die neue Kooperation mit dem Fachbuchautor Friedhelm Henke, dessen PÜdA- Skala zur pflegefachlichen Überwachung der Arzneimitteltherapie in modifizierter Form in ▸ Kap. 4.7 vorgestellt wird.

Wie lassen sich der sichere Umgang mit Medikamenten und die Arzneimitteltherapiesicherheit nun mit der Pflegeprozessplanung verbinden?

3.3 Medikation in Verbindung mit den Rahmenelementen der Langzeitpflege

3.3.1 Fünf Rahmenelemente in der Langzeitpflege

Bei den Rahmenelementen der Langezeitpflege handelt sich um folgende Instrumente:

1. Das Begutachtungsinstrument für die Pflegebegutachtung durch den Medizinischen Dienst
2. Die Themenfelder des Strukturmodells mit der strukturierten Informationssammlung SIS® zur Pflegedokumentation
3. Die Expertenstandards als wissenschaftliche Grundlage für das pflegerische Handeln
4. Die Personalbemessung (PeBeM) in der stationären Langzeitpflege zur Personalplanung
5. Die Qualitätsprüfrichtlinien der Krankenkassen

3.3.2 Fünftes pflegefachliches Kriterium der Einschätzung von Pflegebedürftigkeit hat Bezug zum selbständigen Umgang mit Medikation – Pflegefachkräfte unterstützen Bewohner/Pflegekunden

Der inhaltliche Aufbau der jeweiligen Dokumente kann aus den pflegefachlichen Kriterien zur Einschätzung der Pflegebedürftigkeit (▸ Kap. 1.4) abgeleitet werden. Wie ein roter Faden ziehen sich die sechs **pflegefachlichen Bereiche** in etwas variierender Reihenfolge durch:

1. Mobilität
2. Kognitive und kommunikative Fähigkeiten
3. Verhaltensweisen und psychische Problemlagen
4. Selbstversorgung
5. Bewältigung von und selbständiger Umgang mit krankheits- oder therapiebedingten Anforderungen und Belastungen
   a) **in Bezug auf Medikation [...]**
6. Gestaltung des Alltagslebens sozialer Kontakte

3.3.3 Arzneimitteltherapiesicherheit – Apotheker unterstützen Patient*innen und Pflegefachkräfte

Arzneimitteltherapiesicherheit (AMTS) beinhaltet, Medikationsfehler und damit vermeidbare Risiken mit Medikamenten für den Patienten im Vorfeld zu verhindern oder frühzeitig zu erkennen und im interdisziplinären Team zu lösen. AMTS bedeutet Patientensicherheit.

Im Stammdatenblatt erfolgt die Dokumentation der Diagnosen und Medikamente, die mit dem mediSchema® visualisiert werden können.

Der sichere Umgang mit Medikamenten gehört zu dem 5. Aspekt, zu krankheits- und therapiebedingte Einschränkungen. Wirkungen und unerwünschte Wirkungen der Medikamente haben große Bedeutung für die Mobilität, kognitive und kommunikative Fähigkeiten und die Selbstversorgung.

3.3.4 Pflegeprozessplanung mit dem Strukturmodell und Pflegedokumentation mit SIS®

Nach der Erhebung der Stammdaten beginnt der Pflegeprozess, in dem vier Elemente aufeinander folgen.[95]

- Element 1 beinhaltet die Strukturierte Informationssammlung SIS®, die in Anlehnung an den Pflegebedürftigkeitsbegriff in sechs Themenfelder gegliedert. Hier werden auch die Ressourcen erfasst. SIS® basiert auf dem Ur-Ton, der Geschichte, die der Bewohner oder Pflegekunde über sich erzählt. Diese Informationen bringt die Pflegefachkraft mit evidenzbasiertem Pflegewissen und ihren Erfahrungen zusammen und leitet pflegefachliche Risiken ab. Dazu zählen Dekubitus, Inkontinenz, Mangelernährung, Sturz, Schmerz und sonstige Risiken, die für die individuelle Pflegesituation gelten, wie beispielsweise Delir oder Alkoholabhängigkeit. In diese Beurteilung fließen der sichere Umgang mit Medikamenten sowie pharmazeutische Risiken mit Polypharmazie, wie sie in ▸ Kap. 5 dargestellt werden, indirekt ein.
- Im zweiten Element bilden die Stammdaten, SIS® und die Risikomatrix die Grundlage für den individuellen Maßnahmenplan, der Zielsetzungen enthält und nach der Tagesstruktur gegliedert ist. Hier wird die Gabe der Medikamente zur passenden Tages- oder Uhrzeit eingetragen. Auch können vorgesehene Rücksprachen im interdisziplinären Team erfasst werden. Der Einsatz des Beobachtungsbogens, der in ▸ Kap. 4.7 eingeführt wird, wird als Maßnahme dokumentiert.

[95] Vgl. Beikirch

- Dokumentiert werden im dritten Element, dem **Berichteblatt**, nur die Abweichungen vom Alltäglichen. Ausnahme ist die Dokumentation der Behandlungspflege, also auch der Medikamentengabe, die vollständig erfolgt. Hier werden aktuelle Ereignisse festgehalten, beispielsweise auch Kontakte mit Arzt und Apotheker. Daraus entwickeln sich oft wieder neue Maßnahmen, so dass sich das tägliche Geschehen in der Pflege im Wechselspiel der beiden Elemente 2 und 3 nachvollziehen lässt.
- Die Evaluation stellt das vierte Element dar. Aus der SIS®, der Risikomatrix, dem Maßnahmenplan und dem Berichteblatt ergeben sich Erkenntnisse oder Ziele, die in bestimmten Zeiträumen evaluiert werden. Die Ergebnisse der Evaluation fließen erneut in den Maßnahmenplan ein. Nur bei ganz gravierenden Veränderungen des pflegebedürftigen Menschen wird eine neue SIS® geschrieben.

Abbildung 20 zeigt die Rolle der Pflegefachkraft im Medikationsprozess in Verbindung mit der vierstufigen Pflegeprozessplanung. Daraus lässt sich ableiten: Der vierstufige Pflegeprozess ist Teil des Medikationsprozesses, die Schritte sind miteinander verbunden.

- Schritt fünf des Medikationsprozesses beschreibt die Anwendung der Medikamente. Wie sehr kann die pflegebedürftige Person selbst für Sicherheit sorgen, selbst Verantwortung übernehmen für den sicheren Umgang mit Medikamenten? Was übernimmt nach und nach die Pflegefachkraft? Indirekt fließen in die Risikomatrix pflegefachliche Risiken durch Polypharmazie ein.
- Schritte fünf und sechs, Arzneimittelanwendung und Kriterien zur Beobachtung sowie Planung von Fragen an den Apotheker zur korrekten Handhabung der Medikamente und Rückmeldung an den Arzt, bilden sich in Element 2, dem Maßnahmenplan ab. Kernfrage der Beobachtung lautet: Kann ein neu auftretendes Problem in Zusammenhang mit der Gabe von Medikamenten stehen?
- Die Durchführung der Schritte fünf und sechs wird in Element 3, dem Berichteblatt, festgehalten.
- Die Evaluation eines Aspekts des Pflegeprozesses, der Beobachtung der Wirkungen und unerwünschte Wirkungen der Therapie mit Medikamenten, fließt ein in Schritt eins des Medikationsprozesses. Sie wird dem Arzt zurückgemeldet, der daraufhin entscheidet, ob er das Medikament weiter verordnet oder absetzt.

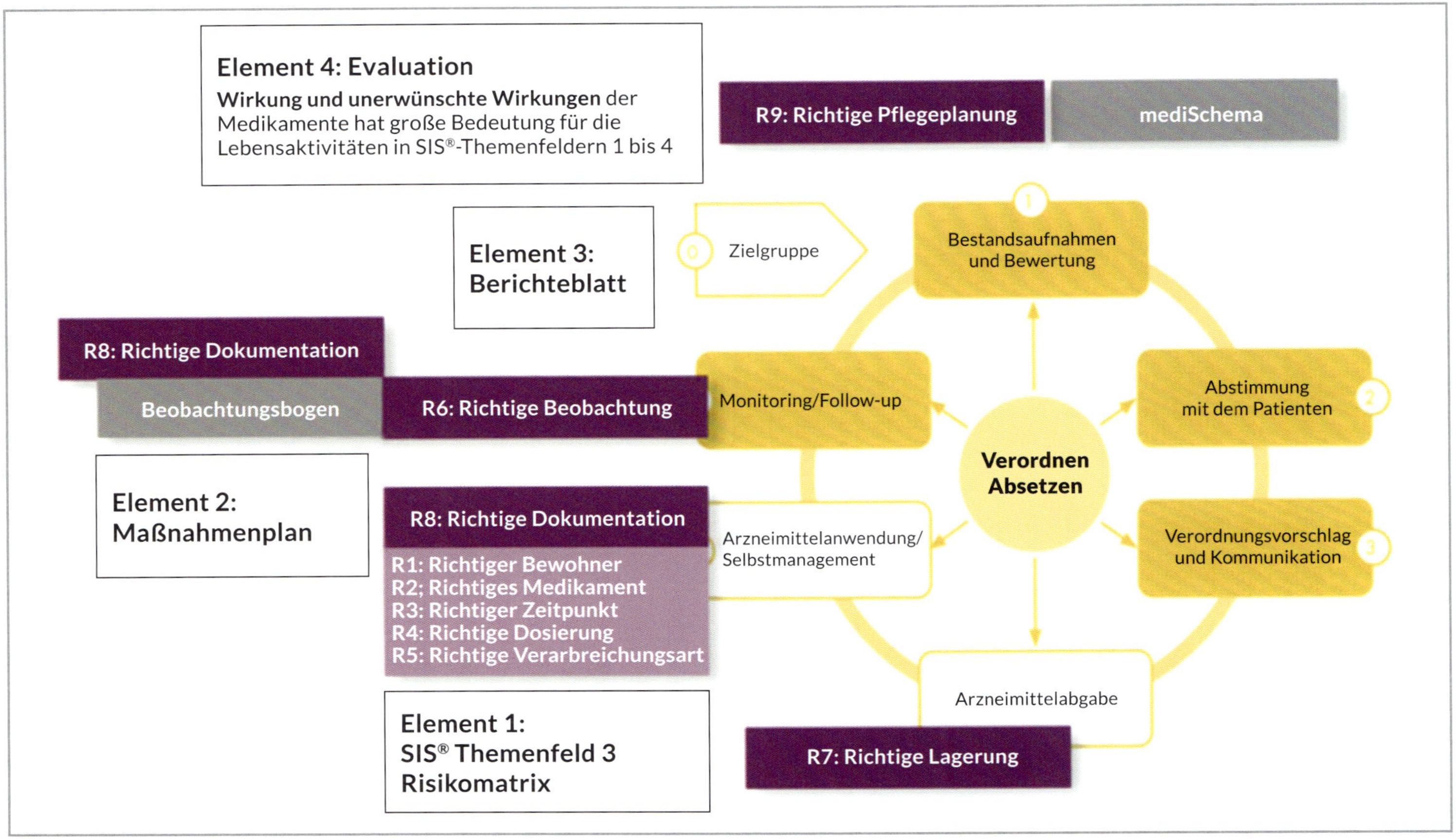

Abb. 20: Die Rolle der Pflegefachkraft im Medikationsprozess in Verbindung mit der vierstufigen Pflegeprozessplanung. Abbildung modifiziert nach https://register.awmf.org/de/leitlinien/detail/053-043

4 Die sieben Schritte des sicheren Umgangs mit Medikamenten

Bevor die sieben Schritte des sicheren Umgangs mit Medikamenten beschrieben werden, sei auf die Richtlinien der Berufsgenossenschaft für Gesundheitsdienst und Wohlfahrtspflege (BGW) hingewiesen.[96] Sie gelten für die Planung und sichere Durchführung aller Handlungen mit Medikamenten. Zunächst geht es darin um die Gefährdungsbeurteilung für Arzneimittel. Einige Wirkstoffe haben krebserregende Eigenschaften, können Mutationen bewirken oder das Kind im Mutterleib schädigen (CMR-Wirkstoffe). Andere Wirkstoffe können haut- und schleimhautreizend wirken, wie beispielsweise viele Medikamente, die zur Behandlung von Infektionen eingesetzt und in der Richtlinie im Anhang V aufgeführt werden.

In einem Kapitel der Richtlinien werden Anlieferung, Aufbewahrung, Vorbereitung zur Gabe, Gabe und Entsorgung in stationären Einrichtungen und Hospizen besprochen. In einem anderen Kapitel werden Besonderheiten bei den ambulanten Pflegediensten beschrieben. Ziel ist die Gesundheitsförderung und Schutz der Pflegepersonen. Sie sollen keinen Staub über die Atemwege oder über die Haut aufnehmen. Daher tragen sie Handschuhe und gegebenenfalls einen Atemschutz. In Anhang I werden tätigkeitsbezogene Schutzmaßnahmen aufgeführt:

- Tabletten ausblistern und teilen
- Kapseln öffnen, Brausetabletten auflösen
- Tabletten in geschlossenem Mörser zerkleinern
- Tabletten in offenem Mörser zerkleinern
- Infusionen vorbereiten, richten, verabreichen und entsorgen
- Einzeldosen-Augentropfen geben
- Antibiotikatrockensäfte herstellen
- Inhalate anwenden
- Tropfen dosieren
- Lösungen, Sirupe vorbereiten

---

[96] Heinemann A (2021): Arzneimittel im Gesundheitsdienst und der Wohlfahrtspflege. Informationen und Handlungshilfen zum sicheren Umgang. Berufsgenossenschaft für Gesundheitsdienst und Wohlfahrtspflege, Hamburg.

- Transdermale Pflaster verwenden
- Salben, Tinkturen, Pasten auftragen
- Suppositorien, Rektiolen anwenden

4.1 Pharmazeutische Informationen in der Reihenfolge der pflegerischen Handlungen

Viele Fragen der Teilnehmenden im Zusammenhang mit der Vorbereitung, Durchführung und Auswertung meiner Seminare haben zu der Idee geführt, Antworten auf die Frage, wie sicherer Umgang mit Medikamenten im Pflegealltag umsetzbar ist, aus der Perspektive der Geriatrischen Pharmazie in der Reihenfolge der täglichen Pflegehandlungen anzubieten. So werden neue Zusammenhänge klar.

Für jede Handlung aller examinierten Pflegepersonen mit Medikamenten gelten folgende Fragen, die auch an die Auszubildenden weitergegeben werden:

- Womit habe ich zu tun?
- Wie plane ich meine Handlung?
- Was beobachte ich?
- Welche Folgen können meine Handlung nach sich ziehen?

Aus diesen Fragen folgte die Idee, den sicheren Umgang mit Medikamenten in sieben Schritten zu beschreiben.

4.1.1 Die sieben Schritte des sicheren Umgangs mit Medikamenten in der Reihenfolge der täglichen Pflegehandlungen

Es ist das gemeinsame Ziel, im interdisziplinären Team das Auftreten arzneimittelbezogener Probleme im Vorfeld zu verhindern oder frühzeitig zu erkennen.

Schritt 1: Nach der Verordnung wird das Medikament in der Apotheke abgeholt oder in die Häuslichkeit, den ambulanten Pflegedienst oder die stationäre Einrichtung geliefert. Die ersten Fragen, die sich die Pflegefachkraft stellt, die die Ware auspackt, heißen:

- Womit habe ich zu tun?
- Wie heißt das Medikament?
- Für wen ist es bestimmt?
- Wo lege ich es hin, wie bewahre ich es auf? (▸ Kap. 4.2, Tabelle 4, ▸ S. 112).

Schritt 2: Im Stammdatenblatt werden Diagnosen und Medikamente dokumentiert.

- »Warum wird das Medikament gegeben?« – Hier wird das mediSchema® eingesetzt. Die Diagnosen werden den Körpersystemen zugeordnet und die Arzneimittel den Diagnosen. Fragen bezüglich der Indikation sind für den Arzt bestimmt.
- In manchen Situationen, zum Beispiel im Schmerzmanagement, stellen sich Fragen nach den Eigenschaften des Medikaments: »Wann beginnt das Medikament zu wirken? Und wie lange hält die Wirkung an?« Die Fragen nach Wirkungseintritt und Wirkungsdauer können entweder durch Arzt oder Apotheker beantwortet werden.
- Es folgt die pflegefachliche Plausibilitätsprüfung der Dosierung. Bekannte Leber- oder Niereninsuffizienz sind medizinische Risiken. Der Arzt kann zur Sicherheit gefragt werden, ob die Dosis des Medikaments bereits angepasst wurde oder nicht angepasst werden muss. (▸ Kap. 4.3)

Schritt 3: Vor der ersten Gabe **eines** neuen Medikaments folgt die pflegefachliche Einschätzung des Risikos für den älteren Menschen:

- »Darf der Bewohner es überhaupt nehmen?« Kontraindikationen sind zum Beispiel Alter, Vor-Erkrankungen, Unverträglichkeiten oder Substanz-Missbrauch. Kommen Zweifel auf, ist der verordnende Arzt zu benachrichtigen.
- Die dann folgende Frage heißt: »Welche Nebenwirkungen hat dieses Medikament?« Um eine erste Orientierung in der Pflege zu bekommen, werden wichtige Nebenwirkungen im Alter anhand der Körpersysteme in ▸ Kap. 4.4.2 aufgeführt.

Schritt 4: Werden **zwei oder mehr** Medikamente verordnet und eingenommen:

- »Wie kann ich die pflegefachlichen Risiken durch Polypharmazie einschätzen?« – In diesem Buch werden pharmazeutische Informationen und Risiken ausgewählt und aufbereitet, damit pflegerische Assessments, beispielweise im Ernährungsmanagement oder der Sturzprophylaxe, zu einer gut begründeten Einschätzung der pflegefachlichen Risiken führen. Das ist am besten möglich, wenn sie während der Visiten, in Fallbesprechungen oder Seminaren in Gesprächen mit Arzt und Apotheker eingeordnet werden (▸ Kap. 4.5)

Schritt 5: Nach Abklärung der Risiken erfolgt die Maßnahmenplanung für das Stellen, die Vorbereitung zur Verabreichung und die Einnahme bzw. Gabe der Medikamente.

- »Wie plane ich meine Handlungen?« - Besonders wichtig ist dabei Ihr Schutz als ausführende Pflegeperson. - Pharmazeutische Kernkompetenzen sind die Information über die **korrekten Einnahmezeiten** sowie die Beratung über die **sichere Handhabung, Einnahme und Gabe** von Medikamenten.
- »Wie gehe ich vor, wenn der Bewohner oder Pflegekunde das Medikament nicht einnehmen kann oder will?« -- Hier geht es auch um Compliance, Adhärenz und Medikamenten-Verweigerung, um Pausieren und die Frage an den Arzt, welche Folgen das abrupte Absetzen eines Medikaments nach sich ziehen kann. Der Apotheker informiert über alternative Darreichungsformen. (▸ Kap. 4.6 und ▸ Kap. 5).

Schritt 6: Die nächste Frage, die in ▸ Kap. 4.7 erörtert wird, lautet:

- »Wie bringe ich die Krankenbeobachtungen in den Alltag?« – Aus pflegefachlicher Sicht wird die PÜdA-Skala eingeführt, aus medizinisch-pharmazeutischer Sicht der Beobachtungsbogen: »Kann ein neu auftretendes Phänomen im Zusammenhang mit der Gabe der Medikamente stehen?«.
- In den Folgekapiteln wird die Beobachtung unerwünschter Arzneimittelwirkungen im Zusammenhang mit Ernährungsmanagement, Sturzprophylaxe, Schmerzmanagement und anticholinerger Belastung diskutiert.
- Wie mögliche Folgen von Elektrolytstörungen in die Beobachtung einbezogen werden können wird ebenso beschrieben wie der Einfluss anhaltender Sommerhitze auf die Körpersysteme des pflegebedürftigen Menschen.
- Ergänzend dazu wird in ▸ Kap. 7.3 das Medikamenten-Monitoring als anspruchsvolle Anleitsituation vorgestellt.

Schritt 7: Nun erfolgt die Dokumentation im Berichteblatt und die Reflektion.

- »Was bedeuten die pharmazeutischen Risiken für die pflegefachliche Maßnahmenplanung?« (▸ Kap. 4.8). Die Rolle der Medikation für die Delir-Prophylaxe, Dekubitus-Prophylaxe, Sturzprophylaxe, für das Ernährungsmanagement, die Mundgesundheit, Harnkontinenz, Hautintegrität sowie für das Schmerzmanagement werden evaluiert (Tabelle 19).
- »Welche Folgen können meine Handlungen nach sich ziehen?« – Wenn Fehler aufgetreten sind, werden sie durch die Pflegedienstleitung mit ins Fehler-Management aufgenommen und in Team-Sitzungen besprochen. Eventuell werden die Lösungen ins trägerinterne Qualitätshandbuch übernommen (▸ Kap. 2.6).

4.2 Schritt 1: Einordnung eines neuen Medikaments mithilfe der Medikamenten-Listen

4.2.1 Wirkstoffname, ATC-Code, Beispiel für Handelsname, Stärke und Darreichungsform

Zunächst werden die Angaben auf dem Umkarton gelesen, auf der Vorderseite Handelsname, Stärke, klein darunter der Wirkstoffname, die Packungsgröße und der Name des Herstellers. Auf der rechten Seitenlasche befinden sich Chargenbezeichnung und Verfalls-Datum. Auf der Rückseite befinden sich wichtige Hinweise zur Lagerung, zur Gabe und ob es verschreibungspflichtig ist. Auf der schmalen Seite stehen nun die Anschrift des Herstellers sowie der Barcode mit der Pharmazentralnummer (PZN). Der ATC-Code ist nicht aufgedruckt. Manche Umkartons weisen auch Informationen in der eingestanzten Braille-Schrift für Menschen mit Sehverminderung auf.

Um zu klären, mit welchem Medikament Sie es zu tun haben, konzentrieren Sie sich nun auf den kleinen Wirkstoffnamen unterhalb des Handelsnamens. In Tabelle 1 im Anhang (▶ S. 265) sind etwa 170 im Alter häufig verordnete Medikamente alphabetisch nach Wirkstoffnamen aufgeführt. Sie werden ergänzt durch den ersten Buchstaben, die anatomische Ebene, und die ersten beiden Ziffern, die therapeutische Ebene, des ATC-Codes. Mit diesen Angaben können Sie, ausgehend vom Medikationsplan oder der Stell-Liste, eine erste Einordnung vornehmen:

Der erste Buchstabe des ATC-Codes lässt sich dem jeweiligen Körpersystem zuordnen (▶ Abb. 6). Das genaue Vorgehen wurde in ▶ Kap. 2.2 vorgestellt. Die pharmazeutische Risikoeinschätzung bei Polypharmazie geschieht mithilfe der Informationen in ▶ Kap. 4.5 und in ▶ Kap. 5. Dort sind die Wirkstoffe alphabetisch nach dem ersten Buchstaben der ATC-Codes, der anatomischen Ebene, sortiert. Eingeteilt werden sie dann nach den therapeutischen Gruppen.
Damit halten Sie einen Schlüssel in der Hand vom Linearen, der Information über das einzelne Medikament, zum Komplexen, also zu einigen wesentlichen Aspekten des Zusammenwirkens dieses einen Medikaments mit anderen Arzneimitteln, die im Rahmen der Multimedikation verordnet werden.

Nach der ersten Einordnung des Wirkstoffs wird das Medikament dem pflegebedürftigen Menschen zugeordnet. Für wen ist das Medikament bestimmt? Hier kommen bereits vier der »5R« zum Tragen:

1. Ist es das richtige Medikament?
2. Für den richtigen Bewohner?
3. In der richtigen Stärke?
4. In der richtigen Darreichungsform?

Wenn die vier Fragen mit »Ja« beantwortet wurden, stellt sich direkt die nächste Frage: Wo wird das Medikament jetzt hingelegt?

4.2.2 Optimale Aufbewahrung/Lagerung und Entsorgung

Grundsätzlich gilt für die Lagerung von Medikamenten: sie müssen kühl, trocken, lichtgeschützt und verschlossen aufbewahrt werden. Kühl bedeutet unter 25° Celsius, wobei im Sommer die Medikamentenschränke deutlich wärmer werden können, wenn in dem Raum keine Klima-Anlage installiert ist. In den Gebrauchsinformationen der Hersteller befinden sich Aufbewahrungshinweise unter Punkt 5, in den Fachinformationen unter Punkt 6.4.

In ▸ Kap. 5 werden die Aufbewahrungsbedingungen für die etwa 170 Medikamente aus Tabelle 1 im Anhang (▸ S. 265) aufgeführt.

Ideal ist es, wenn Medikamente im Blister und im Umkarton verbleiben. Eine Lösung, Medikamente im Blister zu belassen und sie gleichzeitig nach den korrekten Einnahme- oder Anwendungszeiten zu sortieren, bietet der mediTimer®.[97] Am Beispiel der Banane wird ersichtlich, wie stark sich Ware durch den Einfluss von Licht und Luft verändern und Qualität verlieren kann (▸ Abb. 21).

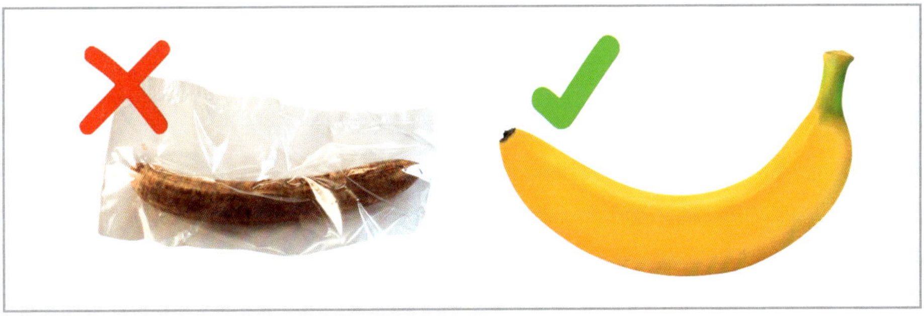

Abb. 21: Banane originalverpackt in ihrer Schale oder Banane 24 Stunden ohne Schale in einer Blister-Folie. © mediTimer®

Sauerstoff oder Sonnenlicht können den Wirkstoff zersetzen: Eine Pflegekundin mit Bluthochdruck, die mit Nitrendipin behandelt wurde unter stark schwankendem Blutdruck litt, war in den ersten Tagen nach dem Stellen der Medikamente in den Wochendispenser gut eingestellt. Ab dem 4. Tag stieg der Blutdruck von Tag zu Tag

[97] Burgwedel A (2020): Umgang mit Arzneimitteln professionell gestalten. PPM Pro PflegeManagement Verlag, Bonn, S. 43.

höher. Bei näherer Betrachtung stellte sich heraus, dass der Wochendispenser im Sommer auf der Fensterbank lag. Licht und Wärme zersetzten den Wirkstoff.[98]

Allerdings lässt sich daraus nicht grundsätzlich ableiten, dass jedes Arzneimittel mit diesem Wirkstoff in der Originalverpackung aufbewahrt werden muss. In ▶ Kap. 2.1 wurde ausgeführt, wie die Herstellungsverfahren sowie die Auswahl der Wirk- und Hilfsstoffe die Eigenschaften des Medikaments verändern. Auch wenn der gleiche Name, die gleiche Stärke und die gleiche Darreichungsform auf der Originalverpackung geschrieben stehen, haben wir es mit verschiedenen Produkten zu tun.

In Tabelle 4 werden die Wirkstoffe von über 40 Fertigarzneimitteln aufgeführt, die in der Originalverpackung aufbewahrt werden müssen.

Tab. 4: Diese oral angewendeten Fertigarzneimittel müssen in Originalverpackung aufbewahrt werden. Die Stärken sind in Tabelle 1 (▶ S. 265) aufgeführt.

Wirkstoffname	ATC-Code	Die Lagerungsbedingungen wurden diesen Herstellerinformationen entnommen.
Acetylcystein	R 05	Fluimucil® Hustenlöser Brausetabletten
Amoxicillin	J 01	Amoxicillin-ratiopharm® Filmtabletten
Butylscopolamin	A 03	Buscopan® Dragées
Captopril	C 09	ACE-Hemmer-ratiopharm® Tabletten
Carbamazepin	N 03	Tegretal® Tabletten
Carvedilol	C 07	Dilatrend® Tabletten
Codein bei Husten	R 05	Codicaps® mono Weichkapseln
Colecalciferol	A 11	Dekristol® 20 000 I.E. Weichkapseln
Cyanocobalamin (Vitamin B 12)	B 03	Vitaprompt® Filmtabletten
Dabigatran	B 01	Pradaxa® Hartkapseln
Diclofenac	M 01	Voltaren® retard Retardtabletten
Duloxetin	N 06	Cymbalta® Hartkapseln
Duloxetin	G 04	Yentreve®magensaftresistente Hartkapseln
Enalapril	C 09	Xanef® Tabletten
Etoricoxib	M 01	Arcoxia® Filmtabletten
Fentanyl	N 02	Actiq® Lutschtabletten

[98] Fachinformation Bayotensin® https://www.fachinfo.de

Wirkstoffname	ATC-Code	Die Lagerungsbedingungen wurden diesen Herstellerinformationen entnommen.
Folsäure	B 03	Folsäure AbZ 5 mg Tabletten
Furosemid	C 03	Lasix® Tabletten und Tabs
Glibenclamid	A 10	Glibenclamid AbZ Tabletten
Haloperidol	N 05	Haloperidol-neuraxpharm® Tabletten
Hydromorphon	N 02	Palladon Hartkapseln
Kaliumiodid	H 03	Jodetten® Henning Tabletten
Lercanidipin	C 08	Corifeo Filmtabletten
Levodopa/Benserazid	N 04	Madopar® Hartkapseln
Levothyroxin/Kaliumiodid	H 03	Jodthyrox® Tabletten
Loperamid	A 07	Imodium® Hartkapseln
Losartan	C 09	Lorzaar® Filmtabletten
Metoclopramid	A 03	Paspertin® Filmtabletten
Mirtazapin	N 06	Remergil SolTab® Schmelztabletten
Molsidomin	C 01	Corvaton® 2 mg Tabletten und Retardtabletten
Morphin	N 02	Sevredol® Filmtabletten
Naproxen	M 01	Naproxen Hexal® Tabletten
Nifedipin	C 08	Nifedipin AbZ Retardtabletten
Nitrendipin	C 08	Bayotensin® Tabletten
Pramipexol	N 04	Sifrol® Tabletten
Pravastatin	C 10	Pravastatin Hexal® Tabletten
Ranitidin	A 02	Ranitidin-ratiopharm® Filmtabletten
Risperidon	N 05	Risperdal® Filmtabletten
Tamsulosin	G 04	Prostadil® Hartkapseln
Telmisartan	C 09	Micardis® Tabletten
Valsartan	C 09	Diovan® Filmtabletten
Valsartan und HCT	C 09	CoDiovan® Filmtabletten
Venlafaxin	N 06	Trevilor® retard Hartkapseln
Xipamid	C 03	Xipagamma® 10 mg/-20 mg/-40 mg Tabletten
Zuclopenthixol	N 05	Ciatyl®-Z 20 mg/ml Tropfen

Tipp

Es gibt keine allgemeingültigen Listen mit Wirkstoffen, die in der Originalverpackung aufbewahrt werden müssen. Der Hinweis kann nur für jedes einzelne Medikament gegeben werden.
Schauen Sie auf den Umkarton, ob Sie einen Aufbewahrungshinweis lesen.
Nicht jedes Medikament ist geeignet, im Wochendispenser gestellt zu werden. Wenn sich der Wirkstoff zersetzt, gelangt zu wenig Wirkstoff in den Körper und die Wirksamkeit des Medikaments lässt nach.

In **stationären Einrichtungen** gibt es im Wesentlichen drei **Aufbewahrungsorte**: Medikamentenschrank, Kühlschrank und Betäubungsmittelschrank. In der **Häuslichkeit** sollten Arzneimittel kühl, trocken, licht- und luftgeschützt und vom Zugriff Unbefugter geschützt aufbewahrt werden. Sie dürfen nicht in der Küche oder im Badezimmerschrank gelagert werden. Feuchtigkeit führt häufig zu Wachstum von Keimen, die ihrerseits neue Krankheiten hervorrufen können.

Info: Lagertemperaturen für Medikamente

Die Angaben für die Aufbewahrungs-Bedingungen stehen außen auf der Originalpackung oder im Beipackzettel unter Punkt 5.

- **Raumtemperatur:** 15 bis 25 Grad Celsius
- **Kalt:** 8 bis 15 Grad Celsius
- **Im Kühlschrank:** 2 bis 8 Grad Celsius
- **Tiefgekühlt:** bei –18 Grad Celsius und kälter

Ein Medikament, das im Kühlschrank versehentlich gefroren ist, darf nicht mehr verwendet werden. Wenn die Temperatur über mehrere Tage zu hoch oder zu niedrig ist, muss das Arzneimittel entsorgt und durch ein neues ersetzt werden.

Die **Kühlschranktemperatur** wird täglich an einem Mini-Max-Thermometer abgelesen. Das Thermometer zeigt die in einem festgelegten Zeitraum höchste gemessene Temperatur ebenso wie die niedrigste gemessene Temperatur an. Als dritte Angabe erscheint die Temperatur zur aktuellen Ablesezeit. Dieses Vorgehen sichert die handschriftliche Dokumentation der Kühlschrank-Temperatur elektronisch ab. Wichtig ist die tägliche Bewertung, ob sich die Temperatur im erforderlichen Bereich bewegt. Wird die Temperaturmessung nicht sorgfältig ausgewertet und der Kühlschrank hält über mehrere Tage eine Temperatur über 8 Grad, müssen die darin lagernden Medikamente komplett entsorgt werden. – Im Kühlschrank werden ausschließlich Arzneimittel und keine Lebensmittel gelagert. Er wird regelmäßig abgetaut, gereinigt und desinfiziert.

Der **Betäubungsmittelschrank** ist ein stabil eingebauter Tresor. Der Schlüssel wird personenbezogen aufbewahrt. Im Betäubungsmittel-Tresor werden Medikamente gelagert, die ein besonders hohes Suchtpotential haben und deren Verkehr im Betäubungsmittelgesetz geregelt ist. Im Betäubungsmittel-Buch wird jeder Wareneingang verzeichnet. Jede einzelne, verabreichte Dosier-Einheit wird ausgetragen.

Alle sechs Monate, mindestens aber einmal jährlich kontrolliert der beliefernde Apotheker die Schränke.

Allgemeine Regeln für die Aufbewahrung

- Die Arzneimittel sind Eigentum des Patienten und werden daher nach Namen in persönliche Boxen sortiert, die in einem Medikamentenschrank stehen. Dadurch wird auch Verwechslung vermieden.
- In dieser Box sollten alle Medikamente sein, sowohl die vom Arzt verordneten als auch diejenigen aus der Selbstmedikation. Medikamente sollen nicht in »Geheimschubladen« oder versteckten Taschen liegen, auch keine Schlaftabletten, Schmerztabletten oder Abführmittel. Alles gehört an einen Ort!
- Es darf kein Medikament eines Patienten für einen anderen »ausgeliehen« werden.
- Auch in der Häuslichkeit sollte der Medikamentenschrank abschließbar sein.
- Der Medikamentenschrank muss in Einrichtungen abschließbar sein und immer abgeschlossen werden, sobald Medikamente weder einsortiert noch entnommen werden.
- Es muss eine klare Regelung geben, wer die Verantwortung für den Schlüssel übernimmt.
- Medikamente müssen vor Kindern und vor Zugriff anderer Unbefugter geschützt gelagert werden.
- Arzneimittel müssen immer zusammen mit dem Beipackzettel in ihrer Originalverpackungen aufbewahrt werden. Es dürfen keine Blister des gleichen Medikaments in einen anderen Umkarton »aufgeräumt« werden. Die Chargennummer sowie das Verfalldatum sind somit jederzeit einsehbar.
- Bei halbfesten Darreichungsformen wie Salben oder Gelen sowie bei flüssigen Darreichungsformen wie Tropfen oder Säften muss das Anbruch-Datum auf den Umkarton geschrieben werden. Nach Anbruch sind diese Produkte häufig begrenzt haltbar. Das neue Verfalldatum muss ebenfalls vermerkt werden, zum Beispiel Anbruch am 04.10.24, nach Anbruch 6 Wochen haltbar, also bis zum 15.11.24. Für die Häuslichkeit sind diese Angaben eine Empfehlung.

- Wenn Arzneimittel noch nicht verfallen sind, aber Lösungen ausflocken, Tabletten verfärbt sind oder Salben ranzig riechen, also nicht mehr der erforderlichen Qualität entsprechen, werden sie ebenfalls entsorgt.
- Sollten mehrere Packungen eines Wirkstoffs in derselben Stärke und Darreichungsform vorhanden sein, werden sie nach aufsteigendem Verfalldatum sortiert und mit einem Gummiband zusammengebunden. Es erfolgt die Entnahme nur aus der Packung, die zuerst verfällt. Erst wenn diese leer ist, wird der nächste Umkarton angebrochen.
- Kontrolle der Schränke in der Häuslichkeit auf verfallene Arzneimittel, auf Anbrüche, die nicht mehr haltbar sind, auf korrekte Lagertemperatur, ist alle 6 Monate empfohlen.[99]

Aufbewahrung in der stationären Pflege

Zusätzlich zu den allgemeinen Regeln für die Aufbewahrung gelten weitere Bestimmungen für die Lagerung von Medikamenten in der stationären Pflege. Wenn ein Bewohner Arzneimittel aus der Selbstmedikation anwenden möchte, muss der Arzt darüber informiert werden. Nach seiner Zustimmung wird das Medikament in die Pflegeplanung aufgenommen.

Jedes Arzneimittel ist Eigentum des Bewohners. Bei Lieferung ist es bereits mit dem Namen des Bewohners, dem Wohnbereich, Name und Anschrift der beliefernden Apotheke sowie Abgabedatum beschriftet. Die Kontrolle und Reinigung der Schränke werden einmal monatlich im Vier-Augen-Prinzip durchgeführt. Das bedeutet: eine Pflegefachkraft säubert und kontrolliert die Schränke. Eine zweite Pflegefachkraft kommt, wenn die erste ihre Arbeit beendet hat, um den Vorgang der Kontrolle zu überprüfen. Besondere Aufmerksamkeit erfordert die Lagerung der Bedarfsmedikation sowie deren Dokumentation (▶ Tab. 5).

Das Vorgehen ist in drei Schritten beschrieben: Medikamente, die sich in der bewohnerbezogenen Box befinden, werden auf Haltbarkeit, Verfall- und Anbruch-Daten geprüft. In der Dokumentation wird nachgesehen, ob eine individuell verordnete Indikation erfasst wurde und ob bei zwei Medikamenten bei Fieber und Schmerzen, wie Paracetamol und Metamizol, ganz genaue Indikationsstellung erfolgte: zum Beispiel Paracetamol-Gabe bei Fieber größer 38 Grad, Metamizol bei Schmerzen in der linken Hüfte. Im dritten Schritt wird beschrieben, was zu tun ist, wenn ein Bedarfsmedikament verfallen ist. Muss es neu bestellt werden? Besteht die Indikation noch? Ein Arztkontakt ist in jedem Fall notwendig. Entweder wird das Medikament neu verordnet oder abgesetzt.

Die Aufbewahrung aller Medikamente wird **dokumentiert**.

---

[99] Fries R (2018): Krankheits- und Medikamentenlehre für die Altenpflege. 7. Auflage. Elsevier, München, S. 26 ff.

Tab. 5: Kontrolle der Lagerorte durch zwei Pflegefachkräfte im Vier-Augen-Prinzip am Beispiel der Bedarfsmedikation. Praxisbeispiel aus der von der Autorin durchgeführten Weiterbildung zur Arzneimittelbeauftragten Pflegefachkraft, Februar 2020

Prüfkriterium Lagerort Bedarfsmedikation	Erfüllt JA	Nicht erfüllt	Bemer-kungen
Eine PFK ruft Bewohner in Pflegedokumentation auf & öffnet in der Stell-Liste die Bedarfsmedikation			
Die zweite PFK vergleicht mit vorhandenen Medikamenten im bewohnerbezogenen Kästchen:			
01 Ist Medikament noch verschlossen?			
02 Verfalldatum der Originalpackung?			
03 Bei Anbruch:			
Ist Anbruch-Datum auf Packung?			
04 Bei angebrochenen Lösungen & halbfesten Zubereitungen wie Salben			
Roter Aufkleber »Nach Anbruch begrenzt haltbar«, Zeit richtig ausgerechnet? Siehe oben			
05 In der Dokumentation Indikation überprüfen Ist sie individuell verordnet?			
Gibt es zwei Medikamente für eine Indikation, z.B. Paracetamol und Metamizol? Einsatzbereiche genau abgrenzen!			
Besteht die Indikation noch? Sonst Rücksprache mit Arzt, ob absetzen.			
06 In der Dokumentation Maximal-Dosierung nachrechnen, z.B. Metamizol Tabl. als Dauermedikation 4x1, wie viele Tropfen dürfen als Bedarfsmedikation dazugegeben werden?			
Bei Unsicherheiten verordnenden Arzt fragen!			
Wenn das Medikament verfallen ist			
01 Muss es neu bestellt werden?			
02 In der Dokumentation die Indikation überprüfen: Besteht die Indikation noch?			
03 Arztkontakt:			
neu bestellen oder absetzen lassen			
04 Entsorgung des verfallenen Medikaments im Restmüll Datenschutz! Verschließbare Mülltonne oder verknoteter Beutel oder ohne Etikett mit Namen des Bewohners			
Abkürzung: PFK Pflegefachkraft			
Datum:			
Unterschrift PFK 1:			
Unterschrift PFK 2:			

Entsorgung

Es gibt verschiedene Gründe für die Entsorgung eines Medikaments, das nicht mehr angewendet wird.

- Im besten Fall wird das Therapieziel erreicht und das Dauermedikament kann abgesetzt werden.
- Bedarfsmedikation ist nach Anbruch begrenzt haltbar und ist verfallen.
- Das Medikament ist noch nicht verfallen, weist aber nicht mehr die erforderliche Qualität auf. Nach Lagerung bei zu hohen Temperaturen kann es beispielsweise dazu kommen, dass sich Tabletten verfärben, Lösung ausflockt oder Zäpfchen schmelzen.
- Der Pflegekunde oder Bewohner ist verstorben.

Die richtige Entsorgung von Medikamenten wird in den einzelnen Städten und Gemeinden unterschiedlich geregelt. Die Website des Bundesinstituts für Arzneimittel und Medizinprodukte gibt die jeweiligen Informationen übersichtlich mit Piktogrammen gestaltet nach Kreisen an.[100] In vielen Fällen erfolgt die Entsorgung über den Restmüll, den Recyclinghof oder teilweise über die Apotheken.

Wichtig **Die Entsorgung von Medikamenten**

Medikamente dürfen niemals über Waschbecken oder die Toilette entsorgt werden!

Sie dürfen nicht in Wasserkreisläufe gelangen, da sie sonst an anderer Stelle als gewollt wirken und Schaden anrichten können: Zum Beispiel können Keime Resistenzen gegen Antibiotika entwickeln.

Spezielle Medikamente zur Behandlung von Krebs dürfen auf keinen Fall über den Hausmüll entsorgt werden!

4.2.3 Stellen durch Pflegefachkräfte

Das Stellen von festen Arzneiformen, die oral, also über den Mund gegeben werden, wird oft für sieben Tage durchgeführt. Zu Beginn wird der Medikationsplan oder die Stell-Liste mit den Medikamenten vor Ort verglichen. Stimmen Medikamentennamen, Dosierungen und Darreichungsformen überein?

Ideal ist es, wie in ▸ Kap. 4.2.2 dargestellt, die Tabletten in den Blistern zu belassen. Tabletten, die aus den Blistern entnommen werden, können mit Keimen aus der Um-

[100] https://www.arzneimittelentsorgung.de/home/ gibt nach Postleitzahlen geordnet Informationen über die umweltbewussten, geeigneten Entsorgungswege.

gebung kontaminiert werden oder Wirkstoffe können sich durch Kontakt, Abrieb, Sauerstoff oder Lichteinflüsse verändern. Die Entnahme aus dem Blister birgt, obwohl sie für viele Wirkstoffe erlaubt ist, zahlreiche Fehlerquellen für den Patienten. Die Wochenboxen müssen ebenfalls kühl, trocken, lichtgeschützt und verschlossen aufbewahrt werden.

Der Arbeitsplatz für das Stellen muss sauber, ruhig und hell sein. Patientenboxen und Tablettenteiler sind sauber. Aus dem Hygieneplan muss hervorgehen, was desinfiziert wird. Die Person, die stellt, trägt Einmalhandschuhe. Es muss hinsichtlich des richtigen Medikaments auf Generika-Namen, Handelsnamen und wechselnde Hersteller geachtet werden, damit keine Wirkstoffe doppelt gegeben werden.

Das Verändern von Darreichungsformen sollte möglichst vermieden werden. Wirkstoffhaltige Pflaster dürfen nie zerschnitten werden. Bevor Tabletten geteilt werden, muss fachlich überprüft werden, ob der Hersteller die Erlaubnis dafür gegeben hat. Er garantiert die korrekte Dosis und die richtige Wirkstoff-Freisetzung nur dann, wenn die Darreichungsformen nicht verändert wurden oder wenn das dosisgleiche Teilen bzw. das Teilen zur Erleichterung des Schluckens ausdrücklich in der Zulassung erlaubt ist.

Sollte ein Arzt darauf bestehen, dass Darreichungsformen verändert werden, obwohl es jedem pflegerischen, evidenzbasierten Handeln widerspricht, greift die sogenannte **Remonstrations-Pflicht**: die pflegefachlichen Bedenken hinsichtlich des ärztlichen Delegierens muss der Pflegedienstleitung mitgeteilt werden. Entweder spricht die Pflegedienstleitung daraufhin direkt mit dem Arzt, oder sie informiert Patienten, Angehörige bzw. gesetzliche Betreuer, damit sie Kontakt mit dem behandelnden Arzt aufnehmen. Der Vorgang muss genau schriftlich dokumentiert werden. Erst unmittelbar vor der der Gabe werden flüssige Arzneimittel, Brausetabletten, Schmelztabletten, Granulate und Pulver in kleinen Becherchen gestellt, die mit Deckeln verschlossen werden. Diese Darreichungsformen können besonders licht- bzw. und feuchtigkeitsempfindlich sein. Die häufig verwendete Formulierung »zeitnah« lässt offen, welches Zeitfenster gemeint ist. 2 Stunden vor der Gabe ist die Vorbereitung zu früh. Ideal ist die Vorbereitung unmittelbar, aber höchstens 30 Minuten vor der Gabe.

4.2.4 Fehler-Management

Abgesehen von Stellfehlern gibt es in diesem Bereich des Medikationsmanagements viele weitere Sicherheitslücken. Beispiele für mögliche Fehler sind:

- Die Medikamenten-Schränke sind nicht verschlossen
- Die Dokumentation der Dauer- und Bedarfsmedikation stimmt nicht mit den tatsächlich vorhandenen Vorräten überein.

- Nach Anbruch begrenzt haltbar - Anbruch- und Verfalldaten von Tropfen und Lösungen wurden nicht korrekt berechnet.
- Bei einem defekten Kühlschrank wurde die Kühlschrank-Temperatur nicht richtig dokumentiert. Es wurde nicht bemerkt, dass die Temperatur seit Tagen viel zu hoch war.
- Die Lagerung und Dokumentation von Betäubungsmitteln ist fehleranfällig. Im Alltag gibt es immer wieder neue Fragestellungen. In den Bundesländern, in denen es Amtsapotheker gibt, sind sie Ansprechpersonen, um offene Situationen zu klären.

Zunächst werden Fehler-Analysen durchgeführt und im Team besprochen (▸ Kap. 2.6). Entscheidend ist das Fehler-Management: Die Lösungs-Ideen werden in den Pflegealltag gebracht, regelmäßig evaluiert und dann gegebenenfalls ins Qualitätsmanagement übernommen.

4.3 Schritt 2: Anwendungsgebiete und Dosierung sowie Ausscheidung des Medikaments aus dem Körper mit Wirkstoff-Beispielen

Wenn es für die pflegerische Situation relevant ist, stellen sich die Fragen: »Warum wird das Medikament gegeben? Wann beginnt es zu wirken? Und wie lange hält die Wirkung an?« Die Fragen nach Indikation und Dosierung sind für den Arzt bestimmt. Die Fragen nach Wirkungseintritt und Wirkungsdauer können entweder durch Arzt oder Apotheker beantwortet werden. Erste Informationen finden sich auch im Beipackzettel. Bekannte Leber- oder Niereninsuffizienz sind medizinische Risiken. Der Arzt kann diesbezüglich zur Sicherheit gefragt werden, ob die Dosis des Medikaments bereits angepasst wurde oder nicht angepasst werden muss.

4.3.1 Klinische Eigenschaften: Anwendungsgebiet und Dosierung

Das klinische Anwendungsgebiet geht aus den Herstellerinformationen hervor. Für die jeweilige Indikation ist das Medikament vom Gesetzgeber zugelassen. Aufgrund der Diagnose und der therapeutischen Empfehlungen verordnet der Arzt das Arzneimittel. Falls Fragen zur Zuordnung eines Medikaments zu einer Diagnose auftreten, werden diese dem Arzt gestellt. Ebenso wird er gefragt, wenn eine Diagnose bekannt ist, die nicht mit Medikamenten behandelt wird.

Die Dosierung hängt von vielen Faktoren ab, unter anderem von der Diagnose, dem Geschlecht, dem Alter, der Leber- und Nierenfunktion. Die Weltgesundheitsorganisation (WHO) veröffentlicht in einer Liste zusammen mit den ATC-Codes Angaben über die mittlere Erhaltungsdosis, auch definierte Tagesdosen (DDD, defined daily doses) genannt. Falls bei der pflegefachlichen Plausibilitätsprüfung Zweifel bezüglich der Größenordnung der Dosierung aufkommen, die sich mit den Angaben des Beipackzettels nicht beheben lassen, kann der Apotheker nach den DDD und nach seiner pharmazeutischen Einschätzung gefragt werden.

Für die pflegefachliche Einschätzung ist es wichtig zu wissen, dass sich die Dosierung von manchen Medikamenten bei Nieren- oder Leberinsuffizienz verändert. Es reicht, den Arzt zur Sicherheit nochmal zu fragen, ob er die Dosierung entsprechend angepasst hat. Im jährlich neu erscheinenden »Arzneimittel pocket« lässt sich die Information für die meisten Medikamente schnell finden. DANI bedeutet, Dosisanpassung ist bei Niereninsuffizienz, DALI bedeutet, Dosisanpassung ist bei Leberinsuffizienz zu berechnen.[101] Beispiele für Medikamente, die vor allem über die Nieren oder vor allem über die Leber ausgeschieden werden, sind in Tabelle 6 zusammengestellt.

Tab. 6: Beispiele für Medikamente, die vorwiegend über die Leber oder über die Nieren ausgeschieden werden

	Vorwiegend über die Nieren ausgeschieden Q_0 0,01 bis 0,3		Etwa im gleichen Verhältnis über Nieren und Leber ausgeschieden Q_0 0,3 bis 0,7		Vorwiegend über die Leber ausgeschieden Q_0 0,7 bis 1,0	
Name der Wirkstoffe und Wert für Q_0	Amoxicillin	0,12	Apixaban	0,6	ASS	1,0
	Pregabalin	0,01	Bisoprolol	0,48	Allopurinol	0,8
	Ramipril	0,15	Candesartan	0,4	Amlodipin	0,85
			Mirtazapin	0,5	Clozapin	1,0
					Digitoxin	≥ 0,7
					Duloxetin	0,99
					L-Dopa	1,0
					Metamizol	> 0,8
					Oxycodon	0,89
					Pantoprazol	0,7
					Paracetamol	> 0,9
					Prednisolon	> 0,7
					Rivastigmin	1,0
					Tilidin	0,95
					Torasemid	0,7

Q_0: Verhältnis der Ausscheidung nicht renal zur Ausscheidung renal. Auch hier gilt: die Werte sind am Modell berechnet und verlängern sich – für jeden Menschen individuell! Daher sind die regelmäßig erhobenen Kenntnisse der Leber- und Nierenfunktion für die Dosierung der Medikamente im Alter so wichtig.

> größer als, < kleiner als

Literatur: Ruß, Arzneimittel pocket plus 2019

[101] Vgl. Ruß A (2023): Arzneimittel pocket 2024. 29. Auflage, Börm Bruckmeier Verlag, Grünwald.

Bei anhaltender Sommerhitze ist es für die Ärzte relevant zu berücksichtigen, welche Medikamente überwiegend wasserlöslich sind. Wenn der Wasserhaushalt nicht stabil ist und die pflegebedürftige Person dehydriert, kann sich der wasserlösliche Wirkstoff in der Niere anreichern und es kommt in der Folge zu Überdosierungen. Das ist besonders bei ACE-Hemmern relevant. Es kann sein, dass der Blutdruck daraufhin zu stark absinkt und es zu Schwindel und Stürzen kommen kann. Für die Maßnahmenplanung bedeutet es, bei anhaltender Hitze besonders auf die Versorgung mit Flüssigkeit der pflegebedürftigen Menschen zu achten, deren Bluthochdruck mit Diuretika und ACE-Hemmern behandelt wird.

4.4 Schritt 3: Einschätzung des medizinischen und pharmazeutischen Risikos für den älteren Menschen vor der ersten Gabe eines neuen Medikaments: Kontraindikationen und Nebenwirkungen

4.4.1 Kontraindikationen

Wenn ein Arzneimittel aufgrund von Lebensalter, Erkrankungen oder Unverträglichkeiten gegenüber dem Wirkstoff oder Hilfsstoffen nicht gegeben werden darf, spricht man von Gegenanzeigen oder **Kontraindikationen**. Kontra heißt »gegen«, etwas spricht gegen die Anwendung, es handelt sich um eine Anwendungsbeschränkung. Beispiele für Hilfsstoffe, die nicht vertragen werden, sind Zucker, Lactose oder Alkohol. – Nun folgen je ein Absatz über Anwendungsbeschränkungen für Medikamente im Alter und ein Abschnitt über Missbrauch und Abhängigkeitserkrankungen.

Anwendung im Alter (Priscus-Liste)

In der **Priscus-Liste** sind Medikamente aufgeführt, deren **Anwendung im Alter** als potentiell ungeeignet eingestuft wird.[102] Dabei werden, wenn möglich, Dosierungen und Dauer der Anwendung angegeben, an die die Risiko-Einschätzung gebunden ist. Wenn die Medikamente dennoch verordnet werden müssen, gibt es in der Liste Hinweise zur geeigneten Therapiebeobachtung. Aufgebaut ist die Liste für Fachpersonen im Gesundheitswesen nach den **therapeutischen Gruppen der ATC-Codes**.

[102] Mann NK, Mathes T, Sönnichsen A et. al. (2023): Potentially inadequate medications in the elderly: PRISCUS 2.0 – first update of the PRISCUS list. In: Dtsch Arztebl Int Jahrgang 120, S. 3–10. https://www.priscus2-0.de

Das Bundesministerium für Bildung und Forschung hat 2023 für Patient*innen, Zu- und Angehörige eine großformatige, 56-seitige, fachjournalistisch aufbereitete und reich bebilderte Broschüre zum Thema »Medikamente im Alter – Welche Wirkstoffe sind ungeeignet?« auf der Basis der Priscus-Liste veröffentlicht. Sie ist **nach Krankheitsbildern** gegliedert.[103] Das Ziel dieser Broschüre ist es, die Informationen der Priscus-Liste für alle Menschen – Betroffene, Angehörige und Fachleute – zugänglich zu machen, damit sie miteinander ins Gespräch kommen können. Wichtig ist der Aspekt, wie schnell sich die Rollen verändern können: Fachleute können zu Angehörigen oder Betroffenen werden. Die Broschüre unterstützt die Fähigkeit, sich in die Perspektive der Betroffenen hineinzuversetzen.

Tipp

Fragen Sie nach Therapieziel und Anwendungsdauer!
Wenn Sie ein Medikament auf der Stell-Liste oder im Medikationsplan sehen, das auch auf der Priscus-Liste geführt ist, können Sie für einige dieser Wirkstoffe in ▶ Kap. 5 ein wesentliches pharmazeutisches Risiko nachlesen.
Dann fragen Sie den verordnenden Arzt, worauf Sie bei der Beobachtung besonders achten sollen, was das Therapieziel ist und wie lange es voraussichtlich gegeben werden soll.

Alkohol-, Substanz- und Medikamenten-Missbrauch

Eine weitere Kontraindikation ist der **Alkohol-, Substanz- und Medikamenten-Missbrauch**. Er führt ebenfalls zu Anwendungsbeschränkungen vieler Medikamente. Es werden Risikokonsum, Missbrauch und Abhängigkeit unterschieden:[104]

- Werden durch den Gebrauch schädliche Konsequenzen für die seelische bzw. körperliche Gesundheit erwartet, spricht man von Risikokonsum.
- Von schädlichem Gebrauch oder Missbrauch spricht man, wenn gesundheitlicher oder seelischer Schaden bereits eingetreten ist.
- Bei Abhängigkeitserkrankungen können die Betroffenen nicht mehr steuern, wann sie welche Mengen der Substanzen zu sich nehmen, die die Psyche beeinflussen.

In Verbindung mit Medikamenten, die über die Leber abgebaut werden (▶ Tab. 6) oder die am Nervensystem wirken (▶ Tabellen 29 bis 33), können Wechselwirkungen auf-

[103] Bundesministerium für Bildung und Forschung (BMBF), Referat für globale und öffentliche Gesundheit (2023): Medikamente im Alter – Welche Wirkstoffe sind ungeeignet? Fachinformation des BMBF. https://www.bmbf.de/SharedDocs/Publikationen/de/bmbf/6/30751_Medikamente_im_Alter.html
[104] Vgl. Perrar et al., S. 230

treten. Auch gibt es Medikamente, die Alkohol enthalten. Sie dürfen bei Missbrauch oder Abhängigkeit nicht gegeben werden.

Abhängigkeitserkrankungen werden oft übersehen, da sie verheimlicht und tabuisiert werden. Auch lässt sich verändertes Verhalten nicht immer eindeutig dem normalen Alterungsprozess, einer anderen Erkrankung oder einer Abhängigkeitserkrankung zuordnen.[105]

4.4.2 Nebenwirkungen

Medikamente, die gut wirken, haben meistens auch unerwünschte Wirkungen. Wenn ein Arzneistoff bei bestimmungsgemäßem Gebrauch Körperfunktionen beeinflusst, die nicht zur beabsichtigten Wirkung beitragen, spricht man von Nebenwirkung. Oft sind sie dosisabhängig, beeinflusst von der Dauer der Einnahme und spezifisch für einen bestimmten Arzneistoff. Die Verträglichkeit kann bei verschiedenen Darreichungsformen variieren. Bei Multimedikation werden Nebenwirkungen häufig als neue Erkrankungen wahrgenommen. Ihre Behandlung kann in der Folge zu Verordnungskaskaden führen. In ▶ Kap. 4.7 werden zwei Assessment-Bögen vorgestellt, mit denen Nebenwirkungen beobachtet werden können. Es geht immer um die Frage, ob ein neu auftretendes Phänomen im Zusammenhang mit der Medikamentengabe stehen kann. Auf der Basis dieser Vermutungen können Arzt und Apotheker weiterführende Fragen gestellt werden. Besteht der konkrete Verdacht einer Nebenwirkung, muss der Arzt unverzüglich informiert werden.

Nebenwirkungen werden in den Herstellerangaben nach Häufigkeit eingeteilt (▶ Tab. 7).[106]

Bewegungsapparat

Medikamente aus den verschiedensten therapeutischen Gruppen können die Sturzgefahr erhöhen. Die Einnahme von Medikamenten mit anticholinerger Belastung kann zu vermehrten Stürzen führen, ebenso Medikamente, die auf den Dopaminstoffwechsel wirken und extrapyramidale Störungen auslösen können. Unterzuckerung sowie zu niedriger Blutdruck können infolge von Medikamentengabe auftreten und zu Stürzen führen. Auch verschwommenes Sehen nach Gabe von Augentropfen oder Augensalben sowie als Folge der anticholinergen Belastung muss bei der Sturzprophylaxe berücksichtigt werden. Schwindel oder anhaltende Müdigkeit nach der Gabe von zentralwirksamen Arzneimitteln führt zu Gangunsicherheit. In Tabelle 8 sind einige Beispiele mit Begründungen zusammengefasst.

[105] Vgl. Höwler, S. 230
[106] https://www.fachinfo.de

Tab. 7: Definition der Häufigkeit von Nebenwirkungen

Häufigkeit	Bedeutung
Sehr häufig	Mindestens 1 oder mehr als 1 von 10 Personen
Häufig	Weniger als 1 von 10 und mehr als 1 von 100 Personen
Gelegentlich	Weniger als 1 von 100 und mindestens 1 von 1000 Personen
Selten	Weniger als 1 von 1000 und mindestens 1 von 10.000 Personen
Sehr selten	Weniger als 1 von 10.000 Personen
Nicht bekannt	Es liegen nicht genügend Daten vor, um die Häufigkeit abzuschätzen.

Tab. 8: Beispiele für Medikamente, die das Sturz-Risiko erhöhen, alphabetisch nach ATC-Codes

ATC-Code	Therapeutische Gruppe oder Wirkstoff	Begründung, Bemerkungen
	Medikamente mit anticholinerger Belastung	Tabelle 10 (▶ S. 127), Tabellen 5.1 bis 5.11 in ▶ Kap. 5
A 03	Metoclopramid	Extrapyramidale Störungen
A 10	Orale Antidiabetika	Hypoglykämie
C 01*	Nitrate und andere Gefäß-erweiternde Medikamente	Plötzlich abfallender Blutdruck
C 02, C 03, C 07, C 08, C 09	Antihypertensiva	Hypotonie
N 02	Opioid-Analgetika	Schwindel
N 02 BG	Nabiximols	Müdigkeit, Schwindelanfälle, verschwommenes Sehen**
N 05 A	Neuroleptika	Gestörte Bewegungskoordination
N 05 B	Tranquilizer/Benzodiazepine	Hangover, Morgenschläfrigkeit
N 06 A	Antidepressiva	Schwindel
S	Augentropfen, Augensalben	Störung des Sehvermögens

* Wehling S. 285
Jaehde U, Hanke F, Demgenski M (2008): Mehr Überblick trotz Polymedikation. In: Pharmazeutische Zeitung, 153. Jahrgang, Heft 21, 2008. S. 14–24.

** Strehl E (2019): Aufmerksamkeit und Sehkraft vermindernde Arzneimittel. Formulierungshilfe für Vorträge im Rahmen der regelmäßigen Unterweisung des Pflegepersonals nach Versorgungsvertrag. Govi Verlag Eschborn, S. 5.

Nervensystem

Am Nervensystem kann es sowohl zu neurologischen als auch psychiatrischen Phänomenen als Folge unerwünschter Medikamentenwirkungen kommen. Zu den **neurologischen Phänomenen** zählen Schwindel, gestörte Bewegungskoordination und Gleichgewichtsprobleme.

Etliche **psychiatrische Phänomene** können Folge der Anwendung von Medikamenten sein, wie Verwirrtheit, Delir, Schlafstörungen und Halluzinationen (▶ Tab. 9). Medikamente, die eine anticholinerge Belastung mit sich bringen, können in der Folge dazu beitragen, ein Delir zu entwickeln (▶ Tab. 10).

Tab. 9: Beispiele für Medikamente, die ein Delir auslösen können*

ATC-Code	Therapeutische Gruppe	Wirkstoff-Beispiele
	Medikamente mit anticholinerger Belastung	Tabelle 10 (▶ S. 127)
C 01	Digitoxin	
N 02	Opioide	
N 04	Parkinson-Medikamente	Amantadin, L-Dopa
N 05	Neuroleptika	Promethazin, Zuclopenthixol
N 05 AN	Lithium	
N 05 B	Benzodiazepine	
N 06	Antidepressiva	Amitriptylin
R 03	Theophyllin	

* Wehling, S. 293

Die Ursachen der anticholinergen Belastung werden in ▶ Kap. 1, Altern und Nervensystem, erläutert. An dieser Stelle werden in Tabelle 10 bespielhaft Medikamente aufgeführt, die diese komplexe Nebenwirkung hervorrufen können. Bei Polypharmazie ist das Risiko besonders groß. In ▶ Kap. 4.7.5 wird beschrieben, wie die anticholinerge Belastung beobachtet werden kann. In ▶ Kap. 4.7.7 wird der Einfluss anhaltender Sommerhitze auf diesen Risikofaktor diskutiert.

Tab. 10: Beispiele für Medikamente mit anticholinerger Belastung (ACB) nach der Münchner Liste* – ACB ist dosisabhängig und kann sich verstärken, sobald zwei oder mehr Medikamente mit ACB gegeben werden!

ACB 1: gering	ACB 2: mittel	ACB 3: schwer
Atenolol	Amantadin	Amitriptylin
Bisacodyl	Carbamazepin	Clozapin
Captopril	Haloperidol	Dimenhydrinat
Celecoxib	Loperamid	Doxepin
Cetirizin	Opipramol	Scopolamin
Citalopram	Quetiapin	Trospiumchlorid
Clindamycin	Ranitidin	
Codein	Theophyllin	
Desloratadin	Tramadol	
Diazepam		
Digitoxin		
Dimetinden		
Fentanyl		
Fluoxetin		
Isosorbiddinitrat		
Isosorbidmononitrat		
Levocetirizin		
Levodopa		
Lithium		
Loratadin		
Lorazepam		
Metformin		
Methotrexat		
Metoclopramid		
Metoprolol		
Mirtazapin		
Morphin		
Nifedipin		
Oxycodon		
Pramipexol		
Prednisolon		
Promethazin		
Risperidon		
Rotigotin		
Sertralin		
Tiotropium inh.		
Venlafaxin		

* Kiesel (2019) und Kiesel (2018)

Es gibt Arzneimittel, die die Aufmerksamkeit vermindern oder deren Einnahme zu Missbrauch und Abhängigkeit führen kann.[107] Viele Medikamente beeinträchtigen die Fahrtüchtigkeit. Demenz kann durch manche Medikamente ausgelöst werden, zum Beispiel durch Ciprofloxacin (J 01 M), wobei der Autor vor allem »den schmalen Grad zwischen Delir und Demenz« diskutiert[108].

Es gibt Arzneimittel, die die **Sinne** beeinträchtigen:

- Sehschärfe vermindernd wirkt sich die Gabe von Augentropfen und Augensalben aus. Auch innerlich eingenommene Medikamente können Sehkraft vermindern oder andere Sehstörungen verursachen, zum Beispiel Naproxen (M 01), Statine (C 10) und Alendronsäure (M 05)[109]
- Am Ohr ototoxisch wirkende Medikamente können zu einer Störung des Gleichgewichtssinns führen.

Herz-Kreislauf-System

Am **Herz-Kreislauf-System** kann unter anderem **Hypotonie** als unerwünschte Medikamentenwirkung auftreten, die sich als Schwindel äußern kann, ebenso wie neue Ödeme, Synkopen oder Symptome des allergischen Schocks.

Die sogenannte **QT-Zeit-Verlängerung**, die zunächst nur im Elektrokardiogramm (EKG) sichtbar ist, kann zu schweren Herzrhythmusstörungen führen. Diese Entwicklung hängt von verschiedenen Faktoren ab: In erster Linie kommt es darauf an, ob eine Veranlagung dazu familiär vererbt ist. Das Risiko vergrößert sich, wenn ein oder mehrere Medikamente mit dieser Eigenschaft gleichzeitig verabreicht werden (▸ Tab. 11).

Die **Agranulozytose** ist eine sehr seltene, dann aber bedrohliche Nebenwirkung, die mit einem schweren Mangel an Granulozyten einhergeht. Das Risiko, sie zu entwickeln, verstärkt sich, wenn mehrere Medikamente gegeben werden, die diese Eigenschaft mit sich bringen (▸ Tab. 12).

Atmungssystem

Am **Atmungssystem** kann es zu Nasenbluten oder Husten, der zum Beispiel sehr häufig durch ACE-Hemmer (C 09) ausgelöst wird, kommen.

---

[107] Vgl. Strehl

[108] Vogt H (2017): Arzneimittel: Demenz als Folge der Therapie. In: Dtsch Arzteblatt 2017; 114(12):B-498-502

[109] Strehl 2019, S. 9

Tab. 11: Beispiele für Medikamente, die zu QT-Zeit-Verlängerung im EKG führen

ATC-Code	Therapeutische Gruppe	Wirkstoff-Beispiele
A 03	Funktionelle Störungen des Magen-Darm-Trakts	Metoclopramid
A 04	Antihistaminika	Dimenhydrinat
C 01		Amiodaron
J 01 M	Fluorchinolone	Ciprofloxacin
N 04		Amantadin
N 05	Neuroleptika	Pipamperon, Quetiapin
N 06	Antidepressiva	Citalopram

* Baum, Hempel, S. 104, 105
https://crediblemeds.org

Tab. 12: Beispiele für Medikamente, die zu teilweise lebensbedrohlichen Veränderungen der Blutzellen führen können*

ATC-Code	Wirkstoff-Beispiel	Bemerkungen
J 01	Clindamycin	Agranulozytose
J 05	Aciclovir	Thrombozytopenie, Leukopenie**
L 01	Methotrexat	Thrombozytopenie, Leukozytopenie***
N 02	Metamizol	Agranulozytose
N 05	Clozapin	Agranulozytose
N 05	Quetiapin	Agranulozytose
N 06	Citalopram	Thrombozytopenie

* www.fachinfo.de, den Herstellerinformationen der hier untersuchten Fertigarzneimitteln entnommen
** Fachinfo Aciclovir ratiopharm
*** Fachinfo von Lantarel

Verdauungssystem

Mundtrockenheit, Geschmacksstörungen, Schluckbeschwerden, Geruchsstörungen, Durchfall, Verstopfung, Übelkeit, Erbrechen, Unterzuckerung und gastrointestinale Blutungen kommen am **Verdauungstrakt** vor. Für viele pflegebedürftige Menschen duftet und schmeckt das Essen nach Einnahme ihrer Medikamente nicht mehr (▶ Tabelle 13, S. 276 im Anhang).

Tab. 13: Essen, das weder duftet noch schmeckt (Auszug – Die vollständige Tabelle befindet sich im Anhang)

Kann die Ursache eines neu auftretenden Problems Folge der Arzneimitteltherapie sein? Mögliche Auswirkungen der Arzneimitteltherapie auf das Ernährungsmanagement

ATC-Code	Wirkstoff	Unerwünschte Wirkungen auf das Nervensystem mit Bezug zum Ernährungsmanagement Mundtrockenheit Geschmack verändert Geruch verändert	Unerwünschte Wirkungen auf das Verdauungssystem Erbrechen, Übelkeit Durchfall, Verstopfung GI-Blutungen
A 10	Metformin	Häufig metallischer Geschmack	Sehr häufig zu Therapiebeginn: Erbrechen und Übelkeit, Durchfall
M 01	Ibuprofen	/	Sehr häufig Erbrechen, Übelkeit, Durchfall, Verstopfung Häufig GI-Blutungen
N 02 A	Morphin	Mundtrockenheit Häufig Geschmacksveränderungen	Zu Beginn Erbrechen, im Verlauf appetitlos Sehr häufig Verstopfung
N 02 B	Metamizol	/	Häufigkeit nicht bekannt: GI-Blutungen
N 05	Zopiclon	Häufig Mundtrockenheit und bitterer Geschmack	Gelegentlich Übelkeit Selten Erbrechen Selten Durchfall

Erläuterungen:

ATC-Code siehe ▶ Kap. 2.1 und ▶ Kap. 5
Häufigkeitsangaben für Nebenwirkungen siehe ▶ Kap. 4.4.2, ▶ Tab. 7

GI-Blutungen: Blutungen im Gastrointestional-Trakt, Magen- bzw. Darmblutungen

/ Keine bekannt

In der Folge kann es zu Mangelernährung kommen. Die Therapie mit Medikamenten hat große Bedeutung für Ernährungsmanagement und Mundgesundheit. Polypharmazie ist ein Risikofaktor für Mangelernährung!

Harnwegssystem

Am **Harnwegssystem** haben Störungen des Wasser- und Elektrolythaushalts besonders komplexe Auswirkungen auf das Befinden des pflegebedürftigen Menschen. Besteht ein Überschuss oder ein Mangel an Salzen (Elektrolyten) im Körper, spricht man von Elektrolytstörungen. Sie können viele Ursachen haben, »Zu viel« wird mit der Vorsilbe »Hyper-« gekennzeichnet, zu wenig mit der Vorsilbe »Hypo-«.
Der Normalwert von Natrium im Blutplasma beträgt 132 bis 146 mmol/l.

- Bei einer Hypernatriämie steigt der Natriumgehalt im Serum auf mehr als 155 mmol/l.
- Bei einer Hyponatriämie sinkt der Natriumgehalt auf unter 130 mmol/l.

Der Normalwert von Kalium in Blutplasma beträgt 3,5 bis 5,1 Millimol pro Liter (mmol/l). Der Wert ist so niedrig, da sich der größte Teil des Kaliums in den Zellen befindet.

- Bei einer Hyperkaliämie steigt das Serum Kalium auf Werte größer als 5,8 mmol/l an.
- Wenn das Serumkalium unter 3,2 mmol/l fällt, spricht man von Hypokaliämie.

Beispiele für Medikamente, die den **Natrium**-Gehalt im Blut beeinflussen, werden in Tabelle 14 zusammengestellt. Beispiele für Medikamente, die den **Kalium**-Haushalt beeinflussen, werden in Tabelle 15 aufgeführt.

Tab. 14: Beispiele für Medikamente, die auf Natrium wirken und zur Hyponatriämie führen können*

ATC-Code	Wirkstoff
A 06	Natriumpicosulfat
C 03	Torasemid
	Furosemid
	Hydrochlorothiazid
C 09 A	Captopril u.a.
C 09 C	Candesartan u.a.
L 01	Methotrexat
M 01	Diclofenac
	Ibuprofen
N 05	Haloperidol
N 06 AB	Citalopram u.a.

* Wünsche, F. (2017): Hyponatriämie – Natrium und Wasser im Ungleichgewicht. Pharmazeutische Zeitung 162. Jhg, Heft 49, S. 34-41

Tab. 15: **Beispiele für Medikamente, die auf Kalium wirken***

Medikamente, die zu Hypokaliämie führen können		Medikamente, die zu Hyperkaliämie führen können	
ATC-Code	**Wirkstoff**	**Wirkstoff**	**ATC-Code**
A 06	Natriumpicosulfat	Spironolacton	C 03
	Bisacodyl**	Captopril u. a.	C 09 A
C 03	Torasemid	Candesartan u. a.	C 09 C
	Furosemid	Diclofenac	M 01
	Hydrochlorothiazid	Ibuprofen	
H 02	Glucocorticoide		
J 01 C	Amoxicillin		
R 03	Theophyllin		

* Baum & Hempel, S. 108
** Bei Laxantien-Missbrauch, siehe Fachinfo Dulcolax®

Werden mehrere Medikamente eingenommen, die den Wasser- und Salzhaushalt beeinflussen, kann es zu Wechselwirkungen bei den Elektrolytstörungen kommen (▶ Kap. 4.5.1). Wie die Auswirkungen von Elektrolytstörungen in der täglichen Pflege, auch bei Sommerhitze, beobachtet werden können, wird in ▶ Kap. 4.7.7 beschrieben.

4.5 Schritt 4: Einschätzung des möglichen pharmazeutischen Risikos durch Polypharmazie für den älteren Menschen

4.5.1 Wechselwirkungen, beschrieben anhand der Körpersysteme

Wenn zwei oder mehr Medikamente eingenommen werden, die sich bei bestimmungsgemäßem Gebrauch gegenseitig außerhalb der gewünschten Wirkung beeinflussen, spricht man von Wechselwirkung. Die Risiko-Abschätzung der Interaktionen ist vom Wirkstoff her betrachtet pharmazeutisches Spezialgebiet. Diese Informationen werden dann durch den Arzt zur Einschätzung des medizinischen Risikos angewendet. Nachfolgend werden einige Beispiele für Wechselwirkungen anhand der Körpersysteme beschrieben.

Knochensystem

Alendronsäure (M 05) bildet mit mehrwertigen Kationen wie Calcium, Eisen-II-Ionen (B 03), Magnesium (A 12) oder Zink Komplexe, so dass nicht genug Wirkstoff frei verfügbar ist. Es kommt zu Unterdosierungen. Daher muss ein mindestens zweistündiger zeitlicher Abstand zwischen den Einnahmen eingehalten werden.[110]

Pantoprazol (A 02) und andere Protonenpumpenhemmer beeinflussen die **Aufnahme von Magnesium** und damit den Knochenstoffwechsel. Das kann das Fortschreiten einer bereits bestehenden Osteoporose begünstigen.

Nervensystem

Alkohol verstärkt Wirkungen sowie unerwünschte Wirkungen zentral wirksamen Arzneineimittel (N), zum Beispiel Codein, Duloxetin, Fentanyl, Gabapentin, Hydromorphon, Morphin, Nabiximols, Oxycodon, Pregabalin, Scopolamin, Tilidin und Tramadol. Bei zunehmender Schläfrigkeit ist das Reaktionsvermögen eingeschränkt. Die Eigenschaft von Alkohol als Lösungsmittel kann darüber hinaus zu ungewollter und zu schneller Wirkstoff-Freisetzung bei Retard-Arzneimitteln führen. Dieses ist vor allem bei retardierten Opiaten zu beachten.[111]

Im Zusammenhang mit den Botenstoffen Serotonin, Dopamin und Acetylcholin kann es zu komplexen Wechselwirkungen kommen. Das Serotonin-Syndrom kann zum Beispiel bei gleichzeitiger Gabe von Citalopram und Metoclopramid (A 04) oder Citalopram (N 06) und Fentanyl (N 02) auftreten. Die anticholinerge Belastung ist bei der Gabe mehrerer Medikamente mit diesen Eigenschaften erhöht (▸ Tab. 10).

Hormonsystem

Calcium, Eisen-II-Ion, Magnesium oder Zink bilden auch Komplexe mit Levothyroxin (H 03), Bei den Einnahmezeiten müssen mindestens zwei Stunden zeitlicher Abstand eingehalten werden.

Lymphatisches System

Auch mit Doxycylin (J 01 A) und Ciprofloxacin (J 01 M) bilden Calcium, Eisen-II-Ion, Magnesium oder Zink Komplexe. Weniger Wirkstoff ist frei verfügbar und es kommt zu Wirkverlust. Daher wird empfohlen, die Medikamente um mindestens zwei Stunden versetzt einzunehmen.

---

[110] Baum, Hempel, S. 106

[111] Weitschies W, Mehnert W (2014): Arzneimittelwechselwirkungen mit der Nahrung. Einnahme vor, mit oder nach der Mahlzeit? Govi Verlag, Eschborn, S. 39.

Herz-Kreislauf-System

1. **Triple Whammy** wird die Wechselwirkung genannt, wenn zu einer bestehenden Therapie des Bluthochdrucks mit ACE-Hemmern (C 09) und Diuretika (C 03) über einen längeren Zeitraum nichtsteroidale Antirheumatika (M 01) eingenommen werden. Die Kombination kann zu einer Verschlechterung der Nierenfunktion bis zum akuten Nierenversagen führen.[112]
2. Die Kombination von Medikamenten, die **Kalium** aus dem Körper ausschwemmen (▸ Tab. 15) mit **Digitoxin** (C 01) kann zu Bradykardie bis hin zum Herzstillstand führen: Bei Kaliummangel wird der Herzmuskel für Digitoxin sensibilisiert, auch wenn die Digitoxin-Konzentration im therapeutischen Bereich liegt.[113] Es kommt zu einer Wirkungsverstärkung von Digitoxin.
3. Die Kombination von Medikamenten, die die **Blutgerinnung** beeinflussen (B 01) mit Medikamenten, die zu gastrointestinalen Blutungen führen können: Steroide (H 02), Nichtsteroidale Antirheumatika (M 01) und einige Antidepressiva (N 06 AB) führt zu gesteigertem Risiko von Blutungen im Magen-Darm-Trakt.
4. Die Kombination von mehreren Medikamenten, die die **QT-Zeit verlängern** können (▸ Tab. 11) steigert das Risiko, eine besonders gefährliche Art von Herzrhythmusstörungen zu entwickeln.
5. Die Kombination von mehreren Medikamenten, die zu Veränderungen der Blutzellen führen können (▸ Tab. 12) kann zu einem gesteigerten Risiko des Auftretens einer **Agranulozytose** führen.

Verdauungssystem

Acetylsalicylsäure[114], Diclofenac, Etoricoxib, Ibuprofen und Naproxen[115] zählen zu den Cox-Inhibitoren. Chronischer Alkoholkonsum erhöht das Risiko für gastrointestinale Blutungen. In Kombination mit den genannten Wirkstoffen ist das Blutungsrisiko deutlich erhöht.[116]

Leber

1. Viele Medikamente werden in der Leber verstoffwechselt. Dazu werden bestimmte körpereigene Reaktionsbeschleuniger (Enzyme) gebraucht. Eine Enzym-Familie heißt **CYP 3 A4**. Medikament A ist bereits im Körper und verbindet sich mit den Enzymen. Wenn Medikament B hinzukommt, ist weniger Enzym vorhanden. Der Abbau von Medikament B verläuft verlangsamt. Medikament B reichert sich im

---

[112] Oswald S (2019): Gecheckt – Triple Whammy. Interaktionen erkennen und vermeiden. In: DAZ 2019, Nr. 36, S. 37, www.deutsche-apotheker-zeitung.de
[113] www.fachinfo.de von Digitoxin AWD
[114] N 02
[115] Alle anderen M 01
[116] Smollich M, Podlogar J (2016): Wechselwirkungen zwischen Arzneimitteln und Nahrungsmitteln. Deutscher Apotheker Verlag, Stuttgart, S. 44.

Körper an. Es kommt zur Verstärkung der Wirkungen und unerwünschten Wirkungen im Körper (▶ Tab. 16).

- Beispiel: Fentanyl darf nicht zusammen mit Grapefruitsaft gegeben werden, da sowohl Fentanyl als auch Grapefruit auf demselben Weg in der Leber abgebaut werden. Grapefruit vermindert die Aktivität der Enzyme oder Reaktionsbeschleuniger, die für den Abbau von Fentanyl zuständig sind. Es kann zu einer Anreicherung des Wirkstoffs im Körper kommen. Eine mögliche Überdosierung kann sich in Müdigkeit, Gangstörungen, verlangsamter geistiger Aktivität oder verlangsamter, flacher Atmung zeigen.

2. **Chronischer Alkoholkonsum** kann zu Leberschädigungen führen, die wiederum einen veränderten Abbau von Arzneimitteln nach sich ziehen. Das ist vor allem bei Paracetamol von Bedeutung.

Tab. 16: Konkurrenzreaktionen in der Leber, Beispiele für eine »Enzym-Familie« (CYP 3 A4) und für beteiligte Medikamente*

Medikament A reagiert mit Enzym und vermindert Enzymaktivität.		Medikament B konkurriert mit Medikament A. Es ist nicht genug Enzym vorhanden, um Medikament B abzubauen. Es reichert sich im Körper an.	
ATC-Code	**Medikament A**	**Medikament B**	**ATC-Code**
C 01	Amiodaron	Amlodipin	C 08
C 08	Verapamil	Apixaban	B 01
J 01 M	Ciprofloxacin	Atorvastatin	C 10
J 02	Fluconazol	Buprenorphin	N 02
		Carbamazepin	N 03
	GRAPEFRUIT SAFT	Dabigatran	B 01
		Digitoxin	C 01
		Fentanyl	N 02
		Lercanidipin	C 08
		Mirtazapin	N 06
		Nifedipin	C 08
		Nitrendipin	C 08
		Oxycodon	N 02
		Phenprocoumon	B 01

Medikament A reagiert mit Enzym und vermindert Enzymaktivität.		Medikament B konkurriert mit Medikament A. Es ist nicht genug Enzym vorhanden, um Medikament B abzubauen. Es reichert sich im Körper an.	
ATC-Code	**Medikament A**	**Medikament B**	**ATC-Code**
		Quetiapin	N 05
		Risperidon	N 05
		Rivaroxaban	B 01
		Salmeterol	R 03
		Simvastatin	C 10
		Tamsulosin	G 04
		Theophyllin	R 03
		Venlafaxin	N 06
		Zolpidem	N 05
		Zopiclon	N 05
		Zuclopenthixol	N 05

* Smollich, Scheel, Innenseite des Umschlags

Harnwegssystem, Elektrolyt- und Wasserhaushalt

Werden mehrere Medikamente gegeben, die den Wasser- und Elektrolythaushalt beeinflussen und in Tabellen 14 und 15 zusammengestellt sind, kann es zu lebensbedrohlichen Wechselwirkungen kommen. Im Beispiel eines Bewohners mit Polypharmazie (▶ Kap. 6.1) werden die Zusammenhänge besonders deutlich.

4.5.2 Erklärung der AMTS-Ampel

Von 2012 bis 2015 wurde vom Bundesgesundheitsministerium eine Studie in Auftrag gegeben, die die **A**rznei**M**itteltherapiesicherheit bei **P**atienten in Einrichtungen der **L**angzeitpflege untersuchte.[117] Die daraus resultierende AMTS-AMPEL-Karte bietet Ärzten und Apothekern die Möglichkeit, eine erste Risiko-Einschätzung bei Polypharmazie vorzunehmen.

[117] Vgl. Thürmann. Die AMTS-Karte als pdf-Datei unter https://www.amts-ampel.de/fileadmin/img/downloads/AMTS-Karte_final.pdf Letzter Zugriff am 19.07.2024

GELB sind Hinweise auf Phänomene unterlegt, die möglicherweise durch Medikamente hervorgerufen werden können. Dazu zählen an erster Stelle **starke und anhaltende Sedierung** infolge der Gabe von Tranquillantien (N 05 B)[118] sowie **Sturzgefahr**, die nach der Gabe von Antihypertensiva[119], Antidepressiva (N 06 A)[120] auftreten können. Auch einige Medikamente bei Schmerzen zählen dazu (M 01, N 02 A)[121].

Das Auftreten von **Kognitionsstörungen** wie Delir, Somnolenz und Demenz kann beispielsweise durch Benzodiazepine (N 05 B), einige Antidepressiva (N 06 AA) und Neuroleptika (N 05 A) begünstigt werden.

Am **Verdauungssystem** können unter anderem Übelkeit, Erbrechen, Magenschmerzen und Verstopfung im Zusammenhang mit der Einnahme von Herzglykosiden (C 01 A), Antibiotika (J 01) und einigen Medikamente bei Schmerzen (M 01, N 02 A, N 02 B) auftreten.

In der Signalfarbe **ROT** sind Arzneimittel mit **hohem Nebenwirkungsrisiko** aufgelistet, die **möglichst vermieden** werden sollte oder wenn, dann nur in sehr niedriger Dosierung gegeben werden sollten. Dazu zählt unter anderem die langfristige Gabe von Metoclopramid (A 03) wegen der parkinson-ähnlichen Bewegungsstörungen sowie die Gabe von trizyklischen Antidepressiva (N 06 AB)[122] wegen anticholinerger Belastung, starkem Blutdruckabfall (Orthostase) und Sturzgefahr.

Am wichtigsten ist der Hinweis auf sich steigernde Risiken bei Polypharmazie: Die **parallele Gabe** von **zwei** oder mehr Neuroleptika (N 05 A)[123] oder von **drei** oder mehr Psychopharmaka, Oberbegriff für Neuroleptika (N 05) und Antidepressiva (N 06) sollte unbedingt vermieden werden!

In **ORANGE** werden aus pharmazeutischer und medizinischer Sicht Empfehlungen für **besondere Therapie-Beobachtungen** bei bestimmten Medikamenten gegeben. Mit Nutzung der AMTS-Ampel wird der Arzt besonders drauf hingewiesen, nach welchen Beobachtungen er die Pflegefachkraft fragen sollte. Parallel dazu bedeutet es für die Maßnahmenplanung, nachfolgende Risiken besonders zu berücksichtigen:

- Bei Risperidon (N 05 A) sollte auf mögliche Verwirrtheit, parkinson-ähnliche Bewegungsstörungen verbunden mit erhöhtem Sturzrisiko sowie einem erhöhten Thromboserisiko (Wechselwirkung mit Furosemid) geachtet werden.

---

[118] Der Ausdruck in Klammern ist der ATC-Code der therapeutischen Gruppe. Die zu der therapeutischen Gruppe gehörenden Wirkstoffe sind in Kap. 5 aufgeführt.
[119] Zu Antihypertensiva zählen Diuretika (C 03), Betablocker (C 07), Calciumantagonisten (C 08), ACE-Hemmern (C 09) und Sartane (C 09).
[120] N 06 A: Doxepin, Opipramol, Citalopram, Duloxetin, Mirtazapin und andere
[121] Beispiele für M 01: Diclofenac, Ibuprofen, Etoricoxib; N 02 A: Fentanyl, Morphin
[122] Beispiele für N 06 AB: Citalopram, Fluoxetin, Sertralin
[123] Beispiele für N 05 A: Melperon, Zuclopenthixol, Clozapin, Quetiapin, Risperidon

- Bei Mirtazapin (N 06 AX) werden aufgrund der Risiken von Orthostase und Sedierung Sturzprotokolle empfohlen.
- Digitoxin (C 01 A) ist ein Wirkstoff mit geringer therapeutischer Breite: Der Spielraum zwischen der für die gewünschte Wirkung notwendige Dosis und der Dosis, bei der Vergiftungszeichen einsetzen, ist sehr klein. Vergiftungsanzeichen, auf die geachtet werden sollten, sind Übelkeit, Erbrechen, Herzrhythmusstörungen und Verwirrtheit.
- Bei nichtsteroidalen Antirheumatika (M 01) sollte der Arzt die Pflegefachkräfte nach Zeichen gastrointestinaler Unverträglichkeiten fragen. Medizinisch besteht ein erhöhtes Risiko für Magenblutungen sowie für Nierenversagen.
- Bei Opioiden (N 02 A) richten sich die Hinweise ebenfalls an den Arzt: Vorsicht ist wegen Wechselwirkungen bei der Kombination mit Psychopharmaka geboten. Nebenwirkungen am zentralen Nervensystem sollten beobachtet werden. Mit der Pflegefachkraft sollte über den Einsatz von Laxantien zur Prophylaxe der Obstipation gesprochen werden.
- Bei Diuretika (C 03) sollte der Arzt die Pflegefachkraft nach Zeichen der Exsikkose, Somnolenz und nach Stürzen fragen. Er sollte Elektrolyte mindestens einmal jährlich kontrollieren.

In GRÜN sind erneut Informationen für Ärzte zusammengefasst, die das Monitoring von Laborwerten und Vitalzeichen betreffen. Die Nierenfunktion sollte einmal jährlich kontrolliert werden, vor allem bei Verordnung von Diuretika (C 03), Antihypertensiva[124], nichtsteroidalen Antirheumatika (M 01) und Digoxin (C 01 A).

Bei Medikamenten mit geringer therapeutischer Breite sollten mindestens einmal jährlich und nach Änderungen der Dosierung **Wirkstoffspiegel im Blut** bestimmt werden. Hier werden als Beispiele Amiodaron und Digitoxin (beide C 01), Theophyllin (R 03), Carbamazepin (N 03) und Weitere genannt.

Blutdruck- und Pulsmessungen sowie Sturzprotokolle sollten nach Neuverordnung von Antihypertensiva ärztlich angeordnet werden.

Besonders wichtig ist der letzte Aspekt, die **Indikationsüberprüfung**. Bei der Verordnung von Neuroleptika (N 05 A) sollte sie nach 6 Wochen erfolgen, bei Antidepressiva (N 06 A), nichtsteroidalen Antirheumatika (M 01) und Protonenpumpenhemmern (A 02)[125] mindestens zweimal jährlich.

---

[124] Zu Antihypertensiva zählen Diuretika (C 03), Betablocker (C 07), Calciumantagonisten (C 08), ACE-Hemmern (C 09) und Sartane (C 09)

[125] Beispiele für Protonenpumpenhemmer (PPI): Omeprazol, Pantoprazol

4.6 Schritt 5: Vorbereitung zur Verabreichung, Einnahmezeiten, Einnahmehinweise und Gabe von Medikamenten

4.6.1 Vorbereitung zur Gabe von Medikamenten

Die richtige Vorbereitung von festen Arzneimitteln

Die im Vorfeld gestellten oder frisch aus dem Blister entnommenen, festen Arzneimittel werden unmittelbar vor der Verabreichung an einem ruhigen, hellen, sauberen Arbeitsplatz mit Handschuhen in kleine Becher umgefüllt, die auf beschriftete Tabletts gestellt werden. Es müssen alle Vorkehrungen getroffen werden, um an dieser Stelle Verwechslungen zu verhindern. Die genauen Arbeitsabläufe unterscheiden sich nach den Gegebenheiten im jeweiligen Unternehmen.

Pulver, Granulate und Brausetabletten sind feuchtigkeitsempfindlich, werden direkt vor der Gabe aus der Verpackung entnommen und, falls erforderlich, in Wasser aufgelöst. Auch die zerbrechlichen Schmelz- und Buccaltabletten werden erst direkt vor der Gabe aus dem Blister entnommen, indem der Blister aufgeschnitten wird.

Werden Probleme in der Verabreichung erwartet, wie Ablehnung, Ausspucken, Schluckstörungen oder Zerbeißen von Tabletten, steht die Pflegefachkraft vor der großen Herausforderung, ihrer Durchführungsverantwortung gerecht zu werden. Sollte die Ablehnung nicht überwunden werden, muss sie respektiert und dokumentiert werden. Der Arzt muss informiert werden um abzuklären, welche Auswirkungen die fehlende Dosis im Körper des pflegebedürftigen Menschen haben kann. Es muss, oft scheinbar schnell, eine Lösung gefunden werden. Bereitgestellt wird ein Glas Wasser. Saft, Tee, Kaffee, Milch oder andere Flüssigkeiten können Wechselwirkungen mit den Wirkstoffen eingehen und sind ohne vorherige Rücksprache mit Apothekern nicht anzuwenden.

Tabletten dürfen nur nach Rücksprache mit dem pharmazeutischen Personal der beliefernden Apotheke geteilt oder gemörsert werden (s. u. Infokasten). Damit alle Beteiligten genug Zeit haben, Informationen zu recherchieren, wird im Info-Kasten folgendes Vorgehen empfohlen, sobald Schluckstörungen beobachtet werden: in dem Moment, wenn die Küche informiert wird, dass weiche oder pürierte Kost benötigt wird, wird auch Kontakt zur Apotheke aufgenommen, um rechtzeitig abzuklären, ob das Medikament teilbar, mörserbar oder suspendierbar ist. Oft hat der Hersteller bereits Stabilitätsuntersuchungen durchgeführt und gibt telefonisch Auskunft, ob das Medikament in Apfelmus oder Joghurt gegeben werden darf. Möglicherweise ist es in der Handhabung leichter, eine andere Darreichungsform einzusetzen. Wenn der Verdacht besteht, dass neu auftretende Schluckstörungen durch die Medikamentengabe hervorgerufen werden, ist es sinnvoll, den Beobachtungsbogen einzusetzen und den Arzt im Sinne des ersten Schritts des Medikationsprozesses (▶ Abb. 12) bezüglich des weiteren Vorgehens zu befragen. Das gilt auch, bevor ein Medikament zum ersten Mal durch eine PEG-Sonde (PEG: perkutane endoskopische Gastroskopie) gegeben werden soll.

Tipp

Teilbarkeit, Mörserbarkeit und Suspendierbarkeit von Tabletten

Teilbarkeit

Hat eine Tablette eine Bruchrille, kann das zwei Bedeutungen haben:

1. Die Tabelle darf zur erleichterten Einnahme geteilt werden. Beide Hälften zusammen sind eine Dosis.
2. Die Tablette ist dosisgleich teilbar, also kann eine Tablette auf zwei Gaben verteilt werden, z.B. morgens ½ und abends ½.

Bevor Sie eine Tablette teilen, lesen Sie die Packungsbeilage oder fragen Sie in der Apotheke nach. Die Verwendung eines gereinigten Tablettenteilers wird empfohlen!
Am besten wird das Medikament jedoch in der passenden Dosis verordnet.

Mörserbarkeit

Vor jedem ersten Mörsern Information einholen, ob das Medikament mörserbar ist!
Jede Tablette wird unmittelbar vor der Gabe einzeln gemörsert!

Suspendierbarkeit

Hersteller haben häufig untersucht, ob die Tablette in Wasser, Apfelsaft oder Apfelmus suspendiert werden darf. Apotheker klären Ihre Frage direkt mit dem Hersteller, wenn keine Informationen in der Fachinformationen verfügbar sind.

Die richtige Vorbereitung von flüssigen Medikamenten

Tropfen, Säfte und Lösungen zählen zu den flüssigen Darreichungsformen. Wichtig ist es, den Alkoholgehalt zu beachten und bei Lebererkrankungen oder Alkoholkranken eine alkoholfreie Alternative zu finden.[126] Bei Diabetikern ist der Zuckergehalt zu beachten.[127]

---

[126] Speckner, Strehl 2020, S. 31
[127] Speckner, Strehl, S. 32

Flüssige Medikamente werden unmittelbar vor der Gabe im Medikamentenbecher aus Kunststoff gestellt, in den etwas Wasser gefüllt wird. Der Becher wird mit einem kleinen Deckel bedeckt und auf das beschriftete Tablett-System gestellt. Tropfflaschen sind je nach Hersteller mit unterschiedlichen Aufsätzen ausgestattet. Im Beipackzettel ist zu überprüfen, ob die Flasche senkrecht oder schräg gehalten werden soll, um Fehldosierungen zu vermeiden. Hält man einen sogenannten Zentral-Tropfer schräg, kommt es zu Fehldosierungen, da die Tropfen zu klein sind.

Die richtige Vorbereitung von wirkstoffhaltigen Pflastern

Es gibt mehrere wirkstoffhaltige Pflaster: Scopolamin (Scopoderm®), Rotigotin (Neupro®), die apothekenpflichtigen Diclofenac-Schmerzpflaster und die häufig vorkommenden Opiat-Pflaster. Letztere unterliegen der Verordnung nach dem Gesetz über den Verkehr mit Betäubungsmitteln. Sie werden getrennt im Tresor aufbewahrt. Die Entnahme aus der Originalverpackung erfolgt unmittelbar vor der Anwendung und wird direkt im Betäubungsmittelbuch mit Handzeichen dokumentiert.

4.6.2 Die richtige Einnahme oder Gabe von Medikamenten

Handelt es sich um das richtige Medikament für den richtigen Bewohner in der richtigen Stärke? Durch den Vergleich des Tagesdispensers mit der Stell-Liste in der Dokumentation wird sichergestellt, dass beim »Umtopfen« der Medikamente das richtige Becherchen für den richtigen Bewohner auf das Tablett gestellt wird.

Welche Einnahmezeit ist korrekt? In den Beipackzetteln oder auf den Verordnungen befinden sich Angaben wie »dreimal täglich«, zur Nacht, vor, zur, nach oder unabhängig von der Mahlzeit. Mit der Maßnahmenplanung nach dem Strukturmodell kann die Einnahmezeit der Medikamente in den Tagesablauf eingepflegt werden. Die Durchführung der Behandlungspflege wird im Berichteblatt dokumentiert.

Tipp

Einnahmezeiten und Einnahmehinweise in der Pflege umsetzen – Die Zahlen in Klammern hinter den Wirkstoffnamen geben den ATC-Code an, mit dem Sie den Wirkstoff in ▶ Kap. 5 wiederfinden können.

Einnahmezeiten:

Einmal wöchentlich: alle sieben Tage am gleichen Wochentag zur gleichen Tageszeit, zum Beispiel Alendronsäure (M 05) morgens nüchtern.

Einmal täglich: alle 24 Stunden, zum Beispiel Venlafaxin (N 06), die Uhrzeit wird nach der Verträglichkeit gewählt. Mirtazapin (N 06) wird am besten abends vor dem Schlafengehen eingenommen.

Zweimal täglich: etwa alle 12 Stunden, zum Frühstück und zum Abendessen, zum Beispiel Metformin (A10) wird je nach Verträglichkeit die Tagesdosis in zwei oder drei Einzeldosen aufgeteilt. Es gibt auch Situationen, in denen zweimal täglich eine Gabe morgens und eine Gabe mittags beabsichtigt.

Dreimal täglich: etwa alle 8 Stunden, zum Beispiel Amoxicillin (J 01)

Viermal täglich: etwa alle 6 Stunden, wie bei Paracetamol Tabletten (N 02 BE).

Ziel ist es, die Medikation auf möglichst wenige Gaben pro Tag zu verteilen.

Einnahmehinweise: Gabe mit oder ohne Nahrung mit Wirkstoff-Beispielen
Manche Nahrungsmittel begünstigen die Aufnahme eines Wirkstoffs in den Körper. Andererseits gibt es verschiedene Wechselwirkungen von Arzneimitteln und Nahrungsmitteln. Daher kommt es zu verschiedenen Einnahmehinweisen. Bei den Beispielen ist wieder zu berücksichtigen, dass letztlich die Information des jeweiligen Herstellers zählt. Durch die Darreichungsform kann sich der Einnahmehinweis verändern. In ▸ Kap. 5 lassen sich die Einnahmehinweise für alle Wirkstoffe der Tabelle 1 im Anhang nachlesen (▸ S. 265).

Nüchtern: mindestens 30 bis 60 Minuten vor dem Frühstück, sonst je nach Herstellerangaben zwei Stunden[128] nach der Mahlzeit oder »mit möglichst großem Abstand zur vorhergehenden Mahlzeit«[129]
z. B. Alendronsäure (M 05), Eisen-II-Ion (B 01), Etoricoxib (M 01), Furosemid (C 03), Levodopa (N 04), Levothyroxin (H 03), Pantoprazol (A 02), Trospiumchlorid (G 04)

[128] Fachinfo Ferro sanol
[129] Weitschiess & Mehnert 2014, S. 116

Vor dem Essen: etwa 30 Minuten vor der Mahlzeit,
z. B. ASS 100 mg (B 01), Atenolol (C 07), Beclometason und Budesonid inhalativ (R 03), Cyanocobalamin (A 11), Doxepin (N 06) Tropfen, Glibenclamid (A 10), Lercanidipin (C 08), Magnesium (A 12), Metoclopramid (A 03), Naproxen (M 01), Omeprazol »morgens«, nicht ausdrücklich nüchtern (A 02)[130]

Zur Mahlzeit: während des Essens

Nach der Mahlzeit: Es gibt keine genaue Definition, direkt nach dem Essen bis etwa 15 oder 30 Minuten später, siehe jeweilige Herstellerangaben

Unabhängig von den Mahlzeiten: frei wählbar, der Zusammenhang mit der Nahrungsaufnahme spielt keine Rolle, kann nüchtern, vor, zur, nach oder zwischen den Mahlzeiten eingenommen werden

Richtige Anwendung der Darreichungsformen
Es folgen allgemeine Hinweise zur richtigen Anwendung der wichtigsten Darreichungsformen. Besondere Handhabungen, wie bei Fertig-Pens oder den verschiedenen Pulver-Inhalatoren, müssen in der Packungsbeilage des jeweiligen Arzneimittels nachgelesen werden.

Tabletten werden **aufrecht sitzend** mit etwa 150 Milliliter Wasser geschluckt. Der Kopf wird gerade gehalten oder etwas in den Nacken gelegt. Kapseln hingegen lassen sich am besten schlucken, wenn der Kopf etwas nach vorne geneigt ist und sich das Kinn Richtung Brust neigt.[131]

In einigen Situationen ist eine besonders schnelle Wirkung erwünscht. Daher gibt es beispielsweise bei akut entgleisendem Bluthochdruck gefäßerweiternde Nitrokapseln zum Zerbeißen.

Nachfolgend beschriebene Tabletten-Arten können im **Sitzen oder Liegen** angewendet werden, was z. B. bei Durchfall, Unruhe oder in der Palliativversorgung ein großer Vorteil sein kann. Schmelztabletten werden auf die Zunge gelegt und lösen sich dort direkt auf. Sublingualtabletten werden unter die Zunge gelegt. Sie wirken, wie Schmelz- und Buccaltabletten, über die Mundschleimhaut. Vor der Anwendung von Buccaltabletten in der Wangentasche muss bei Gebissträgern das Gebiss entfernt werden, da sie nicht zerkaut werden dürfen.[132]

---

[130] Erwähnt wegen möglicher Verwechslung mit Pantoprazol
[131] Haefeli W, Quinzler R, Seidling H (2013): Arzneimittel richtig anwenden. Thieme, Stuttgart 2013, S. 15.
[132] Haefeli et al. 2013, S. 10

Bei Nitrolingual-**Spray**® werden die Sprühstöße unter die Zunge gesprüht. Der Atem muss während des Sprühens angehalten werden. Der Wirkstoff darf nicht inhaliert werden.

Cannabinoidhaltiger **Mundspray** zur Anwendung in der Mundhöhle wird vor Gebrauch geschüttelt und an verschiedenen Stellen des Mundhöhlenbereichs angewendet. Die Stelle der Anwendung soll jedes Mal geändert werden.[133]

Fentanylhaltiger **Nasenspray** wird nicht inhaliert. Nach dem Einatmen wird die Luft angehalten und der Sprühstoß wird freigesetzt. Er gelangt mitten in die Nasenöffnung, nicht an die Nasenwand. Die Flasche wird senkrecht gehalten. Das kann bei bettlägerigen Personen zu Fehlern in der Anwendung führen. Wird die Flasche schräg gehalten, wird weniger Lösung abgegeben. In der Folge kann es zu Unterdosierungen kommen.[134]

Opioidhaltige Pflaster, sogenannte **Transdermale Therapeutische Systeme (TTS)**, dürfen nur genau nach Dosierungsanweisung alle 72 Stunden auf die trockene, heile, kühle Haut aufgeklebt werden. Ist die Haut heiß, wird sie stärker durchblutet und es gelangt zu viel Wirkstoff in den Körper. Das kann bei anhaltender Sommerhitze oder nach einem Saunabesuch geschehen. Auch Heizkissen oder Wärmflaschen dürfen keinesfalls angewendet werden. Alle weiteren Informationen sind in den Fachinformationen oder in einer vom Deutschen Berufsverband für Pflegeberufe veröffentlichten Broschüre zusammengefasst.[135]

Zäpfchen werden vor dem Auspacken kurz in den Handflächen angewärmt, aus der aufgeschnittenen Verpackung entnommen und mit Handschuhen, mit der stumpfen Seite zuerst, tief in den Analkanal geschoben. Mit der spitzen Seite zuerst gleitet es häufig wieder aus dem Enddarm heraus und ein unangenehmes Nachschieben wird notwendig.[136]

Dosieraerosole und Pulver-Inhalatoren werden in ▶ Kap. 5.11 zusammen mit den Wirkstoffen beschrieben.

---

[133] Sativex® https://www.fachinfo.de

[134] Vgl. Ude C (2019): Fentanyl – ein Analgetikum im Pflegealltag. In: Altenpflege Akademie 2/2019.

[135] Vgl. Deutscher Berufsverband für Pflegeberufe (2022): Leitfaden für den Umgang mit opioidhaltigen Schmerzpflastern. 3. Auflage Agnes-Karll-Gesellschaft für Gesundheitsbildung und Pflegeforschung gGmbH, DBfK-Bundesfachgruppe Pflegeexperte Schmerz, Berlin.

[136] Vgl. Haefeli et al. (2013), S. 50

4.6.3 Compliance, Adhärenz, Medikamenten-Verweigerung und Pausieren eines Medikaments

Unter **Compliance** versteht man die Bereitschaft des Patienten, die ärztliche Therapie umzusetzen. Wenn der Patient beispielsweise ein Rezept nicht einlöst, ist er gar nicht compliant. Wenn er die Medikamente statt dreimal täglich nur morgens einnimmt und die restlichen Tabletten des Tages entsorgt, ist er teilweise compliant.

Adhärenz kommt aus dem Lateinischen und bedeutet »anhaften«. Es ist die Bereitschaft des Patienten, die mit dem Arzt vereinbarten Therapieziele zu erreichen. Dazu muss er nicht hundertprozentig dem ärztlichen Rat folgen, sich aber im Wesentlichen daranhalten. Je komplexer die Therapie, je mehr Medikamente mit verschiedenen Darreichungsformen, umso größer die Wahrscheinlichkeit, dass der pflegebedürftige Mensch die Motivation verliert und die Kooperation nach und nach ablehnt.[137] Auch kann es sein, dass er die Einnahme und Anwendung der Medikamente nicht mehr umsetzen kann. Mögliche Gründe könnten nachlassende feinmotorische Fähigkeiten oder nachlassender Sehkraft sein, die ihm nicht bewusst sind oder die er nicht annehmen kann und die er daher nicht zum Ausdruck bringt. Wichtig ist, das Gespräch anzubieten und die Wünsche, Bedürfnisse und Unterstützungsbedarf des Bewohners oder Pflegekunden herauszufinden.

Vor allem bei der Pflege von Menschen, die gerontopsychiatrisch erkrankt, verwirrt oder kognitiv eingeschränkt sind, stellt das Anreichen oder Verabreichen der Medikamente oft eine große Herausforderung dar.

Im Falle der **Medikamenten-Verweigerung** muss die Pflegefachkraft überprüfen, was geschieht, wenn das Medikament abrupt abgesetzt wird. Auch sucht sie das Gespräch mit dem Arzt um zu erfragen, welche Medikamente die wichtigsten und unbedingt notwendig sind. Der Apotheker kann im Rahmen der erweiterten Medikationsberatung Empfehlungen geben, wie die Anzahl an täglichen Gaben verringert werden kann und ob eine Darreichungsform, die nicht über den Mund gegeben wird, besser zur Anwendung geeignet sein kann. Diese Empfehlungen werden mit dem Arzt besprochen, der gegebenenfalls eine neue Verordnung ausstellt.

Weitere Fragen, die die Pflegefachkraft im interdisziplinären Team klären kann, sind: Kann die Verweigerung Folge der Behandlung mit Medikamenten sein? Kann es Folge von Mundtrockenheit, Übelkeit, kognitiven oder kommunikativen Störungen sein? Welche weiteren Ursachen können der Verweigerung zugrunde liegen? Im günstigsten Fall werden die Ursachen erkannt, behoben und eine vereinfachte Therapie mit

[137] Vgl. Baum & Hempel, S. 118

Medikamenten kann gegeben werden. Ansonsten ist der Wille des Bewohners zu achten. Wenn er ihn selbst nicht mehr äußern kann, sind die Angehörigen oder gesetzlichen Betreuer zu befragen. Das gesamte Vorgehen ist im Berichteblatt und Maßnahmenplan zu dokumentieren.

Ein Medikament zu **pausieren** bedeutet, es für eine bestimmte Zeit abzusetzen, zum Beispiel Simvastatin während er Gabe eines Antibiotikums, um Wechselwirkungen zu vermeiden. Einige Tage nach Beendigung der Antibiotikagabe wird das Simvastatin wieder angesetzt. Es empfiehlt sich, einen entsprechenden Vermerk in den Kalender einzutragen, um den Arzt gegebenenfalls daran zu erinnern, das Medikament wieder anzusetzen.

4.6.4 Diskussion des Fehler-Managements

Nachfolgend werden Beispiele für Fehler im Bereich der »6R« skizziert. Sie regen zum Nachdenken und zur Diskussion an und können mit dem Bogen zur Fehler-Analyse (▶ Abb. 15) und zum Fehler-Management (▶ Abb. 16) für die Situation in der jeweiligen Einrichtung gelöst werden.

Richtige Dosierung?

Die Pflegefachkraft überzeugt sich von der richtigen Dosierung und hält bei Auffälligkeiten Rücksprache mit dem verordnenden Arzt.

Mögliche Fehlerquelle: Ein Bewohner bekommt eine Verordnung über Sab simplex® Tropfen, die rezeptfrei erhältlich sind. Die Medizinische Fachangestellte in der Facharztpraxis für Allgemeinmedizin besteht darauf, dass er 3x täglich 30 Milliliter einnehmen soll und ist auch nach mehrmaliger telefonischer Nachfrage nicht bereit, ihre Meinung zu verändern.

Richtiger Einnahmezeitpunkt?

Viele Medikamente sind zu bestimmten Zeitpunkten und unter bestimmten Voraussetzungen, wie zum Beispiel auf nüchternen Magen, einzunehmen. Dies wird durch die Pflegefachkraft eingehalten.

Mögliche Fehlerquelle: Es ist für die Arbeitsabläufe im Seniorenheim am einfachsten, alle Medikamente mit der Mahlzeit zu reichen. Milch, Grapefruitsaft, Kaffee, Tee und auch ein Gläschen Wein zählen zur täglichen Getränke-Auswahl. So kann es passieren, dass Medikamente, die nüchtern eingenommen werden sollen, nicht die gewünschte Wirkung zeigen. Auch kann es zu Wechselwirkungen mit Milch, Tee, Alkohol oder Grapefruitsaft kommen.

Richtige Darreichungsform?

Die Darreichungsform muss an die Möglichkeiten des Bewohners angepasst sein.

Mögliche Fehlerquelle: Die Behandlung eines akuten Harnweginfekts eines ambulanten Pflegekunden mit Schluckstörungen beginnt freitags abends. Als die Pflegefachkraft den Umkarton mit Antibiotika öffnet, hält sie große, ovale Tabletten in der Hand. Sie überlegt, ob sie jetzt zum Mörser greift und welche Auswirkungen das hätte.

Richtige Dokumentation?

Es muss nachvollziehbar sein, welche Pflegefachkraft zu welchem Zeitpunkt ein Medikament verabreicht hat. Ebenso müssen eventuelle Nebenwirkungen oder andere Besonderheiten im Zusammenhang mit der Medikamentengabe dokumentiert werden.

Mögliche Fehlerquelle: Die Pflegefachkraft bringt einer Bewohnerin die Medikamente ins Zimmer. Die Bewohnerin klagt über leichte Übelkeit und sagt zu der Pflegefachkraft, sie nehme die Tabletten später ein. Die Pflegefachkraft vergisst, diese wichtige Information weiterzugeben und zu dokumentieren. Am Ende ist nicht klar, ob und wann die Bewohnerin ihre Schmerzmedikamente eingenommen hat.

Wenn der Wirkstoff den Wirkort nicht erreicht

Hier soll für Zusammenhänge mit Notfällen in der Pflege sensibilisiert werden.

Die technisch herausfordernde Gabe von Medikamenten durch Sonden zählt zu den ambulanten, von Pflegehelfern durchzuführenden Pflegehandlungen. Sie sollte nur nach gründlicher Klärung aller Fragen mit Arzt bzw. Apotheker sowie nach exaktem Befolgen des Pflegestandards »Sonden-Gabe« erfolgen. Möglicherweise entscheidet sich der Arzt im Rahmen einer Neubewertung für das Absetzen eines Medikaments oder empfiehlt eine andere Darreichungsform.

Die Gabe von Inhalationen ist sehr fehleranfällig. Grundsätzlich gilt: die Hinweise im Beipackzettel müssen vor der Anwendung verstanden und beachtet werden. Jede Nachfrage und Optimierung der Gabe erhöht die Chance, dass das Medikament den Wirkort erreicht und dass der Pflegekunde eine bessere Atemqualität und Sauerstoff-Versorgung erfährt.

Die Folgen einer nicht sachgemäßen Anwendung von subkutanen Injektionen sind vielfältig. Heparin wird zur Vorbeugung und Behandlung von Gefäßverschlüssen der

Venen (Thrombosen) eingesetzt. Bei nicht ausreichender Wirkung können Embolien oder Herz-Kreislauf-Versagen die lebensbedrohlichen Folgen sein.

Insulin wird verordnet, wenn der Körper nicht ausreichend oder gar kein Insulin selbst herstellen kann. Akut besonders gefährlich ist der hypoglykämische Schock, der durch einen viel zu niedrigen Blutzuckerspiegel ausgelöst wird. Der Behandlungspflege-Notfallstandard wird umgesetzt. Es müssen sofort zuckerhaltige Lebensmittel wie Apfelsaft, Traubenzuckerplättchen oder Jubin® Lösung, eine hochkonzentrierte Zuckerlösung, zugeführt und weitere Maßnahmen durchgeführt werden.

Gefahren sind Bewusstlosigkeit und Herz-Kreislauf-Versagen. Eventuell hat der Arzt Glucagon als Bedarfsmedikation verordnet.

Beim Diabetischen Koma ist der Blutzuckerwert viel zu hoch. Schnell wirksames Insulin muss zugeführt werden. Die Maßnahmen erfolgen ebenfalls nach den Standards. Gefahren sind Spätschäden des Diabetes mellitus an Nieren, Augen, Nerven und Gefäßen, wie zum Beispiel der Füße.

Erreichen Augentropfen zur Behandlung des Glaukoms den Wirkort nicht, kann es in der Folge zu Erblindung kommen.

Vorsicht Vergiftungsgefahr!

Oft werden Medikamente zur Behandlung von Schmerzen über die Haut gegeben. Daher haben sie einen unmittelbaren Bezug zum Schmerzmanagement. Die Besonderheiten der risikoreichen, betäubungsmittelhaltigen Pflaster, sogenannte transdermale therapeutische Systeme (TTS) müssen ganz besonders beachtet werden. Wird in kurzer Zeit zu viel Wirkstoff abgegeben, kann es zu Vergiftungen bis hin zur Atemlähmung kommen.

Nach der Gabe bzw. Einnahme der Medikamente beginnt in Schritt 6 die Phase der Beobachtung der erwünschten und unerwünschten Arzneimittel-Wirkungen.

4.7 Schritt 6: Medikamenten-Monitoring – Beobachtung von Wirkungen und unerwünschten Wirkungen

4.7.1 Beobachtung des pflegebedürftigen Menschen und Dokumentation mit der PÜdA-Skala und dem Beobachtungsbogen: Kann ein neu auftretendes Phänomen im Zusammenhang mit der Therapie mit Medikamenten stehen?

Jedes Mal, wenn ein neues Phänomen in der Pflege auftritt, geht es darum, die Auswirkungen der Therapie mit Medikamenten als eine mögliche Ursache in Betracht zu ziehen. Es geht nicht darum, als Pflegefachkräfte einzuordnen, ob es sich um eine Nebenwirkung oder eine Wechselwirkung handelt. Auch im interdisziplinären Team können Ärzte und Apotheker nicht immer mit Sicherheit erklären, warum das Phänomen in dieser Weise auftritt. Es ist eine detektivische Arbeit wie bei Sherlock Holmes – nicht jeder Fall kann bis ins letzte Detail gelöst werden. Durch gemeinsames, systematisches Vorgehen von Pflegefachkräften, Apothekern und Ärzten, zum Beispiel durch Anpassung der Einnahmezeiten, durch den Austausch eines Wirkstoffs, durch das Pausieren eines Medikaments oder durch die Veränderung einer Darreichungsform lässt sich auf der Handlungsebene Einiges bewirken, um die Lebensqualität des Pflegekunden zu verbessern.

Die Pflegefachkräfte sind in der stationären Pflege in der Lage, den Bewohner kontinuierlich zu beobachten. In der ambulanten Pflege sind die Kontakte in den meisten Fällen kurz. Ausnahmen sind intensivpflegerische Situationen oder die palliative Versorgung. Die Qualität der Beobachtung hängt mit der genauen Formulierung des Auftrags zusammen. Wenn zum Beispiel ein neues Medikament angesetzt wird, wie genau kann beobachtet werden, ob es wirkt? Häufige Gründe für Krankenhauseinweisungen sind medizinische und pharmazeutische Risiken, die mit dem Beobachtungsbogen zur Verbesserung der Arzneimitteltherapiesicherheit systematisch über einen frei wählbaren Zeitraum erfasst werden können. Alle Beobachtungs-Kriterien lassen sich mit dem mediSchema® in Verbindung bringen. Der pflegebedürftige Mensch steht im Mittelpunkt.

Pflegefachliche Überwachung der Arzneimitteltherapie

Die Skala zur **p**flegerischen **Ü**berwachung **d**er **A**rzneitherapie, die PÜdA-Skala, wurde bereits 2012 zum ersten Mal veröffentlicht, steht inzwischen in 10. Auflage zur Verfügung und hat den Charakter eines Assessments.[138] Sie besteht aus neun Elementen,

[138] Henke F (2021): Formulierungshilfen zur Pflegeplanung. 10. Auflage Kohlhammer Verlag, Stuttgart, S. 128–129.

mit denen pflegefachliche Risiken regelmäßig in frei wählbaren Zeitabständen beobachtet werden können. Auf einer Skala von null bis drei, von gar nicht bis sehr stark, kann die Intensität angekreuzt werden, mit der die Symptome am Tag der Überwachung wahrnehmbar sind (▶ Abb. 22). Folgende pflegefachlichen Themenbereiche werden mit jeweils acht Beobachtungs-Kriterien berücksichtigt:

- Qualitatives Bewusstsein
- Quantitatives Bewusstsein
- Kreislauf
- Körpertemperatur
- Haut
- Essen und Trinken
- Atmung
- Kommunikation
- Mobilität

Im Gegensatz dazu fragt der aus pharmazeutischer Perspektive entwickelte Beobachtungsbogen medizinisch-pharmazeutische Risiken ab, die oft zu einer Krankenhauseinweisung führen können. Die Beschriftung der Zeilen erinnert an die Rubriken eines Beipackzettels.

Beobachtungsbogen zur Verbesserung der Arzneimitteltherapiesicherheit

Der Beobachtungsbogen wird in bestimmten Situationen eingesetzt und unterstützt die pflegefachliche Einschätzung über einen frei wählbaren Zeitraum, ob ein neu auftretendes Phänomen im Zusammenhang mit der Therapie mit Medikamenten stehen kann. Dabei steht das Auftreten des Phänomens im Vordergrund. Die Intensität wird nicht dokumentiert. In die Spalten können die Zeitabstände eingetragen werden, sei es in einer akuten Situation alle 6 Stunden oder einmal wöchentlich über einen Zeitraum von drei Monaten. Pro Zeile wird ein Symptom, eingeteilt nach Körpersystemen, benannt. Die Symptome sind durchnummeriert, so dass in der jeweiligen Spalte dann lediglich beim passenden Datum die Ziffer des Symptoms vermerkt wird (▶ Abb. 23, mit diesem QR-Code gelangen Sie direkt zur Vorlage). Die Symptome sind überwiegend mit Begriffen benannt, die in den Herstellerinformationen zur Beschreibung der Nebenwirkungen verwendet werden, zum Beispiel Hautausschlag, Mundtrockenheit, Unterzuckerung, neue Ödeme, Synkope, Schwindel oder Verwirrtheit. In den letzten Zeilen wird erfragt, ob ein Rettungsdienst gerufen wurde, der Arzt zur Visite kam, ob es sich um den Zeitpunkt der Krankenhauseinweisung oder Krankenhausentlassung handelt.

4

PÜdA*-Skala für ______________________ ______________________
Name des zu Pflegenden *Anzahl der Medikamente*

	0	1	2	3
Qualitatives Bewusstsein				
zeitlich desorientiert				
örtlich desorientiert				
situativ desorientiert				
personell desorientiert				
depressive Verstimmungen				
Trugwahrnehmungen				
illusionäre Verkennung realer Objekte				
Konzentrationsstörungen				
Kreislauf (Puls/Blutdruck)				
Tachykardie				
Bradykardie				
Arrhythmie				
Extrasystolie				
Hypertonie				
Hypotonie				
Schwindelgefühle				
Kopfschmerzen				
Haut				
Rötungen				
Schwellungen				
Schmerzen				
Hautausschlag				
Blässe				
Blaufärbung (Zyanose)				
Wund sein (Intertrigo)				
Aufweichung (Mazeration)				
trocken/schuppig/verhornt				
Atmung				
Tachypnoe				
Bradypnoe				
Hyper-/Hypoventilation				
Atemgeräusche (Stridor)				
Aspiration				
erschwerte Ein-/Ausatmung				
Atemnot				
Husten (-reiz)				
Mobilität				
nur mit Begleitperson				
nur mit Rollator/Gehstütze				
Bettlägerigkeit				
Rollstuhlbedürftigkeit				
Lähmungserscheinungen				
Sturzgefährdung				
zum Teil eingeschränkte Mobilität				
völlig eingeschränkte Mobilität				

	0	1	2	3
Quantitatives Bewusstsein				
Bewusstseinseintrübungen				
Müdigkeit				
Schläfrigkeit, Somnolenz				
Schlafstörungen				
Teilnahmslosigkeit, Apathie				
mangelnde Kooperation				
Ohnmacht/Synkope				
tiefe Bewusstlosigkeit/Koma				
Körpertemperatur				
Untertemperatur				
subfebrile Temperatur				
mäßig hohes Fieber				
sehr hohes Fieber				
Fieberanstieg				
Schüttelfrost				
Schwitzen				
Frieren				
Essen und Trinken				
Gewichtszunahme				
Gewichtsabnahme				
Appetitlosigkeit				
Übelkeit				
Erbrechen				
Bauchschmerzen				
vermindertes Durstgefühl				
Dehydration/Exsikkose				
Sonstiges:				
Kommunikation				
diffuse Sprachstörungen				
Artikulationsstörungen				
Wortfindungsstörungen				
Sprachverständnisstörungen				
Sehstörungen				
Hörstörungen				
sozialer Rückzug				
Interessensverlust				

Punkteverteilung: Entsprechende Symptome traten am Datum der Überwachung …

nicht = 0 Punkte
schwach = 1 Punkt
stark = 2 Punkte
sehr stark = 3 Punkte …auf.

Gesamtpunktzahl: _____ **Datum:** __________

Unterschrift der Pflegefachkraft: ____________________ **mit der Bitte um Überprüfung und Anpassung der Medikation weitergeleitet an:** ____________________ *(Name der Ärztin/des Arztes).*
Der Medikationsplan wird ☐ **mitgesendet /** ☐ **nicht mitgesendet.**

* **P**flegerische **Ü**berwachung **d**er **A**rzneimittelwirkung

Abbildung modifiziert von Henke, F. und Hagedorn, M. (2024) nach © Henke, F. (2021): Formulierungshilfen zur Pflegeplanung. 10. Auflage, W. Kohlhammer GmbH, Stuttgart, S. 128 und 129.

Abb. 22: Pflegefachliche Überwachung der Arzneimitteltherapie mit der PÜdA-Skala.

Beobachtungsbogen für Pflegefachkräfte: Unerwünschte Arzneimittelwirkungen

Name des Bewohners: ______________________ Alter: ________ Anzahl an AM: ________

Kann die Ursache eines neu auftretenden Phänomens Folge der Arzneimitteltherapie sein?

Bitte tragen Sie die gewünschten Beobachtungszeiträume ein: täglich, wöchentlich, alle 4 Wochen …
Tragen Sie die Ziffer des Symptoms in das Feld des dazugehörigen Datums ein.

Kalenderwoche KW											
Datum											
AM-Allergie: 1 Hautausschlag 2 Juckreiz											
Blutungen: 3 Teerstuhl 4 Nasenbluten											
Gastrointestinale Probleme: 5 Mundtrockenheit 6 Schluckbeschwerden 7 Durchfall 8 Verstopfung 9 Übelkeit 10 Erbrechen 11 Unterzuckerung											
Kardiovaskuläre Probleme: 12 Hypotonie 13 Neue Ödeme 14 Synkope											
Medikationsänderung											
Neurologische Probleme: 15 Schwindel 16 Gestörte Bewegungskoordination 17 Gleichgewichtsprobleme											
Psychiatrische Probleme: 18 Verwirrtheit 19 Halluzinationen 20 Somnolenz 21 Schlafstörungen 22 Delir											
Rettungsdienst: 23 Krankenhauseinweisung 24 Krankenhausentlassung 25 Arztvisite 26 Notarzt											

Idee nach: Schulungsbogen zur kontinuierlichen Therapiebeobachtung. Thürmann P, Jaehde U et al. Abschlussbericht AMTS-AMPEL-Projekt, 2016 https://www.bundesgesundheitsministerium.de/fileadmin/Dateien/5_Publikationen/Gesundheit/Berichte/AMPELAbschlussbericht-gesamt-15-12-16.pdf

______________________ Datum

______________________ Unterschrift Pflegefachkraft

Abb. 23: Beobachtungsbogen zur Verbesserung der Arzneimitteltherapiesicherheit.

Auf der **Rückseite** (▶ Abb. 24) des Beobachtungsbogens können sein Einsatz und die Auswertung reflektiert werden. Es ist eine Möglichkeit der Evaluation, die in direktem Zusammenhang mit der Maßnahme und dem Berichteblatt steht. Zu folgenden Fragen kann Stellung genommen werden:

- **Warum wählen Sie diesen Bewohner aus?**
  Aufgezählt werden als Antwortmöglichkeiten Situationen, in denen sich der Einsatz des Bogens unbedingt empfiehlt, zum Beispiel wenn ein oder mehrere Medikamente abgesetzt oder neu angesetzt wurden. Besonders relevant ist dies bei Schmerzmitteln, Antibiose, Diuretika und Neuroleptika. Ist eine Niereninsuffizienz bekannt und werden Diuretika, Digitoxin oder Laxantien gegeben, ist der Einsatz des Bogens ebenfalls empfohlen. Zur Minimierung von Risiken bei anhaltender Sommerhitze sollte er im Hinblick auf Exsikkose, Elektrolytstörungen und Delir verwendet werden, ebenso, um Auffälligkeiten in Richtung einer anticholinergen Belastung zu erkennen. Weitere Gründe ergeben sich aus der praktischen Anwendung heraus.
- **Warum wählen Sie diese Zeitabstände?**
- **Was beobachten Sie?**
- **Welche Handlungen folgen daraus?**
- **Gab es einen Arztkontakt? Mit welchem Ergebnis?**
- **Gibt es einen erkennbaren Nutzen für den Bewohner? Wenn ja, welchen?**

Dieses Vorgehen, mit der PÜdA-Skala die Beobachtungen der Risiken aus pflegefachlicher Sicht und mit dem Beobachtungsbogen die Beobachtung der Risiken aus medizinisch-pharmazeutischer Sicht zu kombinieren, hat für alle Beteiligten großen Mehrwert:

- Für den pflegebedürftigen Menschen bedeutet es mehr Lebensqualität.
- Die Bezugspflege hat mehr Sicherheit durch die verbesserte Qualität der Informationen, die sie erhebt.
- Die Angehörigen erleben die verbesserte Qualität und tragen ihre Zufriedenheit nach außen, was den Ruf der ambulanten oder stationären Einrichtung verbessert.
- Der Arzt erhält genauere Informationen, die in seine Entscheidung einfließen, ein Medikament abzusetzen oder neu zu verordnen.
- Der Apotheker leistet mit dem Beobachtungsbogen einen Beitrag zur verbesserten Kommunikation im interdisziplinären Team.

In den nachfolgenden fünf Kapiteln werden zunächst mögliche unerwünschte Medikamentenwirkungen, die sich auf das Ernährungsmanagement auswirken, zusammengestellt. Es folgt ein Kapitel über das Medikamenten-Monitoring im Schmerzmanagement. In kürzeren Kapiteln erfahren Sie Näheres zur Beobachtung der anticholinergen Belastung sowie zu Symptomen von Elektrolytstörungen. ▶ Kap. 4 endet mit einem Kapitel über Medikamente bei anhaltender Sommerhitze.

Einsatz und Auswertung des Beobachtungsbogens im Verlauf der Arzneimittel-Anwendung

Warum wählen Sie diesen Bewohner aus? Bitte kreuzen Sie an.

☐ Ein oder mehrere Arzneimittel wurden abgesetzt.
☐ Ein oder mehrere Arzneimittel wurden neu angesetzt, z. B. Schmerzmittel, Antibiose, Diuretika, ____________________
☐ Risiko für Elektrolytstörungen: Bekannte Niereninsuffizienz, Diuretika, Digitoxin, Laxantien, ____________________
☐ Minimierung von Risiken bei langanhaltender Hitze, z. B. Exsikkose, Elektrolytstörungen, Delir, ____________________
☐ Verdacht auf anticholinerge Belastung
☐ Erhöhtes Risiko einer Agranulozytose, z. B. Novaminsulfon mit Clozapin

Warum wählen Sie diese Zeitabstände?

Was beobachten Sie?

Welche Handlungen folgen daraus?

Gab es einen Arztkontakt? Mit welchem Ergebnis?

Gibt es einen erkennbaren Nutzen für den Bewohner? Wenn ja, welchen?

- Kognition und Kommunikation, Delir-Prophylaxe
- Mobilität und Beweglichkeit, Dekubitus-Prophylaxe, Sturzprophylaxe
- Sicherer Umgang mit Medikamenten
- Versorgung, Ernährung, Harnkontinenz, Schmerz, Hautintegrität, Mundgesundheit
- Krankenhausaufnahme verhindert, da das Problem rechtzeitig erkannt und gelöst wurde

Hinweis:
Für den Kontakt im interdisziplinären Team ist die AMTS-Merkkarte geeignet, die unter https://www.amts-ampel.de/fileadmin/img/downloads/AMTS-Karte_final.pdf im Internet zu finden ist.

Abb. 24: Rückseite des Beobachtungsbogens: Einsatz und Auswertung der Implementierung.

4.7.2 Essen, das weder duftet noch schmeckt

Unerwünschte Wirkungen am Nervensystem, Verdauungssystem und Harnwegssystem können Auswirkungen auf das Ernährungsmanagement haben.

1. **Das Nervensystem: Geruchs- und Geschmackssinn sowie Speichelfluss im Mund**
   Menschen nehmen mit ihren fünf Sinnen Reize aus der Umwelt auf, die über Nervenfasern an das Gehirn weitergeleitet werden.
   Als unerwünschte Arzneimittelwirkungen können Geruchs- oder Geschmacksveränderungen auftreten, das Essen duftet und schmeckt nicht mehr, der Appetit geht verloren. Mundtrockenheit kann zu Schluckschwierigkeiten führen.
2. **Das Verdauungssystem: Ernährung – Der Weg der Nahrung im Körper**
   Verdauung ist der Abbau von Nahrungsbestandteilen in für den Körper verwertbare kleine Bausteine, die über das Blut oder die Lymphe aufgenommen und in die Zellen transportiert werden. Die Nahrung gelangt über den Mund in den Körper, wird von den Zähnen zerkleinert und vom Speichel angefeuchtet. Der Speisebrei gelangt durch die Speiseröhre in den Magen um dort gemischt, verändert und portionsweise an den Dünndarm weitergegeben zu werden. Die Magenwand ist mit Schleimhaut überzogen, in die Drüsen münden, die Magensaft produzieren. Magensaft enthält Salzsäure und ist extrem sauer. Er zersetzt Eiweiße aus der Nahrung und desinfiziert den Mageninhalt. Verdauungsenzyme in der Dünndarmschleimhaut zersetzen die Nahrung in ihre kleinsten Bestandteile. Galle und Verdauungsenzyme der Bauchspeicheldrüse tragen zur weiteren Verdauung bei. Im Dünndarm gelangt Wasser zurück in den Körper. Im Dickdarm wird der Speisebrei eingedickt und Elektrolyte gelangen zurück in den Körper. Der Darm wird mit Hilfe des Schließmuskels entleert[139]. Dieser Weg kann durch viele Faktoren gestört werden.
3. **Das Harnwegssystem: Dehydratation und Exsikkose**
   Die Nieren regulieren den Wasser- und Salzhaushalt im Körper. Das Blut wird gefiltert. Die für den Stoffwechsel erforderlichen Bestandteile werden in den Körper wieder aufgenommen, wie Wasser, Glucose und Salze. Was nicht benötigt wird, wird durch die Blase ausgeschieden. Eine Störung im Wasser- und Elektrolythaushalt, ein Mangel an Wasser und ein Ungleichgewicht der Salze im Körper, wird Dehydratation genannt.

Ernährungsmanagement beinhaltet sowohl Essen als auch Trinken, Nahrungs- und Flüssigkeitsaufnahme.

[139] Vgl. Fries

Definition Mangel-Ernährung

Unter Mangelernährung versteht man eine zu geringe Nahrungsaufnahme, die den Energiebedarf nicht deckt und Folgen für den Gesundheitszustand des Bewohners hat.

Definition Dehydratation und Exsikkose

»Als Flüssigkeitsmangel (Dehydratation) oder Austrocknung (Exsikkose) wird ein Defizit an Wasser und Natrium beschrieben, das sich sowohl aus einer zu geringen Aufnahme als auch durch eine zu hohe unausgeglichene Ausscheidung ergeben kann. Die Folgen eines Flüssigkeitsmangels zeigen sich in relativ kurzer Zeit (z.B. erhöhte Herzfrequenz, Übelkeit, Krämpfe oder unerklärliche Verwirrtheit) und können sich nachteilig bis lebensbedrohlich auf den Gesundheitszustand auswirken.«[140]

Medikamente als möglicher Grund für Mangelernährung

Veränderungen des Geruchs- oder Geschmackssinns können ebenso wie Mundtrockenheit zu vermindertem Appetit führen. Bekannte Arzneistoffgruppen werden beispielhaft in Tabelle 13 aufgeführt. Besonders hervorzuheben ist die Anwendung von Dorzolamid Augentropfen, bekannt als Trusopt®. In der Literatur wird von einer kanadischen Patientin berichtet, die nach der abendlichen Anwendung von Dorzolamid Augentropfen, das sie als einziges Arzneimittel anwendete, nachts mehrere Gläser Wasser trank, um den ungewöhnlichen bitteren Geschmack nicht spüren zu müssen. Auf dem Weg zur Toilette stürzte sie und zog sich mehrere Knochenbrüche zu. Bevor im Krankenhaus die aufwendige und unangenehme Diagnostik hinsichtlich möglicher Harninkontinenz durchgeführt wurde, konnte die Ursache für den bitteren Geschmack mit dem neuen Trinkverhalten in Verbindung gebracht werden.[141]

In der Tabelle 13 »Essen, das weder duftet, noch schmeckt« (▸ S. 130 und S. 276 im Anhang) werden unerwünschte Wirkungen von Arzneistoffen auf das Verdauungssystem dargestellt. Das mögliche Auftreten von Übelkeit, Erbrechen, Appetitlosigkeit, Unterzuckerung, Durchfall oder Verstopfung, krampfartige Schmerzen, Blutungen, Gastritis oder Geschwüre wird im Beipackzettel nach verschiedenen Häufigkeiten angegeben. Sehr häufig bedeutet, wenn zehn Personen in einem Raum sind, erleidet mindestens eine von diesen zehn Personen diese unerwünschten Arzneimittelwirkungen.

---

[140] Vgl. Deutsches Netzwerk für Qualitätsentwicklung in der Pflege (Hrsg.) (2017): Expertenstandard Ernährungsmanagement zur Sicherung und Förderung der oralen Ernährung in der Pflege. 1. Aktualisierung, Osnabrück, S. 44 und 47.

[141] Douglass R, Heckmann G (2010): Drug-related taste disturbance. Canadian Family Physician 2010; 56:1142–7.

Bedeutung der pharmazeutischen Risiken am Magen-Darm-Trakt für die Pflegeprozessplanung bei Polypharmazie

Störungen des Geruchs- oder Geschmackssinns werden bislang nur sehr selten mit Medikamenten in Verbindung gebracht. Es empfiehlt sich, bei jedem Assessment des **Ernährungszustands** nach Besonderheiten der Sinneswahrnehmungen zu fragen.

Tritt bei einem Bewohner Mundtrockenheit auf, wird das Assessment zur **Mundgesundheit** durchgeführt. Es folgt die Entscheidung, wann der Arzt informiert werden muss. Möglicherweise wird etwas an der Verschreibung verändert. Zum Beispiel kann die Dosierung überprüft werden. Dazu kann der Arzt Blut abnehmen, um die aktuelle Nierenfunktion einzuschätzen. Möglicherweise wird die Dosierung verringert, oder das Medikament wird abgesetzt. In manchen Situationen findet sich auch eine Alternative, die für diese Person besser verträglich ist.

Erbrechen, krampfartige Beschwerden, Blähungen, Durchfall oder Verstopfung werden oft mit weiteren Medikamenten behandelt. In der Folge können als **medizinisches Risiko** sogenannte Verordnungskaskaden entstehen, die sich als umfangreiche Stell-Listen für die Bewohner*innen abbilden. Das **pflegefachliche Risiko für Mangelernährung** steigt mit wachsender Anzahl an Medikamenten.

Blutungen im Magen-Darm-Trakt zählen zu häufigen Einweisungsgründen ins Krankenhaus und können in der Pflege oft kaum erkannt werden. Eine unmittelbare Folge des »Eisenmangels« können Müdigkeit, Appetitlosigkeit und Blässe sein. Blut im Stuhlgang lässt sich mit bloßem Auge zunächst nicht erkennen.

Auch Auswirkungen von Wechselwirkungen zwischen Arzneimitteln untereinander, zwischen Arzneimitteln und Nahrungsmitteln oder Arzneimitteln und Alkohol können in der Pflege beobachtet werden und spielen eine Rolle in der Pflegeprozessplanung.

4.7.3 Medikamente in der Sturzprophylaxe

Im Expertenstandard Sturzprophylaxe heißt es im ersten Strukturkriterium: »*Die Pflegefachkraft verfügt über aktuelles Wissen zur Identifikation des Sturzrisikos.*«[142]

Im ersten Prozesskriterium heißt es weiter: »*Die Pflegefachkraft identifiziert unmittelbar zu Beginn des pflegerischen Auftrages systematisch die personen-, medikamenten- und umgebungsbedingten Sturzrisikofaktoren aller Patientinnen/Bewohner, bei denen ein Sturzrisiko nicht ausgeschlossen werden kann ((siehe Tabelle »Sturzrisikofaktoren« in der*

[142] Vgl. Deutsches Netzwerk für Qualitätsentwicklung in der Pflege 2013 Sturzprophylaxe

Kommentierung). Die Pflegefachkraft überprüft die Einschätzung des Sturzrisikos bei Veränderungen der Pflegesituation und nach einem Sturz.«

In der Kommentierung befindet sich in Tabelle 1 auf Seite 25 des Expertenstandards medikamentenbezogene Sturzrisikofaktoren als eigenständiger Risikofaktor, vor allem »Antihypertensiva, Psychotrope Medikamente und Polypharmazie«.

In Tabelle 4 auf Seite 65 werden aus der Literatur-Analyse die Ergebnisse zu den Sturzrisikoprädiktoren benannt. Dort werden zusätzlich zu den in Tabelle 1 genannten Gruppen alle zentral wirksamen Arzneimittel aufgeführt, insbesondere Antidepressiva, Sedativa, Hypnotika, angstlösende Medikamente/Benzodiazepine sowie Neuroleptika. Hitze als Risikofaktor wird nicht erwähnt.

Diese Empfehlungen des Expertenstandards können Sie nun folgendermaßen umsetzen:
Zunächst erfolgt die Klärung, welche konkreten Medikamente zu den aufgeführten Arzneimittelgruppen zählen. Dazu gehen Sie zu ▸ Tabellen 20 bis 35 in Kapitel 5. Dort finden Sie die Medikamente, die Sie aus Ihrer täglichen Praxis kennen, direkt neben den hier genannten Namen der therapeutischen Gruppen. Sie erkennen auf den ersten Blick anhand der Farbsymbolik und des großen P's, wann ein besonders zu beachtendes pharmazeutisches Risiko infolge der Polypharmazie vorliegt.

- Antihypertensiva haben die ATC-Codes C 02, C 03, C 07, C 08; C 09
- Psychotrope Medikamente sind in der Literatur nicht einheitlich definiert. Nach Ammon (2014) beeinflussen sie die Psyche des Menschen über Wahrnehmungen, Denken, Fühlen und Handeln. Auch Alkohol zählt zu psychotropen Substanzen.[143] Hier zählen bis auf Antiparkinson-Medikamente alle auf das zentrale Nervensystem wirkende Medikamentengruppen dazu: N 02, N 03, N 05, N 06.
- Polypharmazie gleichbedeutend Multimedikation, alle in ▸ Tabellen 20 bis 35 aufgeführten, innerlich angewendeten Medikamente
- Antidepressiva N 06
- Sedativa und Hypnotika N 05 C
- Angstlösende Medikamente/Benzodiazepine N 05 B
- Neuroleptika N 05 A

Wenn Sie in die Stell-Liste die ATC-Codes schreiben, können Sie erkennen, welches Medikament zur Sturzgefährdung führt. Die Liste an Medikamenten, die im Expertenstandard Sturzprophylaxe aufgeführt ist, wird durch Tabelle 8 (▸ S. 125) entsprechend erweitert.

---

[143] Ammon H, Schubert-Zsilavecz M (2014): Hunnius - Pharmazeutisches Wörterbuch. 11. Auflage De Gruyter Berlin/Boston, S. 1713.

Wenn das Sturzrisiko pflegefachlich begründet ist, können Sie PÜdA-Skala oder Beobachtungsbogen einsetzen, um einen Bezug von Polypharmazie zum Befinden des pflegebedürftigen Menschen herzustellen.

In der Literaturanalyse wird angemerkt: *»Aufgrund der nachgewiesenen Assoziation zwischen verschiedenen Medikamenten [...] bzw. von Polypharmazie und dem Sturzrisiko wird die gezielte Überprüfung und Anpassung der Medikation als eine Maßnahme der Sturzprophylaxe diskutiert.«*[144]

4.7.4 Medikamenten-Monitoring im Schmerzmanagement

Die Grundlage dieses Kapitels ist die im Expertenstandard Schmerzmanagement 2020 wissenschaftlich begründete Empfehlung, dass die Pflegefachkraft über »Kompetenz zur Umsetzung einer [...] medikamentösen Schmerzbehandlung verfügt.« Der Wortlaut wird im Folgenden zitiert.[145]

Info

Expertenstandard Schmerzmanagement in der Pflege, Aktualisierung 2020

Strukturkriterium S4a

»Die Pflegefachkraft verfügt über die Kompetenz zur Umsetzung einer zielgruppenspezifischen medikamentösen Schmerzbehandlung sowie zum Umgang mit schmerzmittelbedingten Nebenwirkungen, deren Prophylaxe und Behandlungsmöglichkeiten.«

Prozesskriterium P4a

»Die Pflegefachkraft koordiniert die Maßnahmen des interprofessionellen Teams. Sie stellt die Durchführung der medikamentösen Maßnahmen auf Basis der ärztlichen Verordnung sicher. Sie erfasst und dokumentiert schmerzmittelbedingte Nebenwirkungen und führt in Abstimmung mit dem Menschen mit Schmerzen und ggf. seinen Angehörigen sowie der zuständigen Ärztin/dem zuständigen Arzt Maßnahmen zu ihrer Prophylaxe durch.«

Ergebniskriterium E4a

»Die Maßnahmen des interprofessionellen Teams sind koordiniert und die Durchführung der medikamentösen Maßnahmen ist sichergestellt und dokumentiert. Schmerzmittelbedingte Nebenwirkungen wurden verhindert bzw. erfolgreich behandelt.«

[144] DNQP Expertenstandard Sturzprophylaxe, S. 85

[145] DNQP Expertenstandard Schmerzmanagement, S. 27.

Ursachenorientierte Schmerztherapie

Aktueller Literatur zufolge sollte nur bei Tumorschmerzen die Schmerzbehandlung nach dem WHO- Stufenschema erfolgen.[146] Bei allen anderen Schmerzarten ist nicht die Schmerzstärke ausschlaggebend für die Wahl des Medikaments: Es kommt auf die Ursache des Schmerzes an.

Kälte- oder Hitzeeinwirkung führen zu Erfrierungen oder Verbrennungen. Die in der Folge auftretenden Schmerzen stellen Warnsignale für den Körper dar und aktivieren Schmerzfühler, die sogenannten Nozizeptoren. Sie befinden sich an den freien Enden von Nervenzellen. **Nozizeptiver Schmerz** tritt demnach als Folge von Gewebe-Schädigungen auf. Dazu zählen Brand- und Schnittverletzungen, Knochenbrüche, Herzinfarkte oder Entzündungen (▸ Abb. 25).

Besonders wirksam sind die Wirkstoffe der WHO Klasse I, die heute auch Cox-Inhibitoren genannt werden.[147] Bei den ATC-Codes werden unter M 01 geführt, mit der Ausnahme von Acetylsalicylsäure (N 02 BA) und Metamizol (N 02 BB). Des Weiteren wirken Opioide besonders gut bei nozizeptiven Schmerzen (N 02 A). Oft werden, vor allem als Injektion oder Infusion, Steroide (H 02) eingesetzt.

Neuropathischer Schmerz tritt infolge von Schädigungen der Nervenzellen auf. Beispiele sind das Karpaltunnelsyndrom, Phantomschmerz nach Amputation, Neuralgien im Zusammenhang mit Gürtelrose, Polyneuropathien nach chronischem Alkohol-Missbrauch oder diabetische Neuropathie[148]. Medikamentös werden neuropathische Schmerzen vorwiegend mit Antidepressiva wie Amitriptylin (N 06 AA), Duloxetin (N 06 AX) oder den ursprünglich als Antiepileptika entwickelten Wirkstoffen Gabapentin und Pregabalin (beide N 02 BF) behandelt. Die Behandlung mit medizinischen Cannabinoiden (N 02 BG) sollte als Möglichkeit erwogen werden, wenn alle anderen Therapieoptionen bei neuropathischen Schmerzen versagt haben.[149]

Weitere Schmerzarten sind Tumorschmerzen oder Kopfschmerzen. Oft liegen Mischformen mehrerer Schmerz-Arten vor. Dann wird von mixed pain gesprochen.

In Tabelle 17 werden die Angriffspunkte der Wirkstoffe im Körper aufgeführt und der jeweiligen Schmerzform, bei der sie im Wesentlichen wirksam sind, zugeordnet.

---

[146] Herdegen
[147] Herdegen
[148] Herdegen, S. 350–354.
[149] Herdegen

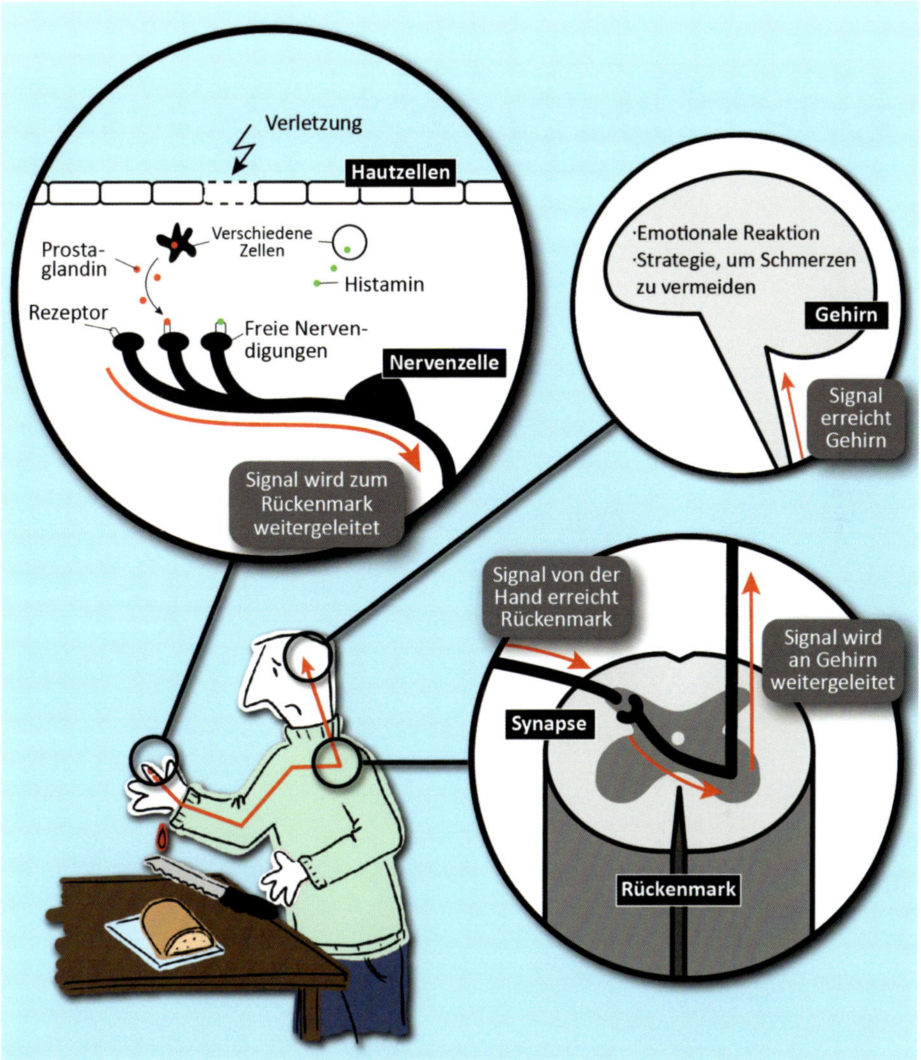

Abb. 25: Nach einem Schnitt in den Finger werden aus verschiedenen Zellen Botenstoffe freigesetzt, zum Beispiel Prostaglandine. Sie werden von Schmerzfühlern, den Nozizeptoren gebunden. In der Nervenzelle entsteht ein Signal, das bis zum Rückenmark weitergeleitet wird. Von dort wird es an das Gehirn gesendet. © SimplyScience, www.simplyscience.ch

Tab. 17: Wichtige Medikamente bei Schmerzen und ihre vorwiegende Wirksamkeit bei nozizeptiven oder neuropathischen Schmerzen

Wirkstoffname	Angriffspunkt im Körper Enzym Cyclooxygenase = COX	Vor allem wirksam bei Nozizeptorschmerz	Wirksam bei neuropathischen Schmerzen
Acetylsalicylsäure	COX	X	
Amitriptylin	Nervenzellen		X
Celecoxib	COX 2 selektiv	X	
Codein	Nervenzellen	X	
Diclofenac	COX	X	
Duloxetin	Nervenzellen		X
Eterocoxib	COX 2 selektiv	X	
Fentanyl	Nervenzellen	X	
Gabapentin	Calcium-Kanäle in Nervenfasern		X
Hydromorphon	Nervenzellen	X	
Ibuprofen	COX	X	
Morphin	Nervenzellen	X	
Nabiximols	Mehrere Angriffspunkte		X
Naproxen	COX	X	
Novaminsulfon	COX	X	
Oxycodon	Nervenzellen	X	
Prednisolon		X	X
Pregabalin	Calcium-Kanäle in Nervenfasern		X
Scopolamin		X	
Tilidin	Nervenzellen	X	
Tramadol	Nervenzellen	X	

Wie die **gewünschten Therapieziele** und damit die Veränderung des Schmerzerlebens erfasst und im Verlauf beobachtet wird, ist ein zentrales Thema im Expertenstandard Schmerzmanagement[150]. Ziel der Therapie mit Medikamenten ist eine möglichst effektive Schmerzlinderung. Damit einhergehend sollte auf eine Verbesserung der Mobilität geachtet werden. Schmerzfreiheit ist, vor allem bei chronischen Schmerzen, oft nicht mehr möglich, wohl aber eine Linderung und Verbesserung der Lebensqualität.

Gespräch über Therapieziele

Die Therapieziele müssen realistisch, erreichbar und objektiv messbar sein. Deshalb sind sie eine wichtige Grundlage für das Monitoring. Sie müssen vor Behandlungsbeginn mit den Menschen mit Schmerzen besprochen werden! Wenn nach Gabe eines Schmerzmittels keine Schmerzfreiheit eintritt, können Gefühle auftreten, die ihrerseits das Fortbestehen der Schmerzen begünstigen. Deshalb ist es so wichtig, vor Beginn der Schmerztherapie die subjektiven Erwartungen der Menschen mit Schmerzen zu besprechen.

Beispiele für Gefühle, die auftreten können, wenn das körperliche Bedürfnis nach Schmerzfreiheit nicht erfüllt ist, sind in dieser Wortliste[151] zusammengefasst:

- Wütend, ärgerlich, frustriert
- Krank, leidend, mutlos, miserabel, elendig
- Nervös, niedergeschlagen, depressiv
- Pessimistisch, ungeduldig, verzweifelt
- Enttäuscht, besorgt, alarmiert
- Angespannt, angstvoll, bekümmert
- Erschöpft, einsam, hilflos, schlaff, schlecht
- Traurig, schuldig, verloren, unsicher...

Diese Gefühle sollten zugelassen und anerkannt werden. Ressourcen-Aktivierung, wie in ▸Abbildung 2 dargestellt, kann zum konstruktiven Umgang mit Schmerzen beitragen. Wie unerwünschte Wirkungen der Schmerztherapie beobachtet und dokumentiert werden können, lässt sich mit den Inhalten der Teile 4 und 5 zusammenstellen. Besondere Aufmerksamkeit sollen hier die Steroide erhalten: Prednisolon und Dexamethason.

Sie zählen zu den sogenannten **Steroiden** und nicht zu den »klassischen Schmerzmitteln«, werden aber vor allem von Orthopäden als Infusionen oder Injektionen bei Hüft- oder Rückenschmerzen angewendet. Sie werden nicht auf Medikationsplänen oder Stell-Listen geführt, haben aber großen Einfluss auf die Balance der elf Körpersysteme. Diese Steroide sind den körpereigenen Hormonen verwandt, die in der

---

[150] Vgl. Deutsches Netzwerk für Qualitätsentwicklung in der Pflege 2020 Schmerzmanagement

[151] Idee nach Job. N (2022): Wortliste Gewaltfreie Kommunikation. Münster, unveröffentlichtes Skript.

Nebennierenrinde produziert werden. Wenn Patient*innen rückmelden, dass die Schmerzen nach der Spritze unverändert geblieben sind oder die Wirkung nicht so lange angehalten hat wie erwartet, kann es zu schnell aufeinanderfolgenden, erneuten Behandlungen kommen. Selten können dabei lebensbedrohliche Folgen einer Überdosierung eintreten: es kommt zu schwerwiegenden Störungen des Hormonhaushalts und in der Folge zur Entgleisung des Natrium- und Kaliumhaushalts. Klinische Zeichen können unter anderem schnelle Ödem-Bildung, plötzliche Appetitlosigkeit und verlangsamtes Reaktionsverhalten im Gespräch sein. Der Arzt muss sofort benachrichtigt werden.

Tipp

Verschaffen Sie sich den vollständigen Überblick:

- Kann ein neu auftretendes Phänomen Folge der Therapie mit Arzneimitteln sein?
- Zunächst sehen Sie in der Stell-Liste oder auf dem Medikationsplan nach.
- Beachten Sie alle Darreichungsformen, auch Säfte, Tropfen, Zäpfchen und andere.
- Manche Medikamente werden nicht täglich verabreicht. Auch sie müssen berücksichtigt werden.
- Denken Sie auch an Injektionen oder Infusionen, die der Patient in einer Arztpraxis oder im Krankenhaus erhalten hat. Fragen Sie dort nach: »Was ist in der Spritze enthalten? Ist Cortison enthalten?«

4.7.5 Beobachtung der anticholinergen Belastung (ACB)

Das vegetative Nervensystem besteht aus den beiden Gegenspielern Sympathikus und Parasympathikus. Informationen werden mithilfe verschiedener Botenstoffe übertragen, vor allem Acetylcholin und Adrenalin. Acetylcholin wird bei der Erregung des Parasympathikus ausgeschüttet und sorgt für Körperfunktionen in Entspannung (▸ Kap. 1.3.2).

Die anticholinerge Belastung (ACB) kann durch sehr viele verschieden Arzneistoffe hervorgerufen werden. Es gibt 2023 mehrere pharmazeutische Listen mit Wirkstoffen, die eine solche Belastung hervorrufen können und auf den deutschen Arzneimittelmarkt Markt angepasst sind.[152] In ▸ Tabelle 10 sind Wirkstoffe mit anticholinerger

[152] Czock D, Lepenies L, Seidling H.: Anticholinerge Nebenwirkungen – Am besten vermeiden, möglichst lindern. In: PZ 168:31; 24–33.

Belastung nach der Münchner Liste alphabetisch aufgeführt.[153] Arzneimittel mit anticholinerger Hauptwirkung sind beispielsweise Parkinsonmedikamente (N 04), Mittel bei Schwindel oder Erbrechen (A 04) oder Medikamente bei Harnverhalt, urologische Spasmolytika (G 04).[154] Zu wichtigen Arzneistoffgruppen mit anticholinergen Nebenwirkungen zählen einige zentral wirksame Schmerz- oder Schlafmittel, Antidepressiva wie Amitriptylin oder Antipsychotika wie Clozapin. Die anticholinerge Belastung ist dosisabhängig und kann sich verstärken, wenn mehrere Arzneimittel mit diesen Eigenschaften verabreicht werden. Durch Hitze wird die anticholinerge Belastung ebenfalls verstärkt. Unter anderem wird die Schweißproduktion gehemmt. Das hat umfangreiche Folgen für die Maßnahmenplanung.

In Tabelle 18 werden mögliche Auswirkungen der anticholinergen Belastung auf das Hautsystem, Nervensystem, Herz-Kreislauf-System, Verdauungssystem und Harnwegssystem aufgeführt.[155]

Tab. 18: Auswirkungen der anticholinergen Belastung auf die verschiedenen Körpersysteme*

Körpersystem	ACB 1: gering	ACB 2: mittel	ACB 3: schwer
Hautsystem	Vermindertes Schwitzen	Haut-Trockenheit	Gestörte Thermoregulation bis hin zur Hyperthermie
Nervensystem Auge	Trockenes Auge Lichtempfindlichkeit Leichte Sehstörungen durch Pupillenerweiterung	Akkomodationsstörungen Deutliche Sehstörung	Erhöhtes Sturzrisiko Glaukom-Anfall
ZNS	Benommenheit, Schwäche, leichte, zentrale Sprachstörung (Amnesie), Konzentrationsschwierigkeiten	Erregung, Unruhe, Verwirrtheit, Gedächtnisstörungen	Schwere Unruhe, Desorientiertheit, psychomotorische Unruhe (Agitiertheit), Halluzinationen, Delirium, Muskelzuckungen, Hyperreflexie, Krampfanfälle, starke kognitive Einschränkungen; zentrales anticholinerges Syndrom

[153] Kiesel E, Pudritz Y (2019): Anticholinerge Belastung – Erkennen, analysieren und minimieren. In: Pharmazeutische Zeitung 6/2019, S. 34–41, https://www.pharmazeutische-zeitung.de/erkennen-analysieren-und-minimieren/

[154] Kiesel et al. (2018): An anticholinergic burden score for German prescribers: score development. In: BMC Geriatrics 18:239.

[155] Vgl. Strobach D (2013): Anticholinerge Arzneistoffe – Erkennen, erklären, ersetzen. In: Pharmazeutische Zeitung 41/2013, https://www.pharmazeutische-zeitung.de/ausgabe-412013/erkennen-erklaeren-ersetzen/

Körpersystem	ACB 1: gering	ACB 2: mittel	ACB 3: schwer
Herz-Kreislauf-System Herz		Erhöhte Herzfrequenz	Überleitungsstörungen Tachyarrythmien Herzinsuffizienz Angina-Pectoris-Anfall
Verdauungs-system Mund	Mundtrockenheit	Störende Mundtrockenheit Probleme beim Sprechen Reduzierter Appetit	Schwierigkeiten beim Kauen, Schlucken, Sprechen Mukosa-Schädigung Zahn- und Zahnfleischerkrankungen Unterernährung
Magen-Darm-Trakt		Verminderte Peristaltik & Sekretion im MD-Trakt Magenentleerung verlangsamt Obstipation	Schwere Obstipation Ileus Veränderte Aufnahme von Arzneistoffen
Harnwegs-system	Miktionsstörung		Harnverhalt Harnwegsinfekte (als Folge)

* Vgl. Strobach 2013

Für die Praxis: Auswirkungen der ACB auf die Pflegeprozessplanung

SIS®-Themenfeld 1: Kognition und Kommunikation

Erregung, schwere Unruhe, Desorientiertheit, Agitiertheit, Halluzinationen sind nur einige der Risikofaktoren für ein Delir und sollten daher unbedingt bei der **Delir-Prophylaxe** beachtet werden.

SIS®-Themenfeld 2: Mobilität und Beweglichkeit

Sehstörungen, Benommenheit, ein möglicher Glaukom-Anfall, Schwäche, Erregung, Unruhe und Verwirrtheit spielen ebenso wie Herzrhythmusstörungen bzw. Herzinsuffizienz eine wesentliche Rolle bei der **Sturzprophylaxe**.

SIS®-Themenfeld 4: Selbstversorgung

Mundtrockenheit, Zahn- und Zahnfleischerkrankungen haben Auswirkungen auf die **Mundgesundheit**.

Mundtrockenheit, reduzierter Appetit, Kau- und Schluckschwierigkeiten, Zahnerkrankungen sowie Verstopfung zählen zu den Risikofaktoren für Mangelernährung und sind unmittelbar bedeutsam für das **Ernährungsmanagement**.

Tipp

mediSchema®, PÜdA-Skala, Beobachtungsbogen sowie die Informationen aus der AMTS-Ampel helfen Ihnen beim Gespräch mit Arzt und Apotheker, um gemeinsam Lösungen zu finden. Je nach der individuellen Situation ist die Verwendung des Beobachtungsbogens empfehlenswert, mit dem der Blick für medizinische und pharmazeutische Risiken geschärft wird.

4.7.6 Beobachtungen bei Elektrolytstörungen

Symptome der **Hypokaliämie** bilden sich an der Muskulatur, der Herzfunktion, der Organfunktionen im Verdauungssystem sowie an der Niere ab. Es kann zu Lähmungserscheinungen, Herzrhythmusstörungen und Verstopfung kommen. Charakteristische Anzeichen bei **Hyperkaliämie** sind Unlust, Schwäche und Verwirrtheit, ein metallischer Geschmack sowie Bradykardie bis hin zum Herzstillstand.

Hyponatriämie ist von Appetitlosigkeit, Durst, Erbrechen sowie Apathie und Kopfschmerz geprägt.

4.7.7 Medikamente bei anhaltender Sommerhitze

Für jedes betroffene Körpersystem werden folgende Aspekte erörtert:

1. Einfluss der altersbedingten Faktoren, die sich auf den Weg des Arzneimittels im Körper, auf Wirkungen und unerwünschte Wirkungen auswirken
2. Einfluss anhaltender Sommerhitze
3. Einfluss der anticholinergen Belastung bei anhaltender Sommerhitze
4. Einfluss von Elektrolytstörungen als mögliche Folge von Laxantien- oder Diuretika-Gabe oder als sehr seltene, aber bedrohliche Folge von Nebenniereninsuffizienz, auch in Kombination mit dem Einfluss der anticholinergen Belastung bei anhaltender Sommerhitze
5. Weitere unerwünschte Arzneimittelwirkungen, die durch anhaltende Sommerhitze verstärkt auftreten
6. Veränderungen bei der Aufbewahrung und Anwendung von Medikamenten
7. Bedeutung dieser Erkenntnisse für die Pflegeprozessplanung

Hautsystem – Hitzschlag

Altersbedingt normal ist die verringerte Leistungsfähigkeit der Schweißdrüsen. Diese Veränderung führt zu vermindertem Schwitzen. Die Gefahr des Hitzschlags steigt an. Werden nun Medikamente mit anticholinerger Belastung (ACB) gegeben, können die Auswirkungen in der milden Ausprägung zu vermindertem Schwitzen führen, bei mittlerer ACB kann es zu Hauttrockenheit kommen, bei starker ACB zu gestörter Thermoregulation: der Körper ist überwärmt, ein Hitzschlag (Hyperthermie) kann eintreten.

Durch Hitze verändert sich die Hautdurchblutung, die Haut wird wärmer. Für Medikamente, die auf der Haut oder über die Haut angewendet werden, kann das bedeutende Folgen haben. Insuline, vor allem die rasch freisetzenden, fluten schneller an. Ein intensiveres Blutzucker-Monitoring und eine Dosis-Anpassung können erforderlich werden. Diese Themen können bereits vor einer Hitzewelle mit dem Arzt besprochen werden. – Bei opioidhaltigen Pflastern ist damit zu rechnen, dass sie den Wirkstoff schneller als zugelassen freisetzen. Das kann zu Vergiftungsgefahr führen bis hin zur Atemdepression.

Pflegefachliche Beobachtungen zur Haut und Körpertemperatur werden dokumentiert und in die Maßnahmenplanung einbezogen. Auf ausreichende Trinkmenge sollte geachtet werden, wobei die Getränke bevorzugt auch nachts und in den kühlen Morgenstunden angeboten werden können. Für insulinpflichtige Menschen sollte ein intensiviertes Blutzucker-Monitoring durchgeführt werden. Für Schmerzpatient*innen mit wirkstoffhaltigen Pflastern sollte eine engmaschige Beobachtung der Nebenwirkungen erfolgen.

Muskelsystem

Die Muskelmasse ist bei den meisten älteren Menschen reduziert, und es kann zu veränderter Verteilung der Wirkstoffe kommen. Ist zu wenig Kalium im Blut, kann es zu Muskelkrämpfen bis hin zu Lähmungserscheinungen kommen. Die Mobilität kann dadurch eingeschränkt sein. Die Mobilität wird durch Pflege- und Betreuungskräfte differenziert beobachtet.

Nervensystem

Die in Tabelle 18 genannten Auswirkungen der anticholinergen Belastung können durch Hitze verstärkt werden. Auch durch Elektrolytstörungen infolge der Hitze in Kombination mit Diuretika und Laxantien können unerwünschte Wirkungen am Nervensystem auftreten. Hyponatriämie kann zu Krämpfen, Apathie und Kopfschmerzen führen. Hypernatriämie kann Sensibilitätsstörungen, Unruhe und komatöse Zustände zur Folge haben. Hyperkaliämie kann mit Unlust, Schwäche und Verwirrtheit einhergehen. Die medizinischen und pharmazeutischen Risiken weisen darauf hin, dass das Risiko für den pflegebedürftigen Menschen, ein Delir zu entwickeln oder zu stürzen, erhöht sind. – Pflege- und Betreuungskräfte beobachten und dokumentieren Kognition sowie das kommunikative Verhalten des Bewohners.

Herz-Kreislauf-System – Hitzekollaps

Bei Hitze wird zur Steigerung der Wärmeabgabe das Gefäßsystem der Haut erweitert. Wenn gleichzeitig Gefäße an anderen Organen erweitert sind, zum Beispiel nach einer Mahlzeit, kann der arterielle Blutdruck sinken. Mögliche Folgen sind Verminderung der Durchblutung des Gehirns und Ohnmacht, ein Hitzekollaps. Das medizinische Risiko wird durch die mittlere bzw. starke anticholinerge Belastung verstärkt, die sich in erhöhter Herzfrequenz, Tachyarrhythmien, Herzinsuffizienz oder Angina-pectoris-Anfall äußern können. – Störungen des Wasser- und Elektrolythaushalts können zu Tachykardien (Hypovolämie), zu Herzrhythmusstörungen (Hypokaliämie) oder zu Bradykardie (Hyperkaliämie) führen. – ACE-Hemmer wie Captopril oder Enalapril werden vorwiegend über die Nieren ausgeschieden. Es kann sein, dass die Nierenfunktion infolge der Hitze nachlässt. Dann besteht das Risiko der Wirkstoffanreicherung im Körper des alten Menschen. Es kann zu einer Wirkungsverstärkung kommen, in diesem Fall zu starke Blutdrucksenkung, oder unerwünschte Wirkungen können verstärkt auftreten. - Die Mobilität kann eingeschränkt sein. Das Sturzrisiko ist aller Wahrscheinlichkeit nach erhöht. Pflegepersonen überwachen Kreislauffunktionen, Puls und Blutdruck.

Verdauungssystem – Sonnenstich

Aufgrund des normalen Alterungsprozesses ist weniger Speichel verfügbar, weniger Magensaft, verminderte Peristaltik und damit eine veränderte Aufnahme von Wirkstoffen. Die Leber ist weniger durchblutet, daher wird dort weniger Wirkstoff verstoffwechselt. Es kann zu erhöhten Wirkstoffkonzentrationen im Körper kommen. - Auswirkung von Sommerhitze mit direkter Sonnenstrahlung auf den unbedeckten Kopf ist der Sonnenstich. Es kann zu einer Reizung der Hirnhäute mit Kopfschmerzen, Übelkeit und Erbrechen kommen. – Die anticholinerge Belastung (ACB) hat zahlreiche Auswirkungen auf den Mund, die Ernährung und Verdauung, zum Beispiel Mundtrockenheit und Verstopfung. – Wird ein Diuretikum oder ein Laxans gegeben, steigt das pharmazeutische Risiko, eine Elektrolytstörung zu entwickeln. Hyponatriämie äußert sich in Appetitlosigkeit, Durst und Erbrechen, Hypokaliämie kann zu Verstopfung führen und Hyperkaliämie kann einen metallischen Geschmack nach sich ziehen. – Für die täglichen Mahlzeiten ist es bei Elektrolytstörungen wichtig zu beachten, welche Nahrungsmittel reich oder arm an Natrium oder Kalium sind. Das gilt auch für die Auswahl eines geeigneten Mineralwassers. Wichtig ist auch herauszufinden, ob der pflegebedürftige Mensch Nahrungsergänzungsmittel einnimmt. – Das Ess- und Trinkverhalten wird durch Pflege- und Betreuungskräfte gezielt beobachtet, in die Maßnahmenplanung einbezogen und dokumentiert.

Harnwegssystem

Aufgrund der anticholinergen Belastung kann es am Harnwegssystem zu Miktionsstörungen und Harnverhalt kommen: Harnwegsinfekte durch Restharnbildung können die Folge sein. – Hypernatriämie kann zu Ödemen, erhöhter Harnausscheidung (Polyurie) und gesteigertem Durstempfinden (Polydipsie) führen. Vermehrte Toilettengänge erhöhen das Sturzrisiko.

Nierenfunktion

Das Gesamtkörperwasser ist im Alter vermindert. Eine verminderte Muskelmasse kann den Serumkreatinin-Wert verändern, so dass bei einer Laborkontrolle eine reduzierte Nierenfunktion übersehen werden kann. Bei reduzierter Filterleistung werden weniger Wirkstoffe ausgeschieden. Dadurch steigt die Konzentration im Körper an. Betroffen sind davon beispielsweise Amoxicillin, Captopril, Furosemid und Metformin. Aus pharmazeutischer Sicht steigt das Risiko für unerwünschte Wirkungen an. Daher empfiehlt es sich, den Beobachtungsbogen einzusetzen. Patient*innen mit bekannter Niereninsuffizienz müssen bei Hitze besonders beobachtet werden!

Tipp

Checkliste: Fragen für den Arzt während einer Visite vor Beginn des Sommers

1. Was ist für Bewohner*innen zu beachten, die Medikamente erhalten, die zu einer anticholinergen Belastung führen können?
2. Was ist bei insulinpflichtigen Patient*innen zu beachten? Häufigere BZ-Messungen?
3. Welches Vorgehen wird für Bewohner*innen mit opioidhaltigen Schmerzpflastern vereinbart? Worauf soll bei der Beobachtung geachtet werden?
4. Wie ist die aktuelle Nierenfunktion der Bewohner*innen? Soll bei beginnender, voraussichtlich anhaltender Sommerhitze die Dosis von Diuretika reduziert werden?

4.8 Schritt 7: Bedeutung der pharmazeutischen Risiken für die Pflegeprozessplanung bei Polypharmazie

Denken Sie bewusst an die Menschen, die Sie pflegen:

- die Bewohnerin mit Schwindel
- den Pflegekunden mit Schmerzen
- den Bewohner mit Schlaflosigkeit
- die unruhige, verwirrte Bewohnerin
- den Pflegekunden mit Harnverhalt, Verstopfung und Übelkeit
- den Bewohner mit Juckreiz
- die Pflegekundin mit dem trockenen Mund

Die Wirksamkeit der Medikamente zeigt sich fast immer nicht nur am gewünschten Wirkort, sondern auch an anderen Körpersystemen.

Mit Tabelle 19 lässt sich die Bedeutung der Beobachtungen bei Polypharmazie für die Pflegeprozessplanung zusammenfassen. Die vollständige Tabelle finden Sie im Anhang (▸ S. 284).

Tab. 19: Pharmazeutische Risiken durch Polypharmazie in Verbindung mit SIS®-Themenfeldern, Expertenstandards und PÜdA-Skala

SIS® Themenfeld	1: Kognition und Kommunikation	2: Mobilität und Beweglichkeit	3: Selbstversorgung	Keine Zuordnung zu Themenfeld
Expertenstandard/ Prophylaxe	• Delir	• Dekubitus • Sturz	• Ernährung • Mundgesundheit • Harnkontinenz • Hautintegrität	• Schmerzmanagement
Medikamente der Fallbesprechung				
…				
…				
PÜdA-Skala	Qualitatives Bewusstsein Quantitatives Bewusstsein Kommunikation	Mobilität	Essen und Trinken Haut	Körpertemperatur Atmung Herz-Kreislauf

Blau: Einrichtungsbezogenes Management, Rahmenelemente der stationären Pflege
Gelb: Medikamente
Grün: Beobachtungen beim Bewohner

Die pharmazeutischen Risiken der verordneten Medikamente werden dabei zu den SIS®-Themenfeldern und den Expertenstandards in Beziehung gesetzt. In der ersten Zeile sind die SIS® Themenfelder aufgeführt, auf die Medikamente eine besondere Wirkung haben: Kognition und Kommunikation, Mobilität und Beweglichkeit sowie Selbstversorgung. In der zweiten Zeile werden den Themenfeldern die entsprechenden Prophylaxen und Expertenstandards zugeordnet. In der ersten Spalte können alle Medikamente des Medikationsplans oder der Stell-Liste eingetragen werden. Wenn der Apotheker eine erweiterte Medikationsberatung durchführt, können seine Ergebnisse in diese Tabelle eingetragen werden. Damit ist die Verbindung von Geriatrischer Pharmazie und Pflegepraxis vollständig. So werden die pharmazeutischen Bedenken nachvollziehbar in den Maßnahmenplan und damit in den Pflegeprozess nach dem Strukturmodell übernommen. Als Kopiervorlage befindet sie sich im Anhang (▶ S. 284).

5 Geriatrische Medikamente kompakt

Nun erfolgt die Besprechung der therapeutischen Wirkstoff-Gruppen in der alphabetischen Reihenfolge der anatomischen Ebenen der ATC-Codes. Es werden alle in Tabelle 1 (▸ S. 265) gelisteten Wirkstoffe besprochen.

ATC-Code – Name der Therapeutischen Gruppe
Die Gliederung entspricht der Reihenfolge der in ▸ Kap. 4.1.1 vorgestellten Schritte:

Schritt 1:	Allgemeine Lagerungshinweise für die Gruppe
Schritte 3 und 4:	Pharmazeutische Risiken bei Polypharmazie, die für diese Gruppe gelten
Schritt 5:	Hinweise zu Einnahmezeit und Einnahmehinweise, wenn sie für die gesamte Gruppe gelten

ATC-Code Wirkstoffname (Handelsname): Die individuellen Aufbewahrungshinweise erfolgen, wenn vorhanden, für das betreffende Medikament **produktabhängig** im ersten Satz. Im zweiten Satz werden die wichtigsten pharmazeutischen Risiken für den Wirkstoff anhand der Priscus-Liste, der AMTS-Ampel sowie ausgewählter Informationen zu Nebenwirkungen und Wechselwirkungen aus ▸ Kap. 4 benannt. Die Angaben zur anticholinergen Belastung beziehen sich auf die Münchner Liste (Tabelle 10, ▸ S. 127).

Im dritten Satz folgen die **produktabhängigen Informationen** zur **Einnahmezeit** und **Einnahmehinweise**, die den Fachinformationen entnommen wurden.

Info

Die Angaben zur Aufbewahrung und Einnahme sind produktabhängig und gelten nur für die in Tabelle 1 im Anhang (▶ S. 265) genannten Handelsnamen und Herstellerinformationen. Sie sind als Basis-Information gedacht, von der ausgehend Sie gezielt vergleichende Fragestellungen für Ihre Situation entwickeln können. Bitte lesen Sie daher immer die Herstellerinformationen des Arzneimittels, mit dem Sie umgehen und sprechen Sie mit dem Arzt oder Apotheker.

Tipp

Im Gespräch mit dem Arzt

1. Wenn ein Medikament priscus-gelistet ist, fragen Sie den Arzt nach Therapieziel und möglichem Therapie-Ende. Worauf soll bei der pflegefachlichen Beobachtung geachtet werden? Gibt es eine besser verträgliche Alternative?
2. Die AMTS-Ampel stellt bei der Farbe Orange Hinweise für den Arzt zusammen, in denen es um Beobachtungen geht. Es werden Fragen angeregt, die der Arzt der Pflegefachkraft stellt.
3. Die AMTS-Ampel stellt bei der Farbe Grün für den Arzt Informationen zum Monitoring von Laborwerten und Vitalzeichen zusammen. Die Pflegefachkraft kann die Zeitfenster im Blick behalten und im Sinne des pflegebedürftigen Menschen den Arzt nach Nierenfunktion und Indikationsüberprüfung fragen.

Wenn Sie die Medikamente einer Stell-Liste überblicken wollen, gehen Sie folgendermaßen vor:

- Sie lesen auf dem Umkarton des Medikaments den Wirkstoffnamen unter dem Handelsnamen.
- Sie suchen den ATC-Code für den Wirkstoffnamen.
- Sie suchen sich in den nachfolgenden Unterkapiteln 5.1 bis 5.11 die alphabetisch nach ATC-Codes sortierten Tabellen 20 bis 35 heraus. Sie finden die Tabellen jeweils direkt unter den Überschriften.

- Dort finden Sie den gewünschten Wirkstoff oder verwandte Wirkstoffe in der therapeutischen Gruppe, und sie erfahren die Zuordnung zum jeweiligen Körpersystem.
- Jetzt bekommen Sie einen ersten Überblick über die pharmazeutischen Risiken bei Polypharmazie, zur anticholinergen Belastung, ob der Wirkstoff priscus-gelistet oder in der AMTS-Ampel aufgeführt wird.

Wenn Sie Genaueres zu den pharmazeutischen Risiken erfahren wollen, lesen Sie die ▸ Kap. 4.4 und ▸ Kap. 4.5. Zur Beobachtung der Risiken finden Sie alle Informationen in ▸ Kap. 4.7.

5.1 ATC A - Alimentäres System und Stoffwechsel

In Tabelle 20 erfolgt der Überblick über die pharmazeutischen Risiken dieser therapeutischen Gruppe bei Polypharmazie.

Tab. 20: A - Alimentäres System und Stoffwechsel: Verdauungssystem

ATC-Code	Wirkstoffe	ACB	Wirkstoffgruppen	Pharmazeutische Risiken durch Polypharmazie
A 02	Omeprazol/	.	Mittel bei	🟢; P
	Esomeprazol	.	säurebedingten	🟢; P
	Pantoprazol	.	Erkrankungen	🟢; P
	Ranitidin	2		P
A 03	Butylscopolamin	.	Mittel bei funktionellen	.
	Metoclopramid	1	Störungen des Magen-	🔴; P
	Simeticon	.	Darm-Trakts	.
A 04	Dimenhydrinat	3	Antiemetika und	P
	Scopolamin TTS = wirkstoffhaltige Pflaster	3	Mittel gegen Übelkeit	P
A 06	Bisacodyl	1	Laxantien = Mittel	.
	Glycerol Supp.	.	gegen Verstopfung	.
	Lactulose	.		.
	Macrogol	.		.
	Natriumpicosulfat	.		P
	Senna	.		P
A 07	Loperamid	2	Antidiarrhoika = Motilitätshemmer = Mittel gegen Durchfall	P
	Nystatin	.	intestinale Antiphlogistika/Antiinfektiva	.

ATC-Code	Wirkstoffe	ACB	Wirkstoffgruppen	Pharmazeutische Risiken durch Polypharmazie
A 10	Glibenclamid Metformin Sitagliptin Insulin glargin Insulin lispro Insulin normal	. 1	Antidiabetika	P . . . . .
A 11	Colecalciferol	.	Vitamine	.
A 12	Magnesium	.	Mineralstoffe	P

ACB: Anticholinerge Belastung, 1 schwach, 2 mittel, 3 stark (▶ Kap. 4.7.5), Auswirkungen auf Kognition, Mobilität, Ernährungsmanagement, Mundgesundheit, Harnkontinenz

P: Priscus-Liste (▶ Kap. 4.4.1), Arzt nach Therapieziel und möglichem Therapie-Ende fragen, worauf soll bei pflegefachlicher Beobachtung geachtet werden?

AMTS-Ampel (▶ Kap. 4.5.2)

○ Medikament kann neues Symptom hervorrufen

● Medikament hat hohes Nebenwirkungsrisiko

● Besondere Therapiebeobachtung durch Arzt

● Monitoring von Laborwerten und Vitalzeichen durch Arzt durchgeführt oder verordnet

. bedeutet: Kein Eintrag

5.1.1 A 02 – Mittel bei säurebedingten Erkrankungen

Diese Medikamente werden kühl und trocken unter 25° Celsius aufbewahrt.

Omeprazol (Antra Mups®) und **Pantoprazol** (Pantozol®) sind priscus-gelistet und Grün bei der AMTS-Ampel hinterlegt: Es sollte das Vorliegen der Indikation vor allem bei einer Gabe von länger als acht Wochen regelmäßig überprüft werden. Es besteht das Risiko, eine bestehende Osteoporose zu verstärken. Antra Mups® Tabletten sollen morgens als Ganzes mit einem halben Glas Wasser eingenommen werden. Pantozol® Tabletten sollen unzerkaut und unzerbrochen als Ganzes eine Stunde vor der Mahlzeit eingenommen werden.

Ranitidin (Ranitidin-ratiopharm®) müssen in der Originalverpackung aufbewahrt werden. - Nach der Münchner Liste liegt ein Risiko für eine mittlere anticholinerge Belastung vor. Daher ist der Wirkstoff auch priscus-gelistet. Ranitidin-ratiopharm® Tabletten können unabhängig von den Mahlzeiten unzerkaut mit etwas Wasser eingenommen werden.

5.1.2 A 03 - Mittel bei funktionellen Störungen des Magen-Darm-Trakts

Butylscopolamin – Buscopan® Dragées sind in der Originalverpackung aufzubewahren, um den Inhalt vor Feuchtigkeit zu schützen. Der Wirkstoff hat laut Hersteller anticholinerge Eigenschaften und wirkt auf den Dopaminstoffwechsel. Es gibt einige Kontraindikationen zu beachten, wie z. B. Engwinkel-Glaukom. Es darf nicht zusammen mit anderen anticholinerg wirkenden Medikamenten gegeben werden. Auch darf es nicht zusammen mit Metoclopramid gegeben werden, da sich die Wirkungen der beiden Medikamente gegenseitig abschwächen können. Buscopan® Dragées sollen unzerkaut mit ausreichend Flüssigkeit geschluckt werden.

Metoclopramid (Paspertin®) – Der Wirkstoff ist lichtempfindlich. Daher müssen die Filmtabletten in der Originalverpackung aufbewahrt werden. Der Wirkstoff weist mehrere pharmazeutische und medizinische Risiken auf: Am Nervensystem beeinflusst er den Stoffwechsel von Dopamin, was zu den parkinsonähnlichen Bewegungsstörungen führen kann[156]. Er weist eine schwache anticholinerge Belastung auf[157]. Am Herz-Kreislauf-System kann er die QT-Zeit verlängern.[158] Zur langfristigen Einnahme ist er bei der AMTS-Ampel rot markiert. Er ist priscus-gelistet. Paspertin® Filmtabletten sind jeweils vor den Mahlzeiten mit einem Abstand von mindestens sechs Stunden unzerkaut mit etwas Flüssigkeit einzunehmen.

Simeticon – Für Sab simplex® Tropfen gibt es keine besonderen Aufbewahrungshinweise. Nach Anbruch sind sie sechs Monate haltbar, allerdings nicht über das Verfalldatum hinaus. Nach Anbruch dürfen sie nicht über 25° Celsius aufbewahrt werden. Die Flasche wird vor Gebrauch gut geschüttelt und wird zum Tropfen senkrecht gehalten.

5.1.3 A 04 - Antiemetika und Mittel gegen Übelkeit

Beide Wirkstoffe dieser Gruppe haben starke anticholinerge Eigenschaften und sind priscus-gelistet.

Dimenhydrinat – Vomex A Dragées dürfen nicht über 25° Celsius aufbewahrt werden. Der Wirkstoff kann die QT-Zeit verlängern. Die Dragées werden unzerkaut mit viel Flüssigkeit eingenommen.

---

[156] Thürmann, S. 141, AMTS-Ampel rot
[157] Vgl. Kiesel
[158] Fachinfo Paspertin®

Scopolamin ist als Scopoderm® TTS transdermale Pflaster im Handel. Sie dürfen weder über 25° Celsius noch eingefroren aufbewahrt werden. Die genaue Anwendung ist im Beipackzettel nachzulesen. Im Prinzip gelten die Hinweise wie für Opiatpflaster. Die Wirkung hält ebenfalls für 72 Stunden an, die Pflaster werden alle drei Tage gewechselt.

5.1.4 A 06 - Laxantien als Mittel gegen Verstopfung

Die Medikamente in dieser Gruppe werden kühl und trocken unter 25° Celsius aufbewahrt.

Bisacodyl (Dulcolax® Dragées) – Bisacodyl hat eine schwache anticholinerge Belastung[159]. Das zweite pharmazeutische Risiko bezieht sich auf Störungen des Wasser- und Elektrolythaushalts. Bei Laxantien-Missbrauch kann es unter anderem zu Hypokaliämie kommen. Bisacodyl darf nicht mit Milch eingenommen werden. Es wird unzerkaut mit viel Wasser eingenommen. Die Wirkung tritt nach etwa 6 bis 12 Stunden ein.

Glycerol – Glycilax® Zäpfchen sind zur rektalen Anwendung bestimmt.

Lactulose – Für Bifiteral® Sirup wird mit dem Messbecher dosiert und verdünnt oder unverdünnt unabhängig von den Mahlzeiten eingenommen. Die Lösung wirkt nach etwa 2 bis 10 Stunden.

Macrogol mit Elektrolyten – Macrogol CT-Balance® Abführpulver darf als gebrauchsfertige Lösung zugedeckt im Kühlschrank lagern. Es fehlt die Angabe, für wie viele Stunden es zugelassen ist. Zur Art der Anwendung wird der Hinweis gegeben, dass der Beutelinhalt in 125 ml Wasser aufzulösen sei. Es wird ergänzt, dass die Macrogol Lösung nicht die reguläre Flüssigkeitsmenge ersetzt.

Macrogol ohne Elektrolyte (Laxbene®) – Es wird empfohlen, das Medikament vorzugsweise morgens einzunehmen und 125 ml Wasser nach jeder Dosis zu trinken. Die Wirkung tritt 24 bis 48 Stunden nach der Einnahme ein.

Natriumpicosulfat – Laxoberal® Tropfen sind nach Anbruch 12 Monate haltbar. Sie müssen fest verschlossen aufbewahrt werden. Wegen der unerwünschten Wirkungen auf den Wasser- und Elektrolythaushalt ist eine Anwendung länger als eine Woche priscus-gelistet. Die Einnahme kann zu Hyponatriämie und Hypokaliämie führen.

[159] Vgl. Kiesel (2019)

Die Tropfen werden am besten abends mit oder ohne Flüssigkeit eingenommen. Es wird mit der niedrigsten Dosis begonnen.

Senna – Der Beutel Agiolax® Madaus Granulat darf nicht über 30° Grad, die fest zu verschraubende Dose nicht über 25° Grad aufbewahrt werden. Nach Anbruch ist der Doseninhalt 6 Monate haltbar. Wegen der unerwünschten Wirkungen auf den Wasser- und Elektrolythaushalt ist eine Anwendung länger als eine Woche in der Priscus-Liste verzeichnet. Das Granulat wird am besten abends mit reichlich Flüssigkeit in aufrechter Körperhaltung unzerkaut heruntergeschluckt. Es wird mit der niedrigsten Dosis begonnen. Es sollen 30 bis 60 Minuten bis zur Einnahme eines anderen Medikaments gewartet werden.

5.1.5 A 07 – Antidiarrhoika sind Motilitätshemmer als Mittel gegen Durchfall

Loperamid – Imodium® Hartkapseln und Imodium® lingual Plättchen müssen gegen Feuchtigkeit geschützt in der Originalverpackung aufbewahrt werden. Die Lösung darf nicht über 25° Grad Celsius aufbewahrt werden. Nach Anbruch ist sie drei Monate haltbar. Loperamid hat eine mittlere anticholinerge Belastung und ist priscus-gelistet. Die Hartkapsel wird unzerkaut mit etwas Flüssigkeit geschluckt. Das Plättchen wird auf die Zunge gelegt. Dort zergeht es sofort und wird mit dem Speichel geschluckt. Die Einnahme ist ohne Flüssigkeit möglich. Die Lösung wird mit etwas Flüssigkeit eingenommen.

Nystatin – Moronal® Filmtabletten dürfen nicht über 25° Celsius aufbewahrt werden – Sie werden nach den Mahlzeiten unzerkaut mit etwas Flüssigkeit geschluckt.

5.1.6 A 10 – Antidiabetika

Orale Antidiabetika zählen zu den Medikamenten, die das Sturzrisiko erhöhen.

Glibenclamid – Glibenclamid AbZ Tabletten müssen lichtgeschützt in der Originalverpackung aufbewahrt werden. – Im höheren Lebensalter besteht neben anderen Risiken die Gefahr verlängerter Hypoglykämien. Der Wirkstoff ist priscus-gelistet. - Die Tabletten sollen vor der Mahlzeit unzerkaut mit einem Glas Wasser eingenommen werden. Die zeitlichen Abstände sollen möglichst gleichbleiben.

Metformin – Glucophage® Filmtabletten werden kühl und trocken ohne besondere Anforderungen aufbewahrt. Metformin ist mit einer schwachen anticholinergen Belastung in der Münchner Liste aufgeführt. Sehr häufig treten unerwünschte Wirkungen am Magen-Darm-Trakt auf. Die Tabletten sollen während oder nach der Mahlzeit, am besten auf zwei oder drei Gaben pro Tag, eingenommen werden.

Sitagliptin – Januvia® Filmtabletten müssen unter 25° Grad Celsius gelagert werden. – Die Tabletten können unabhängig von der Mahlzeit eingenommen werden.

Insulin glargin *(sehr lang wirksam, auf Einheiten achten!)* – Nicht angebrochene Lantus® Durchstechflaschen werden ebenso wie nicht angebrochene Lantus® Pens im Kühlschrank bei 2° C bis 8° Grad Celsius gelagert. Sie dürfen nicht eingefroren werden oder in der Nähe eines Kühlelements liegen. Sie werden lichtgeschützt im Umkarton aufbewahrt. Geöffnet dürfen sie im Umkarton und vor Hitze geschützt 28 Tage aufbewahrt werden. Die Gebrauchsinformationen müssen für alle weiteren Informationen genau gelesen werden.

Insulin lispro *(sehr kurz wirksam)* – Für Humalog® gelten in etwa die gleichen Aufbewahrungs-Bedingungen wie für Lantus®.

Insulin normal *(kurz wirksam)* – Für Huminsulin® normal gelten in etwa die gleichen Aufbewahrungs-Bedingungen wie für Lantus®.

Wichtig **Hyperglykämie und Hypoglykämie**

Hyperglykämie und Hypoglykämie sind die medizinischen Risiken. Diabetisches Koma und Hypoglykämischer Schock sind Notfallsituationen!

Glucagon ist das Gegenmittel, wenn zu viel Insulin gespritzt wurde. Es wird beim ATC-Code H 04 besprochen.

5.1.7 A 11 - Vitamine

Colecalciferol – Dekristol® Weichkapseln werden vor Licht und Feuchtigkeit geschützt in der Originalverpackung aufbewahrt. – Sie werden mit ausreichend Flüssigkeit eingenommen.

5.1.8 A 12 - Mineralstoffe

Magnesium – Magnesium 100 mg Jenapharm® wird kühl und trocken gelagert. Magnesium ist priscus-gelistet und bildet Komplexe mit Alendronsäure (M 05), Levothyroxin (H 03), Doxycyclin (J 01) sowie Ciprofloxacin (J 01), die zu verminderter Wirksamkeit der vier Medikamente führen. Die Tabletten werden vor der Mahlzeit mit genug Flüssigkeit geschluckt.

5.2 ATC B - Blut und blutbildende Organe

Für diese Medikamente der Gruppe B liegen keine Einträge in der Priscus-Liste und AMTS-Ampel vor (Tabelle 21).

Tab. 21: ATC B - Blut und blutbildende Organe: Herz-Kreislauf-System

ATC-Code	Wirkstoffe	ACB	Wirkstoffgruppen	Pharmazeutische Risiken durch Polypharmazie
B 01	Acetylsalicylsäure Clopidogrel Phenprocoumon Apixaban Dagibatran Rivaroxaban Enoxaparin	. . . .	Antithrombotische Mittel = Medikamente zur Blutverdünnung und zur Behandlung und Vorbeugung von Thrombosen	Blutungsgefahr nach Stürzen und Verletzungen und erhöhte Gefahr gastrointestinaler Blutungen bei gleichzeitiger Einnahme mit Steroiden (H 02), Coxiben (M 01), NSAR (M 01)
B 03	Cyanocobalamin Eisen-II-Ion Folsäure	. . .	Antianämika = Medikamente zur Behandlung der Blutarmut oder Anämie	. . .

Keine Einträge in der Priscus-Liste und in der AMTS-Ampel

5.2.1 B 01 - Antithrombotische Mittel

Die oral einzunehmenden Tabletten dieser Gruppe werden kühl und trocken gelagert.

Wichtig **Vorsicht – Blutungsgefahr, vor allem nach Stürzen!**

Bei gleichzeitiger Einnahme von Steroiden (H 02), Coxiben (M 01) und/oder NSAR (M 01) ist das Risiko gastrointestinaler Blutungen erhöht.

Acetylsalicylsäure 100 mg – Aspirin® protect 100 mg magensaftresistente Tabletten sollen nicht zerkleinert oder zerbrochen werden und 30 Minuten vor der Mahlzeit mit viel Wasser eingenommen werden.

Clopidogrel – Plavix® Filmtabletten können unabhängig von den Mahlzeiten eingenommen werden.

Phenprocoumon (Marcumar® Tabletten) - Ein Risiko mit Nahrungsmitteln ist die Wechselwirkung von Phenprocoumon mit Grapefruitsaft. Auch hängt der INN-Wert mit der Ernährung zusammen. Es gibt viele Wechselwirkungen mit Medikamenten, die über die Leber verstoffwechselt werden. Die Tabletten werden ganz geschluckt.

Apixaban – Eliquis® kann unabhängig von den Mahlzeiten geschluckt werden. Zerstoßene Tabletten können in Wasser oder Apfelsaft gelöst oder mit Apfelmus vermischt werden.

Dabigatran (Pradaxa®) – Die Kapseln müssen in der Originalverpackung aufbewahrt werden, damit der Inhalt vor Feuchtigkeit geschützt ist. Die Kapseln dürfen nicht geöffnet werden und können entweder zur Mahlzeit oder unabhängig von den Mahlzeiten eingenommen werden.

Rivaroxaban (Xarelto®) – Es ist möglich, die Tabletten zu zerkleinern und mit Wasser oder Apfelmus zu mischen. Sie können unabhängig von der Mahlzeit eingenommen werden.

Enoxaparin (Clexane®) – Clexane® Fertigspritzen dürfen nicht über 25° Celsius aufbewahrt werden und nicht eingefroren werden. Die Handhabung der Fertigspritzen ist im Beipackzettel beschrieben.

5.2.2 B 03 - Antianämika

Cyanocobalamin (Vitaprompt®) – Die Vitamin B12-Tabletten sind in der Originalverpackung aufzubewahren, um den Inhalt vor Licht zu schützen. Sie dürfen nicht über 30° Celsius gelagert werden. Die Tabletten werden mit Wasser am besten auf leeren Magen eingenommen.

Eisen-II-Ion – Ferro-sanol® darf nicht über 25° Celsius aufbewahrt werden. – Eisen II-Ion bildet Komplexe mit Alendronsäure (M 05), Levothyroxin (H 03), Doxycyclin (J 01) und Ciprofloxacin (J 01) und führt zu verminderter Wirksamkeit der vier Medikamente. Die Einnahme erfolgt morgens nüchtern, etwa eine Stunde vor dem Frühstück, ansonsten 2 Stunden nach einer Mahlzeit mit ausreichend Wasser.

Folsäure – Folsäure Abz® Tabletten müssen in der Originalverpackung aufbewahrt werden, um den Inhalt vor Licht und Feuchtigkeit zu schützen. Die Tabletten sollen unzerkaut mit etwas Flüssigkeit zur Mahlzeit eingenommen werden.

5.3 ATC C - Kardiovaskuläres System

In Tabelle 22 werden pharmazeutische Risiken ausgewählter Wirkstoffe zur Behandlung von Herz-Kreislauf-Erkrankungen im Alter aufgeführt.

Tab. 22: C - Kardiovaskuläres System: Herz-Kreislauf-System

ATC-Code	Wirkstoffe	ACB	Wirkstoffgruppen	Pharmazeutische Risiken durch Polypharmazie
C 01	Amiodaron Digitoxin Glyceroltrinitrat Isosorbiddinitrat Isosorbidmononitrat Molsidomin	. 1 . 1 1 .	Herztherapie	🟢 🟡🟠🟢 . . . .
C 02	Moxonidin	.	Antihypertonika	🟡; P
C 03	Furosemid Hydrochlorothiazid Spironolacton Torasemid Xipamid	. . . . .	Diuretika	🟡🟠🟢 🟡🟠🟢 🟡🟠🟢; P 🟡🟠🟢 🟡🟠🟢

ATC-Code	Wirkstoffe	ACB	Wirkstoffgruppen	Pharmazeutische Risiken durch Polypharmazie
C 07	Atenolol	1	Beta-Adrenozeptoren-Antagonisten = Betablocker	🟡🟢
	Bisoprolol	.		🟡🟢
	Carvedilol	.		🟡🟢
	Metoprolol	1		🟡🟢
	Nebivolol	.		🟡🟢
C 08	Amlodipin	.	Calcium-Kanal-Blocker = Calciumantagonisten = Kalziumkanalblocker	🟡🟢
	Lercanidipin	.		🟡🟢
	Nifedipin	1		🟡🟢
	Nitrendipin	.		🟡🟢
	Verapamil	.		🟡🟢
C 09 A	Captopril	1	Mittel mit Wirkung auf das Renin-Angiotensin-System: ACE-Hemmer	🟡🟢
	Enalapril	.		🟡🟢
	Lisinopril	.		🟡🟢
	Ramipril	.		🟡🟢
C 09 C	Candesartan	.	Sartane	🟡🟢
	Losartan	.		🟡🟢
	Olmesartan	.		🟡🟢
	Telmisartan	.		🟡🟢
	Valsartan	.		🟡🟢
C 10	Atorvastatin	.	Mittel, die den Lipidstoffwechsel beeinflussen	.
	Pravastatin	.		.
	Simvastatin	.		.

ACB: Anticholinerge Belastung, 1 schwach, 2 mittel, 3 stark (▶ Kap. 4.7.5), Auswirkungen auf Kognition, Mobilität, Ernährungsmanagement, Mundgesundheit, Harnkontinenz

P: Priscus-Liste (▶ Kap. 4.4.1), Arzt nach Therapieziel und möglichem Therapie-Ende fragen, worauf soll bei pflegefachlicher Beobachtung geachtet werden?

AMTS-Ampel (▶ Kap. 4.5.2)

🟡 Medikament kann neues Symptom hervorrufen

🔴 Medikament hat hohes Nebenwirkungsrisiko

🟠 Besondere Therapiebeobachtung durch Arzt

🟢 Monitoring von Laborwerten und Vitalzeichen durch Arzt durchgeführt oder verordnet

. bedeutet: Kein Eintrag

5.3.1 C 02, C 03, C 07, C 08, C 09 – Blutdrucksenkende Medikamente

Für alle **blutdrucksenkenden Medikamente** wie Diuretika, Betablocker, Calciumantagonisten, ACE-Hemmer und Sartane gilt: Das Risiko zu stürzen ist wegen möglichen Auftretens einer Hypotonie erhöht. Zu Therapiebeginn sollten Blutdruck und Puls regelmäßig gemessen und Sturzprotokolle geführt werden.[160]

[160] AMTS-Ampel gelb, grün

5.3.2 C 01 – Herztherapie

Die Medikamente in dieser Gruppe werden kühl und trocken unter 25° Celsius aufbewahrt.

Amiodaron – Der Wirkstoff kann die QT-Zeit verlängern. Da er eine geringe therapeutische Breite hat, wird die mindestens einmal jährliche Wirkstoffspiegel-Bestimmung im Blut durch den Arzt empfohlen[161]. Amiodaron vermindert die Enzym-Aktivität von CYP 3A4, was zu Wechselwirkungen mit Wirkstoffen aus Tabelle 16 (▸ S. 135) führen kann. Dic Einnahme erfolgt zur oder nach der Mahlzeit, unzerkaut mit ausreichend Flüssigkeit.

Digitoxin (Digitoxin awd®) – Für Digitoxin besteht das Risiko einer geringen anticholinergen Belastung. Da der Wirkstoff eine geringe therapeutische Breite hat, besteht Vergiftungsgefahr. Symptome der Vergiftung sind unter anderem Übelkeit, Erbrechen, Herzrhythmusstörungen und Verwirrtheit. Daher zählt Digitoxin zu den Wirkstoffen, die ein Delir auslösen können. Blutspiegel sollten mindestens einmal jährlich gemessen werden.[162] Die Tabletten sollen nach der Mahlzeit unzerkaut mit ausreichend Flüssigkeit eingenommen werden.

Glyceroltrinitrat – Nitrolingual Spray® ist eine brennbare Sprühlösung! Wegen des Risikos des plötzlich abfallenden Blutdrucks zählen Nitrate zu den Medikamenten, die die Sturzgefahr erhöhen. Die Handhabung des Sprays erfolgt nach der Gebrauchsinformation. Die Sprühstöße werden unter die Zunge gesprüht. Der Atem muss während des Sprühens angehalten werden. Der Wirkstoff darf nicht inhaliert werden.

Isosorbiddinitrat (ISDN ratiopharm®) – Der Wirkstoff hat eine schwache anticholinerge Belastung. Wegen des Risikos des plötzlich abfallenden Blutdrucks zählen Nitrate zu den Medikamenten, die die Sturzgefahr erhöhen. Die Tabletten werden im Anfall oder vor einer Belastung sublingual angewendet, also unter der Zunge zergehen lassen. Auch darf die Tablette zerkaut, dann aber nicht geschluckt werden. Die Retardtabletten werden unzerkaut mit ausreichend Flüssigkeit eingenommen.

Isosorbidmononitrat – Der Wirkstoff hat eine schwache anticholinerge Belastung. Wegen des Risikos des plötzlich abfallenden Blutdrucks zählen Nitrate zu den Medikamenten, die die Sturzgefahr erhöhen. - Ismo® Tabletten und Retardtabletten werden mit einem Glas Wasser eingenommen.

---

[161] AMTS-Ampel grün

[162] AMTS-Ampel gelb, orange und grün

Molsidomin –Corvaton® muss in der Originalverpackung lichtgeschützt aufbewahrt werden. Die Tabletten werden unabhängig von der Mahlzeit unzerkaut mit ausreichend Flüssigkeit eingenommen.

5.3.3 C 02 - Antihypertonika

Die Medikamente in dieser Gruppe werden kühl und trocken unter 25° Celsius aufbewahrt.

Moxonidin – (Physiotens® 0,2 mg Tabletten) – Der Wirkstoff ist priscus-gelistet und in der AMTS-Ampel gelb markiert. Die Sturzgefahr ist aufgrund des Risikos, Hypotonie oder Sedierung zu entwickeln, erhöht[163]. – Die Tabletten werden mit ausreichend Flüssigkeit entweder mit oder ohne Nahrung eingenommen.

5.3.4 C 03 - Diuretika

Die Medikamente in dieser Gruppe werden kühl und trocken unter 25° Celsius aufbewahrt.

Die Einnahme von Spironolacton kann zu Hyperkaliämie führen.

Alle anderen Diuretika scheiden Natrium, Kalium und Wasser aus. In der Folge kann es zu Hyponatriämie und Hypokaliämie kommen.

Wichtig **Erhöhtes Sturzrisiko**

Für alle Diuretika gilt: Das Risiko zu stürzen ist erhöht, zum einen wegen vermehrter und eiliger Toilettengänge, zum anderen wegen einer möglichen zu starken Senkung des Blutdrucks. Es muss, vor allem bei anhaltender Sommerhitze, auf Anzeichen der Exsikkose geachtet werden.

Die AMTS-Ampel empfiehlt (gelb, orange und grün): Blutdruck- und Pulsmessungen sowie Sturzprotokolle sollten bei Therapiebeginn oder Dosisänderung durchgeführt werden. Elektrolyte sollten einmal jährlich vom Arzt kontrolliert werden, Serum-Kreatinin zur Überprüfung der Nierenfunktion mindestens einmal jährlich.[164]

---

163 Priscus-Liste
164 AMTS-Ampel gelb, orange und grün

Furosemid – Sowohl Lasix® 40 mg Tabletten als auch Lasix® 500 mg Tabs müssen bis zur Entnahme lichtgeschützt in der Originalverpackung verbleiben. Die Tabletten werden nüchtern, morgens und unzerkaut mit einem großen Glas Wasser eingenommen.

Hydrochlorothiazid – HCT CT® Tabletten werden morgens vor dem Frühstück mit einem Glas Wasser eingenommen.

Spironolacton (Aldactone® Tabletten) – Spironolacton ist in der Dosis größer als 25 mg pro Tag priscus-gelistet. Es besteht das Risiko, Hyperkaliämie zu entwickeln, die in der Folge zu lebensbedrohlichen Herzrhythmusstörungen führen können.[165] Unzerkaut mit einem Glas Wasser sind die Tabletten einzunehmen.

Torasemid – Unat® RR 2,5 mg werden unabhängig von den Mahlzeiten morgens unzerkaut mit etwas Flüssigkeit eingenommen.

Xipamid – Xipagamma® ist lichtempfindlich und muss daher im Umkarton aufbewahrt werden. Die Tabletten werden morgens nach dem Frühstück mit einem Glas Wasser eingenommen.

Info

Für C 07, C 08, C 09 A und C 09 C gilt:

- Die Medikamente in diesen Gruppen werden kühl und trocken unter 25° Celsius aufbewahrt.
- Alle Wirkstoffe dieser Gruppen sind in der AMTS-Ampel gelb und grün markiert: Gelb wegen der Sturzgefahr durch Hypotonie, grün, um den Arzt auf die Bestimmung der Nierenfunktion sowie die Empfehlung von Blutdruck- und Pulsmessungen sowie das Erheben von Sturzprotokollen aufmerksam zu machen.

---

[165] Priscus-Liste

5.3.5 C 07 - Betablocker

Atenolol (Atenolol ratiopharm®Tabletten) - Atenolol hat eine geringe anticholinerge Belastung.[166] Die Tabletten werden vor den Mahlzeiten unzerkaut mit etwas Flüssigkeit eingenommen.

Bisoprolol – Concor Cor® Tabletten werden morgens unzerkaut mit etwas Flüssigkeit und etwas Nahrung eingenommen.

Carvedilol – Dilatrend® Tabletten sind licht- und feuchtigkeitsempfindlich und müssen daher in der Originalverpackung aufbewahrt werden. Die Tabletten sollten mit der Mahlzeit unzerkaut mit ausreichend Flüssigkeit eingenommen werden.

Metoprolol – (Beloc zok® Tabletten) – Metoprolol hat eine geringe anticholinerge Belastung.[167] Die Tabletten werden einmal täglich unzerkaut und unabhängig von den Mahlzeiten mit etwas Flüssigkeit eingenommen.

Nebivolol – Nebivolol Stada® Tabletten können zu den Mahlzeiten oder unabhängig von den Mahlzeiten mit einem Glas Wasser eingenommen werden.

5.3.6 C 08 - Calciumantagonisten

Amlodipin – Norvasc® Retardtabletten sind Tabletten zum Einnehmen. Grapefruitsaft hemmt den Abbau von Amlodipin. Dadurch kann es zu verstärktem Blutdruckabfall kommen.

Lercanidipin – Corifeo® Tabletten werden lichtgeschützt in der Originalpackung aufbewahrt. Die Einnahme erfolgt morgens mindestens 15 Minuten vor dem Frühstück. Grapefruitsaft hemmt den Abbau von Lercanidipin. Dadurch kann es zu verstärktem Blutdruckabfall kommen.

Nifedipin – Nifedipin Abz® Tabletten müssen lichtgeschützt in der Originalverpackung verbleiben. Nifedipin hat eine schwache anticholinerge Belastung. Nicht-retardiertes Nifedipin ist priscus-gelistet. Die Tabletten werden nach den Mahlzeiten unzerkaut mit einem Glas Wasser geschluckt. Es darf kein Grapefruitsaft verzehrt werden.

---

[166] Vgl. Kiesel (2019)
[167] Vgl. Kiesel (2019)

Nitrendipin – Bayotensin® Tabletten werden ebenfalls lichtgeschützt im Originalkarton aufbewahrt. Die Tabletten werden nach den Mahlzeiten unzerkaut mit einem Glas Wasser geschluckt. Es darf kein Grapefruitsaft verzehrt werden.

Verapamil – Verapamil vermindert die Enzym-Aktivität von CYP 3A4, was zu Wechselwirkungen mit Wirkstoffen aus Tabelle 16 (▸ S. 135) führen kann. Isoptin® Tabletten werden zu oder nach den Mahlzeiten mit einem großen Glas Wasser geschluckt. Es darf kein Grapefruitsaft verzehrt werden.

5.3.7 C 09 - Mittel mit Wirkung auf das Renin-Angiotensin-System

C 09 A: ACE-Hemmer

ACE ist die Abkürzung für den Namen eines Reaktionsbeschleunigers oder Enzyms. ACE steht für den englischen Begriff Angiotensin Converting Enzyme, also ein Enzym, das Angiotensin umwandelt.

Info
Die Einnahme von ACE-Hemmern kann zu Hyponatriämie und Hyperkaliämie führen.

Captopril – ACE-Hemmer ratiopharm® Tabletten müssen feuchtigkeitsgeschützt in der Originalverpackung unter 30° Celsius aufbewahrt werden. Captopril hat eine schwache anticholinerge Belastung. - Die Tabletten werden vor, während oder nach der Mahlzeit eingenommen.

Enalapril – Xanef® Tabletten werden feuchtigkeitsgeschützt in der Originalverpackung aufbewahrt. Art der Anwendung ist »Zum Einnehmen«.

Lisinopril – Für Lisi Hennig® Tabletten können unabhängig von den Mahlzeiten einmal täglich mit einem Glas Wasser eingenommen werden.

Ramipril – Delix® Tabletten werden eingenommen.

C 09 C: Sartane

Info
Die Einnahme von Sartanen kann zu Hyponatriämie und Hyperkaliämie führen.

Candesartan – Atacand® Tabletten werden einmal täglich mit oder ohne Mahlzeit eingenommen.

Losartan (Lorzaar®) – Vor Licht und Feuchtigkeit geschützt, werden die Tabletten in der Originalverpackung aufbewahrt. Sie werden ganz mit einem Glas Wasser unabhängig von den Mahlzeiten geschluckt.

Olmesartan – Olmesartan Abz® Tabletten sollten täglich zur selben Tageszeit und unabhängig von den Mahlzeiten, unzerkaut mit einem Glas Wasser eingenommen werden.

Telmisartan – Micardis® Tabletten werden vor Feuchtigkeit geschützt in der Originalverpackung aufbewahrt. Täglich zur selben Tageszeit werden die Tabletten zu oder unabhängig von den Mahlzeiten ganz mit Wasser geschluckt.

Valsartan – Diovan® Tabletten müssen vor Feuchtigkeit geschützt in der Originalverpackung aufbewahrt werden. Sie werden unabhängig von der Mahlzeit mit Wasser eingenommen.

5.3.8 C 10 – Mittel, die den Lipidstoffwechsel beeinflussen

Die Medikamente in dieser Gruppe werden kühl und trocken unter 25° Celsius aufbewahrt.

Atorvastatin – Sortis® Filmtabletten werden einmal täglich zu einer frei wählbaren Tageszeit unabhängig von den Mahlzeiten eingenommen werden.

Pravastatin – Pravastatin Hexal® Tabletten werden vor Feuchtigkeit geschützt in der Originalverpackung aufbewahrt. – Pravastatin wird bevorzugt abends einmal täglich und unabhängig von den Mahlzeiten eingenommen.

Simvastatin – Zocor® Tabletten werden abends als Einzeldosis eingenommen.

5.4 ATC D - Dermatika

In Tabelle 23 werden zwei ausgewählte Medikamente zur Anwendung auf der Haut aufgeführt.

Tab. 23: D - Dermatika: Hautsystem

ATC-Code	Wirkstoffe	ACB	Wirkstoffgruppen	Pharmazeutische Risiken durch Polypharmazie
D 01	Nystatin	.	Antimykotika zur Anwendung auf der Haut	Keine
D 03	Dexpanthenol	.	Zubereitungen zur Behandlung von Wunden und Geschwüren	Keine

5

5.4.1 D 01 - Antimykotika zur Anwendung auf der Haut

Die Medikamente in dieser Gruppe werden kühl und trocken unter 25° Celsius aufbewahrt.

Nystatin – Nystaderm® Paste ist nach Anbruch 12 Monate haltbar. – Sie wird auf die erkrankten Hautpartien aufgetragen.

5.4.2 D 03 - Zubereitungen zur Behandlung von Wunden und Geschwüren

Dexpanthenol – Bepanthen® Wund- und Heilsalbe ist nach Anbruch 3 Monate haltbar. Sie ist zur Anwendung auf der Haut bestimmt.

5.5 ATC G – Urogenitalsystem und Sexualhormone

In Tabelle 24 werden pharmazeutische Risiken bei Polypharmazie für ausgewählte Wirkstoffe der Gruppen G 03 und G 04 in der Behandlung älterer Menschen genannt. Die besprochenen Medikamente werden kühl und trocken unter 25° Celsius aufbewahrt:

Tab. 24: G – Urogenitalsystem und Sexualhormone: Harnwegssystem, Fortpflanzungssystem

ATC-Code	Wirkstoffe	ACB	Wirkstoffgruppen	Pharmazeutische Risiken durch Polypharmazie
G 03	Estriol (vaginal)	.	Sexualhormone	.
G 04	Duloxetin Finasterid Tamsulosin Trospiumchlorid	. . . 3	Urologika	. . . P

ACB: Anticholinerge Belastung, 1 schwach, 2 mittel, 3 stark (▶ Kap. 4.7.5), Auswirkungen auf Kognition, Mobilität, Ernährungsmanagement, Mundgesundheit, Harnkontinenz

P: Priscus-Liste (▶ Kap. 4.4.1), Arzt nach Therapieziel und möglichem Therapie-Ende fragen, worauf soll bei pflegefachlicher Beobachtung geachtet werden?

. bedeutet: Kein Eintrag

5.5.1 G 03 – Sexualhormone

Estriol (vaginal) – Ovestin® Ovula dürfen nicht eingefroren werden. Sie müssen vor Licht und Feuchtigkeit geschützt in der Originalverpackung aufbewahrt werden. Direkt vor dem Schlafengehen wird das Vaginalzäpfchen tief in die Scheide eingeführt, oft zweimal wöchentlich.

5.5.2 G 04 – Urologika

Duloxetin - Yentreve® Hartkapseln müssen feuchtigkeitsgeschützt und originalverpackt aufbewahrt werden. – »Art der Anwendung: Zum Einnehmen.«

Finasterid – Proscar® Filmtabletten werden nüchtern oder mit einer Mahlzeit und mit einem Glas Wasser eingenommen.

Tamsulosin – Prostadil® Hartkapseln müssen in der Originalverpackung aufbewahrt werden. Die Einnahme erfolgt ganz und nach der ersten Mahlzeit des Tages.

Trospiumchlorid – (Spasmex® Filmtabletten) – Der Wirkstoff hat eine starke anticholinerge Belastung[168] und ist priscus-gelistet. Die Tabletten werden nüchtern mit einem Glas Wasser eingenommen.

5.6 ATC H – Hormone, ohne Insulin und Sexualhormone

Stellvertretend werden drei Hormone in Tabelle 25 besprochen. Die nachfolgenden Medikamente in den Gruppen H 02 und H 03 werden kühl und trocken unter 25° Celsius aufbewahrt. Hormone müssen genau dosiert werden, da sonst die Nebenwirkungen verstärkt auftreten können.

Tab. 25: H – Systemische Hormone (ohne Insulin und Sexualhormone): Hormonsystem

ATC-Code	Wirkstoffe	ACB	Wirkstoffgruppen	Pharmazeutische Risiken durch Polypharmazie
H 02	Prednisolon	1	Corticosteroide zur systemischen Anwendung	
H 03	Kaliumiodid Levothyroxin	. .	Schilddrüsentherapie	. .
H 04	Glucagon		Pankreashormone	.

ACB: Anticholinerge Belastung, 1 schwach, 2 mittel, 3 stark (▶ Kap. 4.7.5), Auswirkungen auf Kognition, Mobilität, Ernährungsmanagement, Mundgesundheit, Harnkontinenz

. bedeutet: Kein Eintrag

[168] Vgl. Kiesel (2019)

5

5.6.1 H 02 – Corticosteroide zur systemischen Anwendung

Info

Die Einnahme von Glucocorticoiden birgt einige Risiken, unter anderem kann es zu Hypokaliämie kommen. In sehr seltenen Fällen kann eine lebensbedrohliche Nebenniereninsuffizienz auftreten.*

* Fachinfo.de Prednisolon Stada

Prednisolon – Prednisolon Stada® Tabletten werden am besten zu oder nach dem Frühstück, unzerkaut und mit einem Glas Wasser, eingenommen.

5.6.2 H 03 – Schilddrüsentherapie

Kaliumiodid – Jodetten® Henning werden licht- und feuchtigkeitsgeschützt in der Originalverpackung aufbewahrt. Sie werden nach der Mahlzeit mit einem halben Glas Wasser eingenommen.

Levothyroxin – L-Thyroxin Henning werden morgens nüchtern mindestens eine halbe Stunde vor dem Frühstück ganz mit Flüssigkeit geschluckt.

Levothyroxin/Kaliumiodid – Jodthyrox® Tabletten müssen lichtgeschützt in der Originalverpackung aufbewahrt werden. Die Einnahme erfolgt morgens nüchtern, mindestens 30 Minuten vor dem Frühstück, mit Wasser.

5.6.3 H 04 – Pankreashormone

Glucagon – GlucaGen® Pulver und Injektionslösung werden im Kühlschrank bei 2° bis 8° Celsius lichtgeschützt in der Originalverpackung aufbewahrt. Bei schweren Hypoglykämien wird es, wie im Beipackzettel beschrieben, angewendet.

5.7 ATC J - Antiinfektiva zur systemischen Gabe

Antibiotika werden meistens kurzfristig zur bestehenden Multimedikation gegeben. Daher ist die Beachtung der Verträglichkeit – der Kontraindikation Allergie, der möglichen Nebenwirkungen sowie der Wechselwirkungen – besonders wichtig. Wegen der im Alter abnehmenden Nierenfunktion muss die Dosierung vom Arzt genau eingestellt werden. Wichtige Nebenwirkungen sind am Verdauungssystem Durchfälle und Übelkeit, am Hautsystem verschiedene Ausschläge. Antibiotika sind in der AMTS-Ampel gelb markiert (▶ Tab. 26). Da die Tabletten meistens sehr groß sind, muss für die Gabe bei Schluckstörungen oder Mundtrockenheit die geeignete Darreichungsform ausgewählt werden.[169]

Tab. 26: J - Antiinfektiva zur systemischen Gabe: Lymphatisches System

ATC-Code	Wirkstoffe	ACB	Wirkstoffgruppen	Pharmazeutische Risiken durch Polypharmazie
J 01			Antibiotika zur systemischen Anwendung	
J 01 A	Doxycyclin	.	Tetracycline	○
J 01 C	Amoxicillin	.	Betalactam-Antibiotika, Penicilline	○
J 01 D	Cefuroxim	.	Cephalosporine	○
J 01 E	Cotrimoxazol	.	Sulfonamide u. Trimethoprim	○
J 01 F	Azithromycin	.	Makrolide	○
	Clindamycin	1		○
J 01 M	Ciprofloxacin	.	Fluorchinolone	○; P
J 02	Fluconazol	.	Antimykotika zur systemischen Anwendung	.
J 05	Aciclovir	.	Antivirale Substanzen zur systemischen Anwendung	.

ACB: Anticholinerge Belastung, 1 schwach, 2 mittel, 3 stark (▶ Kap. 4.7.5), Auswirkungen auf Kognition, Mobilität, Ernährungsmanagement, Mundgesundheit, Harnkontinenz

P: Priscus-Liste (▶ Kap. 4.4.1), Arzt nach Therapieziel und möglichem Therapie-Ende fragen, worauf soll bei pflegefachlicher Beobachtung geachtet werden?

AMTS-Ampel (▶ Kap. 4.5.2)

○ Medikament kann neues Symptom hervorrufen

. bedeutet: Kein Eintrag

169 Wehling, S. 279

5.7.1 J 01 – Antiinfektiva zur systemischen Anwendung

J 01 A: Tetracycline

Doxycyclin – Doxycyclin Abz® Tabletten sollen zur Mahlzeit, mit Wasser und ohne Milch, eingenommen werden.

J 01 C: Betalactam-Antibiotika, Penicilline

Die Medikamente in dieser Gruppe werden kühl und trocken unter 25° Celsius aufbewahrt.

Wenn keine Allergien bestehen, sind sie im Alter gut verträglich.[170]

Amoxicillin – Um den Inhalt vor Feuchtigkeit zu schützen, werden Amoxicillin ratiopharm® Filmtabletten in der Originalverpackung aufbewahrt. Die Einnahme von Amoxicillin kann zu Hypokaliämie führen. Die Tabletten werden unzerkaut mit einem Glas Wasser unabhängig von der Mahlzeit eingenommen.

J 01 D: Cephalosporine der 2. Generation

Cefuroxim – Cefuroxim ratiopharm® Tabletten werden alle 12 Stunden nach der Mahlzeit eingenommen und sollen nicht zerkleinert werden, da sie bitter schmecken.

J 01 E: Sulfonamide und Trimethoprim

Cotrimoxazol = Sulfamethoxazol und Trimethoprim – Cotrim ratiopharm® Tabletten werden nach den Mahlzeiten unzerkaut mit einem Glas Wasser eingenommen.

J 01 F: Makrolide

Makrolide verlängern die QT-Zeit im EKG. Sie werden über die Leber abgebaut und sind starke Hemmstoffe derjenigen Enzyme, über die viele Medikamente, die in der Polypharmazie gegeben werden, abgebaut werden (▸ Tab. 16). Ebenso wird der Abbauweg von Grapefruitsaft beeinflusst.

Azithromycin – Zithromax® Filmtabletten werden unzerkaut mit Wasser unabhängig von oder zu den Mahlzeiten eingenommen.

Clindamycin (Sobelin® Hartkapseln) – Clindamycin hat eine schwache anticholinerge Belastung. Die Anwendung kann zu Agranulozytose führen. Die Kapseln werden mit mindestens 1 großen Glas Wasser eingenommen, um die Speiseröhre nicht zu reizen.

---

[170] Vgl. Wehling

J 01 M: Fluorchinolone

Diese Wirkstoffgruppe sollte nur eingesetzt werden, wenn alle anderen Therapie-Optionen ausgeschöpft sind. Nebenwirkungen sind unter anderem:

- Am zentralen Nervensystem - Delir, Psychosen und Verwirrtheit
- Am Bewegungsapparat - Schmerzen an der Achillessehne und vermehrte Stürze
- Am Herz-Kreislauf-System - QT-Zeit verlängert[171]

Ciprofloxacin (Ciprobay® Tabletten) Ciprofloxacin ist priscus-gelistet. Wenn möglich, sollte der Arzt auf die Risiken angesprochen werden. Der Wirkstoff vermindert die Enzym-Aktivität von CYP 3A4, was zu Wechselwirkungen mit Wirkstoffen aus Tabelle 16 (▶ S. 135) führen kann. Die Tabletten werden unzerkaut und unabhängig von den Mahlzeiten mit Wasser eingenommen. Es sind viele weitere Hinweise der in der Gebrauchsinformation zu lesen und zu beachten!

Weitere Wirkstoffe dieser Gruppe heißen Ofloxacin, Norfloxacin und Levofloxacin.

5.7.2 J 02 – Antimykotika zur systemischen Anwendung

Fluconazol (Diflucan® Kapseln) Es gibt viele Wechselwirkungen zu beachten, unter anderem vermindert Flucoanzol die Enzym-Aktivität von CYP 3A4, was zu Wechselwirkungen mit Wirkstoffen aus Tabelle 16 (▶ S. 135) führen kann. Fragen Sie nach! Die Kapseln werden ungeöffnet und unzerkaut unabhängig von den Mahlzeiten eingenommen.

5.7.3 J 05 – Antivirale Substanzen zur systemischen Anwendung

Aciclovir (Aciclovir ratiopharm®) – Die Anwendung von Aciclovir kann unter anderem zu Symptomen führen, die mit der Agranulozytose vergleichbar sind. Tabletten sollen möglichst nach den Mahlzeiten mit einem Glas Wasser eingenommen werden.

[171] Wehling, S. 280

5.8 ATC L – Antineoplastische und immunmodulierende Substanzen

Ein Beispiel wird in Tabelle 27 aufgeführt.

Tab. 27: L – Antineoplastische und immunmodulierende Substanzen: Lymphatisches System

ATC-Code	Wirkstoffe	ACB	Wirkstoffgruppen	Pharmazeutische Risiken durch Polypharmazie
L 01	Methotrexat	1	Antineoplastische Mittel = wirksam gegen gewebliche Neubildung von Tumoren	Keine
ACB: Anticholinerge Belastung, 1 schwach, 2 mittel, 3 stark (▶ Kap. 4.7.5), Auswirkungen auf Kognition, Mobilität, Ernährungsmanagement, Mundgesundheit, Harnkontinenz				

5.8.1 L 01 – Antineoplastische Mittel

Vor der Anwendung muss der Beipackzettel sorgfältig gelesen werden!

Die Medikamente in dieser Gruppe werden kühl und trocken unter 25° Celsius aufbewahrt.

Methotrexat (Methotrexat »Lederle« Tabletten) – Der Wirkstoff hat eine geringe therapeutische Breite. Die anticholinerge Belastung wird »schwach« eingeschätzt. Die Anwendung kann zu Erkrankungen des Blutes und des Lymphsystems führen, unter anderem Thrombozytenmangel, Leukozytenmangel sowie Agranulozytose. – Methotrexat »Lederle« Tabletten werden am besten abends mit reichlich Wasser, nicht zu der Mahlzeit, eingenommen.

5.9 ATC M – Muskel- und Skelettsystem

Die Medikamente in dieser Gruppe werden kühl und trocken unter 25° Celsius aufbewahrt. Tabelle 28 bietet die Risiken bei Polypharmazie im Überblick:

Tab. 28: M – Muskel- und Skelettsystem: Skelettsystem, Muskelsystem

ATC-Code	Wirkstoffe	ACB	Wirkstoffgruppen	Pharmazeutische Risiken durch Polypharmazie
M 01			Antiphlogistika und Antirheumatika	Erhöhte Blutungsgefahr mit B 01
M 01 A	Diclofenac	.	NSAR = Nichtsteroidale Antiphlogistika und Antirheumatika	🟡🟠🟢; P
	Ibuprofen	.		🟡🟠🟢; P
	Naproxen	.		🟡🟠🟢; P
	Celecoxib	1		🟡🟠🟢; P
	Etoricoxib	.		🟡🟠🟢; P
M 04	Allopurinol	.	Gichtmittel	.
M 05	Alendronsäure	.	Mittel zur Behandlung von Knochenerkrankungen, Bisphosphonate	.

ACB: Anticholinerge Belastung, 1 schwach, 2 mittel, 3 stark (▶ Kap. 4.7.5), Auswirkungen auf Kognition, Mobilität, Ernährungsmanagement, Mundgesundheit, Harnkontinenz

P: Priscus-Liste (▶ Kap. 4.4.1), Arzt nach Therapieziel und möglichem Therapie-Ende fragen, worauf soll bei pflegefachlicher Beobachtung geachtet werden?

AMTS-Ampel (▶ Kap. 4.5.2)

🟡 Medikament kann neues Symptom hervorrufen

🔴 Medikament hat hohes Nebenwirkungsrisiko

🟠 Besondere Therapiebeobachtung durch Arzt

🟢 Monitoring von Laborwerten und Vitalzeichen durch Arzt durchgeführt oder verordnet

. bedeutet: Kein Eintrag

5.9.1 M 01 - Antiphlogistika und Antirheumatika

Alle hier besprochenen Wirkstoffe dieser Gruppe sind priscus-gelistet. Die AMTS-Ampel gibt die Empfehlungen gelb, orange und grün: Die Anwendung nichtsteroidaler Antirheumatika kann die Sturzgefahr erhöhen und unerwünschte Wirkungen am Verdauungssystem hervorrufen. Ärzte fragen die Pflegefachkräfte nach gastrointestinaler Unverträglichkeit und überwachen das Risiko von Magenblutungen. Die Nierenfunktion wird mindestens einmal jährlich anhand des Serum-Kreatininwerts überprüft.[172] Die Einnahme kann zu Hyponatriämie und Hyperkaliämie führen. Bei gleichzeitiger Gabe mit Blutverdünnern (B 01) ist die Blutungsgefahr erhöht.

Eine weitere, unbedingt zu vermeidende Interaktion heißt »Triple Whammy«: Nichtsteroidale Antirheumatika (NSAR) dürfen nicht mit ACE-Hemmern oder Sartanen (C 09) und Diuretika (C 03) gegeben werden.[173]

Diclofenac – Voltaren® retard Tabletten werden in der Originalverpackung feuchtigkeitsgeschützt aufbewahrt. Die Tabletten werden unzerkaut mit einem Glas Wasser am besten zur Mahlzeit eingenommen.

Ibuprofen – Dolgit® Tabletten werden unzerkaut mit einem Glas Wasser am besten zur Mahlzeit eingenommen.

Naproxen – Naproxen Hexal® wird lichtgeschützt in der Originalverpackung aufbewahrt. Die Tabletten werden unzerkaut mit einem großen Glas Wasser am besten vor den Mahlzeiten eingenommen.

Celecoxib (Celebrex® Hartkapseln) – Celecoxib hat eine schwache anticholinerge Belastung. Celebrex® Hartkapseln werden mit oder unabhängig von den Mahlzeiten eingenommen. Die Fachinformation enthält genaue Anweisungen zur Gabe mit Apfelmus oder Reisschleim.

Etoricoxib – Arcoxia® Filmtabletten müssen feuchtigkeitsgeschützt in der Originalverpackung aufbewahrt werden. Die Tabletten werden unabhängig von den Mahlzeiten eingenommen. Bei Nüchtern-Einnahme setzt die Wirkung schneller ein.

---

[172] AMTS-Ampel
[173] Priscus Liste, S. 20

5.9.2 M 04 - Gichtmittel

Allopurinol – Allopurinol ratiopharm® Tabletten werden nach der Mahlzeit mit einem großen Glas Wasser eingenommen.

5.9.3 M 05 - Mittel zur Behandlung von Knochenerkrankungen

Alendronsäure – Die Fosamax® einmal wöchentlich 70 mg Tablette wird 30 Minuten vor der ersten Mahlzeit und vor der Einnahme anderer Medikamente unzerkaut bei aufrechtem Oberkörper mit 200 ml Leitungswasser eingenommen. Nach der Einnahme darf sich der Patient mindestens 30 Minuten nicht hinlegen.

5.10 ATC N - Nervensystem

Die Medikamente in dieser Gruppe werden kühl und trocken unter 25° Celsius aufbewahrt.

5.10.1 N 02 - Analgetika

N 02 A: Opioide

Alle Opioide sind in der AMTS-Ampel gelb und orange markiert (▸ Tab. 29). Obstipation ist für viele pflegebedürftige Menschen eine unerwünschte Wirkung. Dem Arzt wird empfohlen, die Pflegefachkraft nach der Verordnung von Laxantien zu fragen. Des Weiteren soll er auf Nebenwirkungen am Nervensystem achten und bei der Pflegefachkraft nach ihren Beobachtungen fragen. Vor der Verordnung zusammen mit Psychopharmaka soll er das Risiko möglicher Wechselwirkungen bewerten.[174]

> *Wichtig* **Schwindel und Sturzgefahr**
>
> Opioide können Schwindel hervorrufen und zählen daher zu den Medikamenten, die das Sturzrisiko erhöhen. Auch können sie ein Delir auslösen.

Die Medikamente in dieser Gruppe werden kühl und trocken unter 25° Celsius aufbewahrt.

[174] AMTS-Ampel

Tab. 29: N 02 Nervensystem – Analgetika

ATC-Code	Wirkstoffe	ACB	Wirkstoffgruppen	Pharmazeutische Risiken durch Polypharmazie
N 02			Analgetika	
N 02 A	Buprenorphin	.	Opioide	🟡🟠
	Codein/ Paracetamol	1 .		🟡🟠; P
	Fentanyl	1		🟡🟠
	Hydromorphon	.		🟡🟠
	Morphin	1		🟡🟠
	Oxycodon	1		🟡🟠
	Tilidin/Naloxon	.		🟡🟠
	Tramadol	2		🟡🟠; P
N 02 B			Andere Analgetika und Antipyretika	
N 02 BA	Acetylsalicylsäure 500mg	.		P
N 02 BB	Novaminsulfon	.		.
N 02 BE	Paracetamol	.		.
N 02 BF	Gabapentin	.		.
	Pregabalin	.		.
N 02 BG	Nabiximols	.	Cannabinoide	.

ACB: Anticholinerge Belastung, 1 schwach, 2 mittel, 3 stark (▶ Kap. 4.7.5), Auswirkungen auf Kognition, Mobilität, Ernährungsmanagement, Mundgesundheit, Harnkontinenz

P: Priscus-Liste (▶ Kap. 4.4.1), Arzt nach Therapieziel und möglichem Therapie-Ende fragen, worauf soll bei pflegefachlicher Beobachtung geachtet werden?

AMTS-Ampel (▶ Kap. 4.5.2)

🟡 Medikament kann neues Symptom hervorrufen

🟠 Besondere Therapiebeobachtung durch Arzt

. bedeutet: Kein Eintrag

Buprenorphin – Temgesic® Sublingualtabletten müssen als Betäubungsmittel vor dem Zugriff Unbefugter, in stationären und ambulanten Einrichtungen im Tresor aufbewahrt werden. Die Tabletten werden unter die Zunge gelegt und lösen sich dort innerhalb von 5 bis 10 Minuten auf. Sie dürfen nicht gelutscht, gekaut oder geschluckt werden. Bei sehr trockenem Mund dürfen einige Tropfen Wasser in den Mund gegeben werden.

Codein/Paracetamol (Gelonida® Tabletten) – Codein hat eine schwache anticholinerge Belastung und ist priscus-gelistet. In der Fachinformation gibt es keine Angaben zur Art der Anwendung. Das Medikament sollte nicht länger als drei Tage in der empfohlenen Dosierung eingenommen werden.

Fentanyl – Actiq® Lutschtabletten zählen zu den Betäubungsmitteln und müssen bis zur Anwendung im Blister aufbewahrt werden. In ambulanten und stationären Einrichtungen werden sie im Tresor aufbewahrt. Falls die Lutschtabletten nicht vollständig eingenommen werden, müssen sie mit restlichem Wirkstoff zurück in den Blister gelegt und zugeklebt werden. Dann kann das Medikament nach den geltenden Regeln der Abfallentsorgung vernichtet werden. Fentanyl hat das Risiko einer schwachen anticholinergen Belastung. Actiq® soll in der Mundhöhle angewendet und gelutscht werden. Bei Mundtrockenheit kann die Mundschleimhaut mit etwas Wasser angefeuchtet werden.

5

Fentanyl – Durogesic SMAT® transdermale Pflaster werden lichtgeschützt im Originalbeutel aufbewahrt. Fentanyl hat das Risiko einer schwachen anticholinergen Belastung. Anhaltende Sommerhitze stellt ein besonderes Risiko dar. Bei erwärmter Haut kann der Wirkstoff schneller freigesetzt werden. Unerwünschte Wirkungen können verstärkt auftreten. Es besteht Vergiftungsgefahr bis hin zur Atemdepression. Durogesic SMAT® Pflaster dürfen nicht beschriftet, zerschnitten oder anderweitig beschädigt werden. Das Pflaster wird auf die intakte, nicht bestrahlte, nicht gereizte, trockene Haut am Oberkörper oder Arm geklebt. Haare werden abgeschnitten, nicht rasiert und die Haut wird nur mit klarem Wasser gereinigt. Wie die Pflaster geklebt werden, ist der Gebrauchsinformation zu entnehmen. Nach 72 Stunden wird das Pflaster von der Haut entfernt. Da es noch Wirkstoff enthält, wird es in der Mitte gefaltet, so dass die Ränder aufeinanderliegen und kleben. Dann wird es in den Originalbeutel zurückgelegt, der sorgfältig zugeklebt wird und nach den regionalen Entsorgungsvorschriften entsorgt wird.

Hydromorphon – Palladon® Hartkapseln werden in der Originalverpackung und als Betäubungsmittel vor Zugriff Unbefugter geschützt bzw. im Tresor, aufbewahrt. Die Kapseln können ganz geschluckt werden. Bei Schluckstörungen dürfen sie (ergänzt: mit Handschuhen) geöffnet werden. Ihr Inhalt wird dann auf kalte, weiche Nahrung gestreut und eingenommen.

Morphin – Sevredol® Filmtabletten müssen als Betäubungsmittel, vor Zugriff Unbefugter geschützt bzw. im Tresor, aufbewahrt werden. Morphin hat eine schwache anticholinerge Belastung. Die Tabletten werden unabhängig von den Mahlzeiten unzerkaut mit ausreichend Flüssigkeit geschluckt.

Oxycodon – Oxygesic® Retardtabletten müssen als Betäubungsmittel, vor Zugriff Unbefugter geschützt bzw. im Tresor, aufbewahrt werden. -Oxycodon hat eine schwache anticholinerge Belastung. Die Retardtabletten werden ganz mit ausreichend Flüssigkeit geschluckt, entweder zu oder unabhängig von den Mahlzeiten.

Tilidin/Naloxon – Tilidin-ratiopharm® plus 50/4 mg Retardtabletten sind verschreibungspflichtig und müssen vor Zugriff Unbefugter geschützt aufbewahrt werden. Die Retardtabletten werden unabhängig von den Mahlzeiten ganz mit ausreichend Flüssigkeit geschluckt.

Tramadol – Tramal® Hartkapseln sind verschreibungspflichtig. Tramadol hat eine mittlere anticholinerge Belastung und ist priscus-gelistet. Die Kapseln werden unzerkaut mit ausreichend Flüssigkeit unabhängig von den Mahlzeiten eingenommen.

N 02 B: Andere Analgetika und Antipyretika

Alle festen, oral einzunehmenden Medikamente in dieser Gruppe werden kühl und trocken unter 25° Celsius aufbewahrt.

N 02 BA **Acetylsalicylsäure 500 mg** (Aspirin® Tabletten) - Der Wirkstoff ist priscus-gelistet, ist allerdings kurzfristig zur Fiebersenkung im Alter geeignet.[175] Die Tabletten werden mit reichlich Wasser eingenommen.

N 02 BB **Metamizol = Novaminsulfon** – Die Einnahme kann zu Agranulozytose führen. Novalgin® Filmtabletten werden unzerkaut mit einem Glas Wasser eingenommen. Der Wirkungseintritt ist nach etwa 30 bis 60 Minuten zu erwarten.

N 02 BE **Paracetamol** – Ben-u-ron® Hartkapseln werden unzerkaut mit reichlich Flüssigkeit eingenommen, am besten nicht nach der Mahlzeit.

N 02 BF **Gabapentin** – Neurontin® Hartkapseln werden mit oder ohne Mahlzeit, unzerkaut mit einem Glas Wasser eingenommen.[176]

N 02 BF **Pregabalin** – Lyrica® Hartkapseln werden entweder mit der Mahlzeit oder unabhängig von den Mahlzeiten eingenommen.

---

[175] Priscus, S. 30
[176] Fachinfo Neurontin

Info
Gabapentin und Pregabalin werden bei den ATC-Codes sowohl unter N 03 als auch unter N 02 geführt.

5

N 02 BG **Nabiximols** (Cannabis medizinisch: Tetrahydrocannabinol THC/Dronabinol und Cannabidiol/CBD) – Sativex® Spray zur Anwendung in der Mundhöhle zählt zu den Betäubungsmitteln. Der geschlossene Spray wird bei 2° bis 8° Celsius aufrecht im Kühlschrank aufbewahrt, nach Anbruch aufrecht im Tresor, in der Häuslichkeit vor Zugriff Unbefugter geschützt. Wegen möglicher Schwindelanfälle, verschwommenen Sehens und Müdigkeit zählt Nabiximols zu den Medikamenten, die das Sturzrisiko erhöhen.[177] Die genaue Handhabung ist der Gebrauchsinformation zu entnehmen. Die genaue Handhabung ist der Gebrauchsinformation zu entnehmen.

5.10.2 N 03 - Antiepileptika

Tabelle 30 fasst die pharmazeutischen Risiken einiger Antiepileptika bei Polypharmazie zusammen.

Tab. 30: N 03 Nervensystem - Antiepileptika

ATC-Code	Wirkstoffe	ACB	Wirkstoffgruppen	Pharmazeutische Risiken durch Polypharmazie
N 03	Carbamazepin Lacosamid Levetiracetam	2 . .	Antiepileptika	●; P . .

ACB: Anticholinerge Belastung, 1 schwach, 2 mittel, 3 stark (▶ Kap. 4.7.5), Auswirkungen auf Kognition, Mobilität, Ernährungsmanagement, Mundgesundheit, Harnkontinenz

P: Priscus-Liste (▶ Kap. 4.4.1), Arzt nach Therapieziel und möglichem Therapie-Ende fragen, worauf soll bei pflegefachlicher Beobachtung geachtet werden?

AMTS-Ampel (▶ Kap. 4.5.2)

● Monitoring von Laborwerten und Vitalzeichen durch Arzt durchgeführt oder verordnet

. bedeutet: Kein Eintrag

---

[177] Vgl. Strehl, S. 5

Die Medikamente in dieser Gruppe werden kühl und trocken unter 25° Celsius aufbewahrt.

Carbamazepin – Tegretal® Tabletten werden feuchtigkeitsgeschützt in der Originalverpackung aufbewahrt. Carbamazepin hat eine mittlere anticholinerge Belastung und geringe therapeutische Breite. Er ist priscus-gelistet und in der AMTS-Ampel grün hinterlegt: Dem Arzt wird empfohlen, mindestens einmal jährlich den Blutspiegel zu bestimmen. Die Tabletten werden während oder nach den Mahlzeiten mit einem Glas Wasser eingenommen.

Lacosamid – Vimpat® Filmtabletten werden unabhängig von den Mahlzeiten eingenommen.

Levetiracetam – Keppra® Filmtabletten werden unabhängig von den Mahlzeiten zweimal täglich mit ausreichend Flüssigkeit eingenommen.

5.10.3 N 04 – Antiparkinson-Mittel

In Tabelle 31 werden pharmazeutische Risiken bei Anti-Parkinsonmitteln zusammengefasst.

Tab. 31: N 04 Nervensystem – Antiparkinson-Mittel

ATC-Code	Wirkstoffe	ACB	Wirkstoffgruppen	Pharmazeutische Risiken durch Polypharmazie
N 04	Amantadin	2	Antiparkinson-Mittel	P
	Levodopa/ Benserazid	1 .		. .
	Pramipexol	1		P
	Rotigotin	1		.

ACB: Anticholinerge Belastung, 1 schwach, 2 mittel, 3 stark (▶ Kap. 4.7.5), Auswirkungen auf Kognition, Mobilität, Ernährungsmanagement, Mundgesundheit, Harnkontinenz

P: Priscus-Liste (▶ Kap. 4.4.1), Arzt nach Therapieziel und möglichem Therapie-Ende fragen, worauf soll bei pflegefachlicher Beobachtung geachtet werden?

. bedeutet: Kein Eintrag

Die Medikamente in dieser Gruppe werden kühl und trocken unter 25° Celsius aufbewahrt.

Info
Diese Wirkstoffe können ein Delir auslösen.

Amantadin (PK Merz® Filmtabletten) – Amantadin hat eine mittlere anticholinerge Belastung, wirkt QT-Zeit verlängernd und ist priscus-gelistet. Die Tabletten werden mit etwas Flüssigkeit morgens und nachmittags vor 16 Uhr eingenommen. Bezüglich der Einnahme mit oder ohne Nahrung werden keine Angaben gemacht.

Levodopa/Benserazid – Madopar® muss in den braunen Originalflaschen fest verschlossen und feuchtigkeitsgeschützt aufbewahrt werden. Levodopa hat eine schwache anticholinerge Belastung. Madopar soll 30 bis 60 Minuten ganz mit Wasser vor der Mahlzeit geschluckt werden, da sie mit eiweißreicher Nahrung eine Wechselwirkung eingehen.

Pramipexol – Sifrol® Tabletten werden lichtgeschützt in der Originalverpackung aufbewahrt. Pramipexol hat eine schwache anticholinerge Belastung und ist wegen unerwünschter Wirkungen, vor allem Blutdruckabfall und Verwirrung, priscus-gelistet.[178] Die Tabletten werden zu oder unabhängig von den Mahlzeiten mit Wasser eingenommen.

Rotigotin – Neupro 2 mg/24 Stunden transdermale Pflaster dürfen nicht über 30° Celsius aufbewahrt werden. Rotigotin hat eine schwache anticholinerge Belastung. Neupro® Pflaster werden einmal täglich angewendet und verbleibt 24 Stunden auf der Haut. Alle Einzelheiten zur Handhabung sind dem Beipackzettel zu entnehmen.

---

[178] Priscus-Liste, S. 33

5.10.4 N 05 – Psycholeptika: Wirkstoffe mit dämpfender Wirkung auf das zentrale Nervensystem

Die pharmazeutischen Risiken bei der Behandlung mit Neuroleptika, Tranquillantien, Hypnotika und Sedativa sind komplex, wie Tabelle 32 zu entnehmen ist.

Tab. 32: N 05 Nervensystem – Neuroleptika, Tranquillantien, Hypnotika und Sedativa – Wirkstoffe mit dämpfender Wirkung auf das zentrale Nervensystem

ATC-Code	Wirkstoffe	ACB	Wirkstoffgruppen	Pharmazeutische Risiken durch Polypharmazie
N 05			Psycholeptika = Wirkstoffe mit **dämpfender Wirkung** auf das zentrale Nervensystem	
N 05 A				
N 05 AD	Haloperidol	2		🟡🔴🟢; P
	Melperon	.		🟡🔴🟢; P
	Pipamperon	.	Antipsychotika = Neuroleptika: beruhigend angstlösend schlaffördernd muskelentspannend	🟡🔴🟢; P
N 05 AF	Zuclopenthixol	.		🟡🔴🟢; P
N 05 AH	Clozapin	3		🟡🔴🟢; P
	Quetiapin	2		🟡🔴🟢; P
N 05 AN	Lithium	1		🟡🔴🟢; nicht P
N 05 AX	Risperidon	1		🟡🔴🟠🟢; P
N 05 B	Bromazepam	.	Anxiolytika = Tranquilizer = Tranquillantien	🟡🔴; P
	Diazepam	1		🟡🔴; P
	Lorazepam	1		🟡🔴; P
N 05 C			Hypnotika und Sedativa	
N 05 CF	Zopiclon	.		🔴; P
	Zolpidem	.		🔴; P
N 05 CM	Promethazin	1		🔴; P

ACB: Anticholinerge Belastung, 1 schwach, 2 mittel, 3 stark (▶ Kap. 4.7.5), Auswirkungen auf Kognition, Mobilität, Ernährungsmanagement, Mundgesundheit, Harnkontinenz

P: Priscus-Liste (▶ Kap. 4.4.1), Arzt nach Therapieziel und möglichem Therapie-Ende fragen, worauf soll bei pflegefachlicher Beobachtung geachtet werden?

AMTS-Ampel (▶ Kap. 4.5.2)

🟡 Medikament kann neues Symptom hervorrufen

🔴 Medikament hat hohes Nebenwirkungsrisiko

🟠 Besondere Therapiebeobachtung durch Arzt

🟢 Monitoring von Laborwerten und Vitalzeichen durch Arzt durchgeführt oder verordnet

. bedeutet: Kein Eintrag

N 05 A: Antipsychotika sind Neuroleptika

Die Medikamente in dieser Gruppe werden kühl und trocken unter 25° Celsius aufbewahrt.

Bis auf Lithium sind alle Wirkstoffe der Gruppe N 05 A priscus-gelistet. In der AMTS-Ampel sind sie gelb, rot und grün gekennzeichnet. Folgende unerwünschte Wirkungen können bei den Neuroleptika auftreten, wobei die Gewichtungen bei den einzelnen Wirkstoffen verschieden sind:

- Gestörte Bewegungskoordination kann zu erhöhtem Sturz-Risiko führen.[179]
- Die parallele Gabe von zwei oder mehr Neuroleptika erhöht die Sturzgefahr und soll möglichst vermieden werden, oder die Medikamente sollen sehr niedrig dosiert werden.[180]
- Die Gabe von Neuroleptika kann zu Kognitionsstörungen wie Delir oder Somnolenz führen.[181] Dem Arzt wird empfohlen, die Indikation nach sechs Wochen zu überprüfen.[182]
- Sie können die QT-Zeit verlängern.

N 05 AD **Haloperidol** – Haloperidol neuraxpharm® Tabletten müssen lichtgeschützt in der Originalverpackung aufbewahrt werden. Haloperidol hat eine mittlere anticholinerge Belastung und wirkt QT-Zeit verlängernd. Daher sollte der Behandlungszeitraum so kurz wie möglich sein. Die Einnahme kann zu Hyponatriämie führen. Die Tabletten sind zum Einnehmen bestimmt.

N 05 AD **Melperon** – Melperon neuraxpharm® Filmtabletten werden mit Wasser eingenommen, nicht mit Kaffee, Tee oder Milch.

N 05 AD **Pipamperon** – Pipamperon neuraxpharm® Tabletten können mit oder zwischen den Mahlzeiten eingenommen werden.

N 05 AF **Zuclopenthixol** – Ciatyl-Z® Tropfen und 2 mg-Tabletten müssen lichtgeschützt im Originalkarton aufbewahrt werden. Als Einzeldosis können die Tabletten abends eingenommen werden, ansonsten in mehreren Dosen über den Tag verteilt.

N 05 AH **Clozapin** (Leponex® Tabletten) – Clozapin hat eine geringe therapeutische Breite. Die Einnahme kann zu Agranulozytose führen. Die anticholinerge Belastung ist stark. Art der Anwendung: Zum Einnehmen.

---

[179] Wehling, S. 285
[180] AMTS-Ampel
[181] AMTS-Ampel
[182] AMTS-Ampel

N 05 AH **Quetiapin** – Quetiapin hat eine mittlere anticholinerge Belastung. Die Einnahme kann zu Agranulozytose führen. Seroquel® Filmtabletten werden unabhängig von den Mahlzeiten eingenommen.

N 05 AN **Lithium** Quilonum® Tabletten) – Lithium hat eine schwache anticholinerge Belastung und kann ein Delir auslösen. Der Wirkstoff hat eine geringe therapeutische Breite. Die Tabletten werden in aufrechter Haltung immer zur gleichen Tageszeit mit reichlich Flüssigkeit eingenommen.

N 05 AX **Risperidon** – Risperdal® Filmtabletten werden lichtgeschützt in der Originalverpackung aufbewahrt. Risperidon hat eine schwache anticholinerge Belastung. Die Tabletten können zu oder unabhängig von den Mahlzeiten eingenommen werden.

N 05 B: Anxiolytika sind Tranquilizer oder Tranquillantien

Die Medikamente in dieser Gruppe werden kühl und trocken unter 25° Celsius aufbewahrt. Für alle drei Wirkstoffe gilt: Tagsüber werden die Tabletten unzerkaut und unabhängig von den Mahlzeiten mit ausreichend Flüssigkeit eingenommen. Als Schlafmittel wird das Benzodiazepin abends etwa zwei Stunden nach der letzten Mahlzeit bzw. 30 Minuten vor dem Schlafengehen gegeben. Nahrung verzögert den Wirkungseintritt und führt zu erhöhter Nebenwirkungsgefahr am folgenden Morgen.

Bromazepam – Normoc® Tabletten werden mit etwas Flüssigkeit eingenommen.

Diazepam (Diazepam Abz® Tabletten) – Diazepam hat eine schwache anticholinerge Belastung.

Lorazepam (Tavor® Tabletten) – Lorazepam zählt zu den Wirkstoffen mit schwacher anticholinerger Belastung.

N 05 C: Hypnotika und Sedativa

Die Medikamente in dieser Gruppe werden kühl und trocken unter 25° Celsius aufbewahrt.
Sie sind alle priscus-gelistet. Die AMTS-Ampel weist in Rot darauf hin, dass die parallele Gabe von drei oder mehr Psychopharmaka zu stark erhöhter Sturzgefahr führen kann. Sie werden abends direkt vor dem Schlafengehen unzerkaut mit Wasser eingenommen.

N 05 CF **Zopiclon** (Ximovan®)
N 05 CF **Zolpidem** (Stilnox®)

N 05 CM **Promethazin** (Atosil® Filmtabletten 25 mg) – hier zur Behandlung von nächtlichen Unruhe- und Angstzuständen, Einnahme ca. 30 Minuten vor dem Schlafengehen

5.10.5 N 06 – Psychoanaleptika sind Wirkstoffe mit stimulierender Wirkung auf das zentrale Nervensystem

Tabelle 33 informiert über die umfangreichen pharmazeutischen Risiken von Antidepressiva.

Tab. 33: N 06 Nervensystem – Antidepressiva, Antidementiva – Wirkstoffe mit stimulierender Wirkung auf das zentrale Nervensystem

ATC-Code	Wirkstoffe	ACB	Wirkstoffgruppen	Pharmazeutische Risiken durch Polypharmazie
N 06			Psychoanaleptika = Wirkstoffe mit **stimulierender Wirkung** auf das zentrale Nervensystem	
N 06A			Antidepressiva	
N 06 AA	Amitriptylin Doxepin Opipramol	3 3 2	Hemmen Wiederaufnahme von Monoamin nichtselektiv	🟡🟡🔴🟢; P 🟡🟡🔴🟢; P 🟡🟡🔴🟢; P
N 06 AB	Citalopram Fluoxetin Sertralin	1 1 1	SSRI: hemmen Wiederaufnahme von Serotonin selektiv	🟡🟢; P 🟡🟢; P 🟡🟢; P
N 06 AX	Duloxetin Mirtazapin Venlafaxin	. 1 1	Andere Antidepressiva	🟡🟢 🟡🟠🟢 🟡🟢
N 06 D	Donepezil Ginkgo Rivastigmin	. . .	Antidementiva	. P .

ACB: Anticholinerge Belastung, 1 schwach, 2 mittel, 3 stark (▶ Kap. 4.7.5), Auswirkungen auf Kognition, Mobilität, Ernährungsmanagement, Mundgesundheit, Harnkontinenz

P: Priscus-Liste (▶ Kap. 4.4.1), Arzt nach Therapieziel und möglichem Therapie-Ende fragen, worauf soll bei pflegefachlicher Beobachtung geachtet werden?

AMTS-Ampel (▶ Kap. 4.5.2)

🟡 Medikament kann neues Symptom hervorrufen

🔴 Medikament hat hohes Nebenwirkungsrisiko

🟠 Besondere Therapiebeobachtung durch Arzt

🟢 Monitoring von Laborwerten und Vitalzeichen durch Arzt durchgeführt oder verordnet

. bedeutet: Kein Eintrag

N 06 A: Antidepressiva

Die Medikamente in der Gruppe N 06 A werden kühl und trocken unter 25° Celsius aufbewahrt.

Antidepressiva führen zu Schwindel und werden daher zu den Medikamenten, die das Sturz-Risiko erhöhen, gezählt. Auch können sie ein Delir auslösen. Sie können die QT-Zeit verlängern.

Bei allen Antidepressiva ist die Farbe Grün verbunden mit der Empfehlung an den Arzt, die Indikation mindestens alle 6 Monate zu überprüfen.

N 06 AA Nichtselektive Wiederaufnahmehemmer von Monoamin

Die drei Wirkstoffe dieser Gruppe sind priscus-gelistet. Die AMTS-Ampel ordnet sie sturzgefährdend und Delir-auslösend ein. Die parallele Gabe von drei und mehr Psychopharmaka steigert das Risiko zu stürzen.

N 06 AA **Amitriptylin** (Amitriptylin neuraxpharm® Filmtabletten) – Amitriptylin hat eine starke anticholinerge Belastung. – Die Tabletten werden zu oder unabhängig von den Mahlzeiten unzerkaut mit Wasser geschluckt.

Doxepin (Aponal® Tropfen) – Doxepin hat eine starke anticholinerge Belastung. Die Tropfen werden in einem halben Glas Wasser verdünnt vor oder nach den Mahlzeiten oder vor dem Schlafengehen eingenommen.

Opipramol (Opipram® Filmtabletten) – Opipramol hat eine mittlere anticholinerge Belastung. Sie werden unzerkaut zu oder nach den Mahlzeiten eingenommen.

N 06 AB Antidepressiva/SSRI Selektive Wiederaufnahmehemmer von Serotonin

Alle drei Wirkstoffe dieser Gruppe haben eine schwache anticholinerge Belastung. Sie sind alle priscus-gelistet und bei der AMTS-Ampel gelb und grün markiert.

Citalopram (Cipramil® Filmtabletten) – Die Einnahme kann zu Agranulozytose führen. Cipramil® wird als Einzeldosis zu einer frei wählbaren Tageszeit, unabhängig von den Mahlzeiten, mit reichlich Flüssigkeit eingenommen.

Fluoxetin – Fluoxetin neuraxpharm® Tabletten können zu einer Mahlzeit oder zwischen den Mahlzeiten eingenommen werden, als Einzeldosis oder in mehreren Dosen über den Tag verteilt.

Sertralin (Zoloft® Filmtabletten) – Die Einnahme erfolgt einmal täglich, entweder morgens oder abends, unabhängig von den Mahlzeiten.

N 06 AX Andere Antidepressiva

Die AMTS-Ampel weist mit der Farbe Gelb auf das erhöhte Sturzrisiko hin, mit der Farbe Grün auf die Empfehlung für den Arzt zur mindestens zweimal jährlichen Überprüfung der Indikation.

Duloxetin – Cymbalta® Hartkapseln müssen vor Feuchtigkeit geschützt in der Originalverpackung lagern. Sie werden unabhängig von den Mahlzeiten eingenommen.

Mirtazapin – Remergil® Sol Tab Schmelztabletten werden in der Originalverpackung licht- und feuchtigkeitsgeschützt aufbewahrt. Mirtazapin hat eine schwache anticholinerge Belastung. – Die AMTS-Ampel empfiehlt mit der Farbe Orange, Sturzprotokolle wegen Orthostase und Sedierung zu führen. Die beste Einnahmezeit ist abends vor dem Schlafengehen. Die Tabletten zergehen schnell und können ohne Wasser eingenommen werden.

Venlafaxin (Trevilor® retard Hartkapseln) – Venlafaxin hat eine schwache anticholinerge Belastung. – Die Kapseln werden zur Mahlzeit alle 24 Stunden ganz mit Wasser geschluckt.

N 06 D: Antidementiva

Der Einsatz von Medikamenten ist nur eine von mehreren Maßnahmen zur Behandlung der Demenz. Das Verhältnis von Nutzen und Risiko muss sorgfältig erwogen werden. Sie haben viele Nebenwirkungen, vor allem am Verdauungssystem, Herz-Kreislauf-System und am Nervensystem.

Donepezil – Aricept® Filmtabletten sollten abends kurz vor dem Schlafengehen eingenommen werden.

Ginkgo – (Tebonin® forte) – Ginkgo ist priscus-gelistet. In aufrechter Haltung werden die Tabletten unabhängig von den Mahlzeiten mit einem Glas Wasser eingenommen.

Rivastigmin – Exelon® Hartkapseln werden etwa alle 12 Stunden, mit dem Frühstück und mit dem Abendessen, ganz mit Wasser geschluckt.

Memantin – Axura® Filmtabletten werden einmal täglich mit oder ohne Nahrung eingenommen.

5.11 ATC R – Respirationstrakt

In Tabelle 34 werden pharmazeutische Risiken der Behandlung der Atemwege aufgeführt.

Tab. 34: R – Respirationstrakt: Atemwegssystem

ATC-Code	Wirkstoffe	ACB	Wirkstoffgruppen	Pharmazeutische Risiken durch Polypharmazie
R 01	Mometason Xylometazolin	. .	Rhinologika	. .
R 03			Mittel bei obstruktiven Atemwegserkrankungen	
R 03 A	Fenoterol Formoterol Salbutamol Salmeterol	. . . .	Inhalative Sympathomimetika	. . . .
R 03 BA	Beclometason Budesonid	. .	Inhalative Glucocorticoide	. .
R 03 BB	Tiotropium-bromid	1	Inhalative Anticholinergika	.
R 03 DA	Theophyllin, oral	2		🟢; P
R 05	Acetylcystein Codein	. 1	Husten- und Erkältungspräparate	. P
R 06	Cetirizin Dimetinden Loratadin	1 1 1	Antihistaminika zur systemischen Anwendung	. P .
	Promethazin	1		🔴; P

ACB: Anticholinerge Belastung, 1 schwach, 2 mittel, 3 stark (▶ Kap. 4.7.5), Auswirkungen auf Kognition, Mobilität, Ernährungsmanagement, Mundgesundheit, Harnkontinenz

P: Priscus-Liste (▶ Kap. 4.4.1), Arzt nach Therapieziel und möglichem Therapie-Ende fragen, worauf soll bei pflegefachlicher Beobachtung geachtet werden?

AMTS-Ampel (▶ Kap. 4.5.2)

🔴 Medikament hat hohes Nebenwirkungsrisiko

🟢 Monitoring von Laborwerten und Vitalzeichen durch Arzt durchgeführt oder verordnet

. bedeutet: Kein Eintrag

5.11.1 R 01 – Rhinologika

Mometason – Nasonex® Nasenspray darf nicht über 25° Celsius aufbewahrt und nicht eingefroren werden. Nach Anbruch ist er zwei Monate haltbar. Vor der ersten Anwendung muss ein Sprühstoß in die Luft freigesetzt werden, um die Dosierpumpe in Betrieb zu nehmen.

Xylometazolin – Für Otriven® Nasentropfen werden kühl und trocken aufbewahrt. Nach Anbruch sind die Tropfen vier Wochen haltbar. Die Anwendungshinweise sind der Gebrauchsinformation zu entnehmen.

5.11.2 R 03 – Mittel bei obstruktiven Atemwegserkrankungen (Asthma und COPD)

Dosieraerosole enthalten oft brennbare Lösungen und Treibgase[183]. Auch Autohaler® zählen zu den Dosier-Aerosolen, mit denen Druckgas-Inhalationen durchgeführt werden. Dosieraerosole müssen von offenen Flammen, Zigaretten und anderen Zündquellen ferngehalten werden. Sie dürfen nicht über 25° Celsius aufbewahrt werden und müssen vor Hitze über 50° Celsius, Sonne und Frost geschützt werden. Es werden bei den untersuchten Präparaten keine Angaben gemacht, ob die Geräte nach Anbruch begrenzt haltbar sind.

Die Inhalationstechnik ist sehr komplex. Daher werden vor allem für sehr junge und alte Menschen Inhalationshilfen (Spacer) empfohlen. Die Atmung verläuft regelmäßig und der Sprühstoß kann damit zu einer beliebigen Zeit unabhängig vom Atemrhythmus ausgelöst werden.

Pulver-Inhalatoren enthalten einen Pulver-Vorrat, der in einzelnen Schritten, zum Beispiel durch eine Drehung ausgelöst, freigegeben wird. Es gibt eine Vielzahl verschiedener Pulver-Inhalatoren: Turbohaler® und Easyhaler®, Novolizer®, Aerolizer®, Diskhaler® mit Rotadisk®, Diskus®, Handihaler®, Respimat® und Breezehaler®. Pulver-Inhalatoren werden feuchtigkeitsgeschützt in der Originalverpackung unter 25° Celsius aufbewahrt. Nach Anbruch ist das Inhaliergerät begrenzt haltbar und muss geschlossen und feuchtigkeitsgeschützt, ebenfalls unter 25° Celsius, aufbewahrt werden. Anwender dürfen nicht in den Pulver-Inhalator ausatmen, da sonst das Pulver verklebt.[184]

[183] Treibgase sind FCKW-frei, ohne **F**luor-**C**hlor-**K**ohlen**w**asserstoffe

[184] Wilson F, Kohm B, bearbeitet von Vasel-Biergans, A, Eitel-Hirschfeld, H (2014): Verbandmittel, Krankenpflegeartikel, Medizinprodukte. 10. Auflage Deutscher Apotheker Verlag, Stuttgart, S. 282–284.

Info
Hinweise zur korrekten Handhabung, Inhalations-Technik und Reinigung des jeweiligen Inhaliergeräts sind den, häufig bebilderten, Gebrauchsinformationen der Hersteller zu entnehmen.

Die **Therapiebeobachtung** kann mit dem Peak-Flow-Meter erfolgen.

R 03 A: Inhalative Sympathomimetika

Fenoterol – Berotec® Dosier-Aerosol enthält eine unter Druck stehende Lösung.

Formoterol – Formatris Novolizer® ist ein Pulverinhalator. Nach Anbruch ist die Patronendose 6 Monate haltbar, der Novolizer-Inhalator 12 Monate.

Salbutamol – Bei Sultanol® Dosier-Aerosol handelt es sich um ein Inhaliergerät zur Druckgas-Inhalation. – Wenn mehrere Medikamente zur Inhalation verordnet sind, wird Salbutamol zuerst angewendet, da es die Atemwege erweitert. Je nach ärztlicher Verordnung ist es auch geeignet, als Bedarfsmedikation eingesetzt zu werden.

Salmeterol – Serevent® ist sowohl als Dosieraerosol zur Druckgas-Inhalation als auch als Diskus® zur Pulverinhalation im Handel. Serevent® muss regelmäßig angewendet werden.

R 03 BA Glucocorticoide

Info
Die Medikamente dieser Gruppe müssen ganz regelmäßig angewendet werden. Die Inhalation sollte vor der Mahlzeit durchgeführt werden. Nach der Inhalation muss der Mund gründlich mit Wasser gespült werden, da das Medikament ein Steroid enthält, das als unerwünschte Wirkung zur Bildung von Mundsoor führen kann.

Beclometason zur Inhalation – Ventolair Autohaler® wird zur Druckgas-Inhalation verwendet.

Budesonid zur Inhalation – Budesonid Easyhaler® enthält Pulver zur Inhalation. Nach Anbruch ist das Inhaliergerät 6 Monate haltbar.

R 03 BB Anticholinergika

Tiotropiumbromid – Bei Spiriva® handelt es sich um Hartkapseln mit Pulver zur Inhalation, die in einen HandiHaler® Inhalator eingelegt werden. Es hat eine schwache anticholinerge Belastung. - Spiriva® darf nicht über 25° Celsius aufbewahrt und auch nicht eingefroren werden. Die Kapseln müssen nach dem ersten Öffnen der Blisterpackung innerhalb von 9 Tagen verbraucht werden. Der HandiHaler® muss nach 12 Monaten entsorgt werden.

R 03 DA Xanthine

5

Theophyllin – Die oral eingenommenen Bronchoretard® 350 Retardtabletten dürfen nicht über 30° Celsius aufbewahrt werden. Der Wirkstoff hat eine geringe therapeutische Breite und eine mittlere anticholinerge Belastung. Er kann ein Delir auslösen und ist unter anderem wegen vieler Interaktionen priscus-gelistet und wird in der AMTS-Ampel mit der grünen Farbe geführt. Damit wird empfohlen, mindestens einmal jährlich sowie nach Dosisänderungen den Wirkstoffspiegel im Blut zu bestimmen. Die Einnahme von Theophyllin kann zu Hypokaliämie führen. Bronchoretard® soll nach den Mahlzeiten unzerkaut mit viel Flüssigkeit eingenommen werden. Die Kapseln können auch geöffnet werden. Der Kapselinhalt darf auf weiche Nahrung gegeben werden, mit der sie unzerkaut geschluckt werden können.

5.11.3 R 05 – Husten- und Erkältungspräparate

Acetylcystein – Fluimucil® Hustenlöser akut 600 mg Brausetabletten werden licht- und feuchtigkeitsgeschützt in der Originalverpackung aufbewahrt. Sie können einen hohen Natrium-Gehalt aufweisen und sind daher nur unter guter Beobachtung zur regelmäßigen Gabe geeignet. Sie werden in einem Glas Wasser aufgelöst und nach der Mahlzeit getrunken.

Codein – Codicaps® mono 30 mg Weichkapseln werden feuchtigkeitsgeschützt im Blister und im Umkarton unter 25° Celsius aufbewahrt. Sie enthalten Gelatine. Codein hat eine schwache anticholinerge Belastung und ist wegen der Nebenwirkungen priscus-gelistet. Die Kapseln werden ganz mit Flüssigkeit und bevorzugt zur Nacht geschluckt.

5.11.4 R 06 – Antihistaminika zur systemischen Anwendung

Für alle vier Wirkstoffe gibt es keine besonderen Aufbewahrungsbedingungen. Sie weisen eine geringe anticholinerge Belastung auf. Dimetinden und Promethazin sind priscus-gelistet.

Cetirizin – Zyrtec® Tabletten werden mit einem Glas Wasser eingenommen.

Dimetinden – Dimetinden ist priscus-gelistet. -Fenistil® Dragées werden über den Tag verteilt oder abends vor dem Schlafengehen mit Wasser geschluckt.

Loratadin – Loratadin-ratiopharm® Tabletten werden unabhängig von den Mahlzeiten mit etwas Wasser geschluckt.

Promethazin – Siehe N 05 CM, Atosil® (▶ Kap. 5.10.4)

5.12 ATC S – Sinnesorgane

In Tabelle 35 werden Wirkstoffe zur Anwendung am Auge besprochen.

Tab. 35: S – Sinnesorgane: Nervensystem

ATC-Code	Wirkstoffe	ACB	Wirkstoffgruppen	Pharmazeutische Risiken durch Polypharmazie
S 01	Dorzolamid Dexpanthenol Latanoprost Timolol	. . . .	Ophthalmika = Zubereitungen zur Anwendung am Auge	. . . .

5.12.1 S 01 – Ophthalmika = Zubereitungen zur Anwendung am Auge

Die Art der Anwendung wird in Grundzügen in ▶ Kap. 6.2 und in den Leitlinien der BGW (▶ Kap. 4) beschrieben und ist für jedes Präparat im Detail der Packungsbeilage zu entnehmen.

Wichtig **Pharmazeutisches Risiko**

Erhöhte Sturzgefahr durch schlieriges Sehen nach Einträufeln der Augentropfen oder Auftragen der Augensalbe.

Dorzolamid – Trusopt® Augentropfen werden bei Raumtemperatur lichtgeschützt im Originalkarton aufbewahrt und sind nach Anbruch 28 Tage haltbar. Häufige unerwünschte Wirkungen sind Übelkeit und bitterer Geschmack.

Dexpanthenol – Bepanthen® Augen- und Nasensalbe darf nicht über 25° Celsius aufbewahrt werden. Nach Anbruch zur Anwendung am Auge ist sie eine Woche haltbar. Nach Anbruch zur Anwendung an der Nase ist sie vier Wochen haltbar. Die Salbe wird ein- bis mehrmals täglich in den Bindehautsack oder auf die Nasenschleimhaut gegeben.

Latanoprost – Xalatan® Augentropfen werden lichtgeschützt bei bis zu 25° Celsius in der Originalverpackung aufbewahrt und sind nach Anbruch 4 Wochen haltbar.

Timolol – Arutimol® Augentropfen sind lichtgeschützt in der Originalverpackung aufzubewahren und nach Anbruch 6 Wochen haltbar.

6 Beispiele eines Bewohners und einer Pflegekundin

6.1 Beispiel eines Bewohners mit Polypharmazie

Herr A., ein besonders schwer erkrankter Bewohner, zieht ins Seniorenheim ein. Er ist mir seit 2006 persönlich bekannt. Als beratende Apothekerin werde ich unter Beachtung des Datenschutzes von der Pflegedienstleiterin zu einer Fallbesprechung eingeladen, um gemeinsam mit ihr und der Bezugspflegerin zu analysieren, was bei der Pflegeprozessplanung unter pharmazeutischen Aspekten zu berücksichtigen ist. Die Daten werden nachfolgend anhand der sieben Schritte des sicheren Umgangs mit Medikamenten in der Reihenfolge der täglichen Pflegehandlungen aufbereitet. Es ist das gemeinsame Ziel, im interdisziplinären Team das Auftreten arzneimittelbezogener Probleme bei Herrn A. im Vorfeld zu verhindern oder frühzeitig zu erkennen.

Fallbesprechung mit Pflegedienstleiterin und Bezugspflegerin

Herr A. ist 83 Jahre alt, wiegt 79 Kilogramm bei einer Körpergröße von 175 Zentimetern, hat einen Body-Mass-Index von 25.8 und isst und trinkt gut. Einen Tag nach dem Einzug an einem heißen Tag im Frühjahr 2018 entwickelt er Fieber unklarer Ursache. Seine Hauptdiagnose lautet:

- »Vigilanz-Schwankungen und Verschlechterung des Allgemeinzustandes nach Harnwegsinfekt mit verzögerter Rekonvaleszenz«. Vigilanz ist eine »neurophysiologische Bezeichnung für bewusstes aufmerksames Erleben und Handeln«*.
- Seit 2016 ist er an einer Lewy-Körperchen-Demenz erkrankt.
- 2014 wurde eine Prostatahyperplasie mit Harnverhalt diagnostiziert.
- 2013 erhielt er einen Herzschrittmacher wegen Vorhofflimmerns.

- 2009 erfolgte eine Stent-Implantation wegen koronarer Herzkrankheit (KHK).
- Ferner leidet er unter arterieller Hypertonie mit aktueller Neigung zu Hypotonie.
- Er ist an Diabetes Typ II sowie chronischer Niereninsuffizienz erkrankt.
- Er trägt einen suprapubischen Katheter (SPK).
- Wegen einer multifaktoriellen Mobilitätsstörung ist er auf einen Rollstuhl angewiesen. In Abbildung 26 werden die Diagnosen den Körpersystemen zugeordnet.

* Pschyrembel (2017). Klinisches Wörterbuch. 267. Auflage De Gruyter, Berlin/Boston.

Schritt 1: Die Aufbewahrung der Medikamente zählt nicht zu den Themen dieser Fallbesprechung.

Schritt 2: Warum werden die Medikamente gegeben? Um einen Überblick über die Situation zu gewinnen, werden mit dem mediSchema® Diagnosen den Körpersystemen und Medikamente den Diagnosen zugeordnet, visualisiert und damit begreifbar gemacht (▸ Kap. 2.3 und ▸ Abb. 6). Dazu werden die verordneten Wirkstoffe aus der Stell-Liste den ATC-Codes zugeordnet (▸ Tab. 36). Zwölf Medikamente werden verordnet, von denen eins nach Bedarf gegeben werden soll.

Tab. 36: Stell-Liste von Herrn A.

ATC-Code	Wirkstoff	Dosierung
N 04	Amantadin 100 mg	1-0-1
J 01	Amoxiclav 500/125 mg	1-1-1
C 10	Atorvastatin 40 mg	0-0-1
B 03	Folsäure 5 mg	1-0-0
A 10	Insulin lispro, Humalog®	V-0-V nach BZ
C 07	Metoprololsuccinat 47.5 mg	1-0-1
N 02	Novaminsulfon 500 mg	Bei Bedarf nach NAS Assessment
B 01	Phenprocoumon 3 mg, Marcumar®	Nach INR-Wert
C 03	Spironolacton 50 mg	0,5 - 0 - 0
C 03	Torasemid 5 mg	1-0-0

ATC-Code	Wirkstoff	Dosierung
A 03	Simeticon Tropfen, Sab simplex®	15 ml - 0 - 0
A 06	Macrogol PLE	1 - 0 - 0

Abkürzungen:

BZ - Blutzucker

INR = International Normalized Ratio (engl.) - Der INR-Wert verfährt nach eienr genaueren Methode als der frühere Quick-Wert. Er wird im Labor zur Bestimmung der Thromboplastinzeit (Prothrombinzeit) ausgewertet wird und bildet das Verhältnis (ratio) ab von der Gerinnungszeit des Patientenplasmas zur Gerinnungszeit eines Normalplasmas.*

NAS = Numerous Analgetic Scale (engl.) - Mit der Skala von 0 bis 10 kann der Patient die Stärke seiner Schmerzen angeben: 0 keine Schmerzen bis 10 extrem starke Schmerzen

* Grass: Laborparameter, S. 84

Aus der Kenntnis der ATC-Codes lassen sich die Wirkstoffe den therapeutischen Gruppen zuordnen.

- Amantadin (PK-Merz®) ist ein Parkinsonmittel (N 04), wird hier zur Behandlung der Vigilanz-Störungen verordnet und wird dem Nervensystem zugeordnet.
- Amoxicillin und Clavulansäure (Amoxiclav®) ist ein Antibiotikum (J 01), wird hier zur behandlung des Fiebers unklarer Genese verordnet und wird dem lymphatischen System zugeordnet.
- Atorvastatin (Sortis®) ist ein Lipidsenker (C 10), wird hier zur Behandlung der KHK sowie zur Risikoreduktion der Sterblichkeit eingesetzt und gehört zum Herz-Kreislauf-System.
- Folsäure (Folsan®) ist ein Vitamin (B 03) wird hier wahrscheinlich ebenfalls zur Behandlung der Vigilanz-Schwankungen vorordnet. Die Zuordnung zu den Körpersystemen ist nicht ganz eindeutig. Hier kann es dem Skelett-System zugeordnet werden, da der Knochen ein blutbildendes Organ ist.
- Insulin lispro (Humalog®) ist ein sehr kurz wirksames Insulin (A 19). Es wird nach Blutzucker-Werten im Zusammenhang mit der Behandlung des Typ-II-Diabetes gegeben und wird dem Verdauungssystem zugeordnet.
- Macrogol (Movicol®) ist ein Abführmittel (A 06). Es wird dem Verdauungstrakt zugeordnet.
- Metoprololsuccinat (Beloc zok®) ist ein Beta-Blocker (C 07) und wird zur Behandlung der arteriellen Hypertonie, der KHK und des Vorhofflimmerns verschrieben. Die Zuordnung erfolgt zum Herz-Kreislauf-System.
- Novaminsulfon (Metamizol, Novalgin®) zählt zu den nicht-opioiden Analgetika (N 02 B), wird für Herrn A. als Bedarfsmedikation bei Schmerzen und Fieber angeordnet und wird dem Nervensystem zugeordnet.
- Phenprocoumon (Marcumar®) wirkt blutverdünnend (B 01) und wird als Antikoagulation bei Vorhofflimmern verschrieben. Zugeordnet wird es dem Herz-Kreislauf-System.

- Simeticon (Sab simplex®) ist ein Medikament bei funktionellen Störungen des Magen-Darm-Trakts (A 03) und wird dem Verdauungssystem zugeordnet.
- Spironolacton (Aldactone®) ist ein kaliumsparendes Diuretikum (C 03), das zur Behandlung des Bluthochdrucks eingesetzt wird. Es gehört zum Herz-Kreislauf-System.
- Torasemid (Unat®) zählt zu den Schleifendiuretika (C 03), wird ebenfalls zur Behandlung des Bluthochdrucks eingesetzt und wird dem Herz-Kreislauf-System zugeordnet.

Folgende Fragen bezüglich der Indikation, der voraussichtlichen Therapiedauer und des Therapieziels sollen dem Arzt gestellt werden:

- Amantadin ist zur Behandlung von Vigilanz-Schwankungen vom Hersteller nicht zugelassen. Bei der Verordnung handelt es sich um Off-Label-Use. Außerdem ist es schlecht verträglich. Soll es weiter verordnet werden?
- Amoxicillin und Clavulansäure wird zur Behandlung des Fiebers bei nicht bekannter Ursache eingesetzt. Weiteres pharmazeutisches Risiko ist eine mögliche Wechselwirkung mit Phenprocoumon. Kann es abgesetzt werden?
- Metoprolol, Torasemid, Spironolacton und Phenprocoumon: Wie lauten die persönlichen Therapieziele für Blutdruck, Puls, Blutzucker und INR?
- Bitte, die Diuretika-Dosierung im Hinblick auf anhaltende Sommerhitze zu überprüfen, gegebenenfalls zu reduzieren und die Trinkmenge in etwa festzulegen.
- Novaminsulfon: Könnte die Ursache für die Schmerzen in Zusammenhang mit der Gabe von Atorvastatin stehen, das Muskelschmerzen als häufige Nebenwirkung haben kann?
- Für Macrogol liegt keine Indikation vor. Kann das Medikament abgesetzt werden?
- Für Simeticon liegt keine Indikation vor. Herr A. hat keine Blähungen. Können die Tropfen abgesetzt werden?

Die pflegefachliche Plausibilitätsprüfung der Dosierungen wird durchgeführt. Eine Dosierungsangabe fällt auf: es sollen jeden Morgen 15 Milliliter Sab simplex® Tropfen verabreicht werden. Die Tropfen werden in 30 Milliliter-Fläschchen geliefert. Eine halbe Flasche pro Dosis soll gegeben werden? Die richtige Information wird dem Beipackzettel entnommen: 30 bis 45 Tropfen sind korrekt.

- Die Änderung der Dosis muss vom Arzt schriftlich bestätigt werden.

Aus pharmazeutischer Sicht ist die Dosis für Atorvastatin sehr hoch. Es ist empfehlenswert, Prioritäten zu setzen und die wichtigsten Fragen zuerst zu stellen. Daher wird dieses Thema zunächst zurückgestellt.

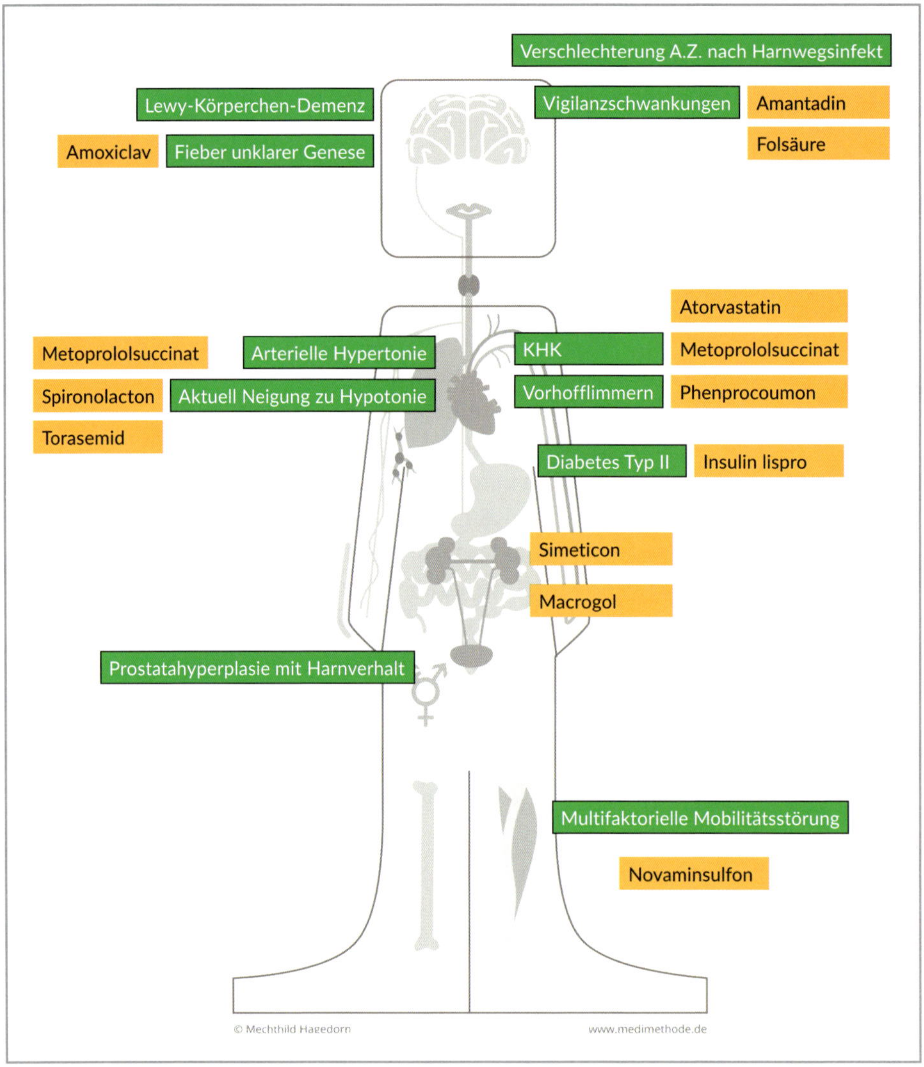

Abb. 26: Herr A, mediSchema®, Zuordnungen der Medikamente zu den Diagnosen.

Schritt 3: Nun erfolgt die pharmazeutische Durchsicht Nebenwirkungen. Die Apothekerin bringt ihre ausgewählten Ergebnisse in die Fallbesprechung ein:

- Ganz entscheidend ist das Risiko einer mittleren anticholinergen Belastung durch das Amantadin, das priscus-gelistet ist.
- Amoxicillin und Clavulansäure können unter anderem zu Übelkeit und Durchfall führen.
- Atorvastatin kann zu Muskelschmerzen und am Verdauungssystem zu Verstopfung führen.
- Metoprolol hat eine schwache anticholinerge Belastung.

- Spironolacton ist priscus-gelistet. Der Wirkstoff hält Kalium im Körper zurück. Die Einnahme geht häufig mit lebensbedrohlichen Hyperkaliämien einher.
- Torasemid kann zu Störungen des Wasser- und Elektrolythaushalts führen: Hypovolämie, Hyponatriämie und Hypokaliämie.

Schritt 4: Die pharmazeutische Einschätzung der Risiken durch Polypharmazie wird durchgeführt. Dazu werden die Informationen in Tabelle 37 so, wie in ▶ Kap. 5 erläutert, ausgewertet.

Tab. 37: Pharmazeutische Einschätzung der Risiken durch Polypharmazie

ATC-Code	Wirkstoff	ACB	Pharmazeutische Risiken durch Polypharmazie	Ausgewählte Wechselwirkungen
N 04	Amantadin 100 mg	2	P	
J 01	Amoxiclav 500/125 mg	.	🟡	Siehe Phenprocoumon
C 10	Atorvastatin 40 mg	.	.	
B 03	Folsäure 5 mg	.	.	
A 10	Insulin lispro, Humalog®	.	.	Metoprolol kann Hypoglykämien maskieren
C 07	Metoprololsuccinat 47.5 mg	1	🟡🟢	Siehe Insulin
N 02	Novaminsulfon 500 mg	.	.	
B 01	Phenprocoumon 3 mg, Marcumar®	.	Blutungsgefahr	Häufigkeit der INR-Messungen wegen gleichzeitiger Gabe mit Metoprolol erhöhen: Blutgerinnung evtl. verlangsamt
C 03	Spironolacton 50 mg	.	🟡🟠🟢; P	
C 03	Torasemid 5 mg	.	🟡🟠🟢	
A 03	Simeticon Tropfen, Sab simplex®	.	.	
A 06	Macrogol PLE	.	.	

ACB: Anticholinerge Belastung, 1 schwach, 2 mittel, 3 stark (▶ Kap. 4.7.5), Auswirkungen auf Kognition, Mobilität, Ernährungsmanagement, Mundgesundheit, Harnkontinenz

P: Priscus-Liste (▶ Kap. 4.4.1), Arzt nach Therapieziel und möglichem Therapie-Ende fragen, worauf soll bei pflegefachlicher Beobachtung geachtet werden?

AMTS-Ampel (▶ Kap. 4.5.2)

🟡 Medikament kann neues Symptom hervorrufen

🟠 Besondere Therapiebeobachtung durch Arzt

🟢 Monitoring von Laborwerten und Vitalzeichen durch Arzt durchgeführt oder verordnet

. bedeutet: Kein Eintrag

Herr A. gehört zur Risikogruppe der Personen, die ein Delir entwickeln können. Als Umgebungsfaktoren fallen Neueinzug und Hitze auf. Er ist einer mittleren anticholinergen Belastung durch Amantadin und einer geringen Belastung durch Metoprolol ausgesetzt. Die anticholinerge Belastung durch die Medikamente ist dosisabhängig und kann sich additiv verstärken, so dass man in dieser Situation insgesamt von einer schweren anticholinergen Belastung ausgehen kann. Zudem ist der Bewohner multimorbid, leidet an Niereninsuffizienz und erhält zwölf Medikamente.

Die Risiken, ein Delir zu entwickeln, müssen in der Summe betrachtet werden. Die anticholinerge Belastung ist insgesamt sehr hoch. Besonders gefährlich können die Auswirkungen am Herz-Kreislauf-System sowie am Nervensystem werden. Lebensbedrohlich können mögliche schwere Herzrhythmusstörungen infolge der Hyperkaliämie und der anticholinergen Belastung sein. Was ist die Ursache für die Vigilanz-Schwankungen? Das lässt sich nicht mit Sicherheit sagen. Minimiert werden könnten die Risiken für ein Delir, wenn die Therapie mit Amantadin beendet würde.

Schritt 5: Nach Abklärung der Risiken erfolgt die Maßnahmenplanung für die Medikamenten-Gabe, die nicht Thema dieser Fallbesprechung war.

Schritt 6: Aus pharmazeutischer Sicht wird zusammengefasst, wie eine Auswahl möglicher unerwünschter Wirkungen der Medikamente anhand der Körpersysteme durch den Arzt und in der Pflege beobachtet werden können. Es kommt nicht auf die Zuordnung einzelner Phänomene zu bestimmten Medikamenten an. Es geht darum, einen möglichen Zusammenhang herzustellen zwischen einem neu auftretenden Phänomen und der Therapie mit Medikamenten. Dazu wird der Einsatz des Beobachtungsbogens empfohlen.

- Muskelsystem: Muskelschmerzen (Atorvastatin)
- Nervensystem:
  - Verwirrtheit infolge der Hyperkaliämie (Spironolacton)
  - Delir als Folge der anticholinergen Belastung (Amantadin)
  - Sehstörungen, trockene Augen, Schwindel, Unruhe
- Herz-Kreislaufsystem:
  - Herzrhythmusstörungen als Folge der anticholinergen Belastung und der Hyperkaliämie (Amantadin, Spironolacton)
  - Erhöhte Blutungsgefahr (Phenprocoumon)
  - Blutdruckabfall (Metoprolol, Torasemid, Spironolacton)
- Verdauungssystem:
  - Mundtrockenheit, Übelkeit, Verstopfung u.a. (Amantadin, Amoxiclav, Spironolcton, Torasemid
  - Hypoglykämie (Insulin lispro)

Schritt 7: Nun erfolgt die Reflektion der Rolle der Medikation in der Pflegeprozessplanung. In Tabelle 38 sieht man die pharmazeutische Risiko-Einschätzung im Überblick. Die vollständige Darstellung befindet sich im Anhang (▶ Tab. 38). So hat Herr A. beispielweise acht Risiken zur Sturzgefährdung. Pflegefachlich ist eindeutig, solange Herr A. sich nicht allein fortbewegt, sind diese Risiken nicht von Bedeutung. In seiner Situation sind die Risiken am Nervensystem und am Herz-Kreislaufsystem von oberster Wichtigkeit und daher in der Tabelle orange markiert.

Tab. 38: Pharmazeutische Risikoeinschätzung bei Polypharmazie für Herrn A. (Auszug)

SIS® Themenfeld	1: Kognition und Kommunikation	2: Mobilität und Beweglichkeit	3: Selbstversorgung	Keine Zuordnung zu Themenfeld
Expertenstandard/ Prophylaxe	• Delir	• Dekubitus • Sturz	• Ernährung • Mundgesundheit • Harnkontinenz • Hautintegrität	• Schmerzmanagement
Medikamente der Fallbesprechung				
Amantadin	ACB: Delir	Sturz	Ernährung Mundgesundheit Harnkontinenz	
Spironolacton	Delir	Sturz	Ernährung Harnkontinenz	
Torasemid	Delir	Sturz	Ernährung Harnkontinenz	
Siehe Anhang ...				
PÜdA-Skala	Qualitatives Bewusstsein Quantitatives Bewusstsein Kommunikation	Mobilität	Essen und Trinken Haut	Körpertemperatur Atmung Herz-Kreislauf

Blau: Einrichtungsbezogenes Management, Rahmenelemente der stationären Pflege
Gelb: Medikamente
Grün: Beobachtungen beim Bewohner
ACB: Anticholinerge Belastung

6.1.1 Herr A. in der Notaufnahme

Fünf Tage nach dem Einzug ins Seniorenheim wurde Herr A. als Notfall in ein Krankenhaus eingewiesen. Der Grund für die Notaufnahme ist im Nachhinein dem Entlass-Bericht zu entnehmen:

- Moribunder Zustand mit Dyspnoe, teilweise Atempausen, kaltschweißige Acidosen.

Diagnosen sind:

- Schwerste Herzinsuffizienz, New York Heart Association NYHA IV
- absolute Arrhythmie bei Vorhofflimmern
- schweres hyperaktives Delir bei Verdacht auf atypisches Parkinsonsyndrom

Der Anamnese ist zu entnehmen, dass »in früheren Aufenthalten solche Nebenwirkungen unter Amantadin-Therapie« vorgekommen seien.

Die Medikation bei Entlassung hat sich, wie in Tabelle 39 dargestellt, zur Sicherheit des Bewohners verändert. Amantadin, Amoxiclav, Atorvastatin, Folsäure, Metoprolol, Novaminsulfon, Phenprocoumon, Spironolscton und Simeticon wurden abgesetzt.

Stattdessen erhält Herr A. als neu angesetzte Arzneimittel Levodopa und Apixaban. Die Dosis von Torasemid wird erhöht. Insulin lispro ist mit regelmäßiger Dosierung verordnet. Macrogol nimmt er nun täglich als Dauermedikation ein.

Tab. 39: Stell-Liste Herr A. nach der Entlassung

Medikation Aufnahmetag	Medikation bei Entlassung, drei Wochen später	Dosierung der neuen Medikation
Amantadin 100 mg	abgesetzt	
	Levodopa plus Benserazid 62.5 mg	1 - 0 - 0
Amoxiclav 500/125 mg	abgesetzt	
Atorvastatin 40 mg	abgesetzt	
Folsäure 5 mg	abgesetzt	
Insulin lispro, Humalog®	Insulin lispro	4 - 0 - 0 I.E. (Internationale Einheiten)
Metoprololsuccinat 47.5 mg	abgesetzt	
Novaminsulfon 500 mg	abgesetzt	
Phenprocoumon 3 mg, Marcumar®	abgesetzt	
	Apixaban 2.5 mg	1-0-1

Medikation Aufnahmetag	Medikation bei Entlassung, drei Wochen später	Dosierung der neuen Medikation
Spironolacton 50 mg	abgesetzt	
Torasemid 5 mg	Torasemid 10 mg	1-0-0
Simeticon Tropfen, Sab simplex®	abgesetzt	
Macrogol Pulver (PLE)	Macrogol PLE	1-0-0

Die neue Arzneimitteltherapie wird wesentlich besser verträglich sein. Sie ist ohne Wechselwirkungen und vor allem ohne anticholinerge Belastung. Der Wasser- und Elektrolythaushalt wird weiterhin engmaschig kontrolliert, wobei der Kaliumspiegel am wichtigsten ist.

Unter dieser Medikation hat sich der Bewohner für mehrere Monate gut stabilisiert.

6.2 Beispiel einer Pflegekundin mit Glaukom

In diesem Fallbeispiel werden pharmazeutische Risiken und pflegerische Risiken zusammengebracht. Es handelt sich um Beispiel einer 90-jährigen Pflegekundin mit Glaukom.

Folgen einer unzureichenden Glaukom-Behandlung

Eine 90jährige, sehr schwerhörige, anspruchsvolle Pflegekundin hat ein 2021 diagnostiziertes Offenwinkelglaukom. Die Augenärztin verordnet Azopt® Augentropfen mit dem Wirkstoff Brinzolamid 2x täglich 1 Tropfen in beide Augen und verschreibt das Verabreichen der Augentropfen durch einen ambulanten Pflegedienst. Im Juli 2022 verfügt das rechte Auge über 80 % Sehfähigkeit, allerdings über den schlechteren Sehnerv und einen höheren Augeninnendruck im Vergleich zum linken Auge. Der ambulante Pflegedienst kommt jeden Morgen ins Haus. Nachmittags lehnt die Pflegekundin die Anwesenheit des Pflegedienstes ab. In den letzten Monaten treten vermehrt Stürze auf und der Ernährungszustand verschlechtert sich. Im Januar 2023 wird bei einer Kontroll-Untersuchung festgestellt, dass die Sehfähigkeit auf 0% gesunken ist: die Dame ist innerhalb von 6 Monaten auf dem rechten Auge erblindet. Wie konnte das geschehen?

Aller Voraussicht nach sind die Ursachen multifaktoriell, teils medizinischer Art oder dem Alter geschuldet. Die Ursache dieses neu auftretenden Problems, der plötzlichen Erblindung, kann möglicherweise auch im Zusammenhang mit der Gabe der Augentropfen stehen. Die Fehleranalyse erfolgt in drei Schritten: Bestimmung der Art des Fehlers, mögliche Ursachen für den Fehler und Bewertung des Fehlers.[185]

- Es handelt sich um einen Applikationsfehler. Die verabreichte Dosis ist zu gering oder die Tropfen erreichen den Wirkort, das Auge, nicht.
- Mehrere mögliche Fehlerursachen sind denkbar:
  - Es vergeht Zeit, bis die neue Verordnung beim Arzt abgeholt und umgesetzt wird.
  - Pflegekundin lehnt Nachmittagsbesuch des Pflegedienstes ab: »Ich kann das alleine.«
  - Aufgrund der Erkrankung kann sie, wie in Studien nachgewiesen, wahrscheinlich nicht mehr in den Bindehautsack tropfen. Sie wird bei der Selbstapplikation nicht beobachtet.
  - Tropfen erreichen die Augen statt 2x täglich oft nur 1x täglich
  - Pflegekundin verweigert Kooperation mit Pflegekraft:
  - Sie baut keine vertrauensvolle Beziehung auf, weil die Pflegekraft nicht das macht, was sie in dem Moment will. Sie ist unruhig und hält den Kopf nicht still.
  - Pflegekraft macht möglicherweise systematischen Anwendungsfehler, ohne ihn zu bemerken
  - Augen der Pflegekundin tränen sehr stark, so dass der Tropfen möglicherweise unmittelbar nach der Gabe aus dem Auge ausgespült wird
  - Schnittstellenmanagement: Während wiederholter Krankenhausaufenthalte wurden die Tropfen möglicherweise vergessen und gar nicht angewendet, z.B. nach einer Herz-Operation oder nach einer Notaufnahme infolge einer Wundrose (Erysipel).
- Fehlerbewertung: Der Fehler verursacht einen dauerhaften Schaden bei der Pflegekundin. Die Erblindung ist irreversibel, nicht mehr rückgängig zu machen, nicht behandelbar.

Folgende Absprachen werden zur Behandlung des linken Auges mit einer aktuellen Sehkraft von 40 % getroffen: Der Pflegedienst kommt ab sofort 2x täglich zum An- und Ausziehen der Kompressionsstrümpfe sowie zur Gabe der Augentropfen. Es soll mit der Pflegekundin ein fester Sitzplatz in der Wohnung bestimmt werden, an dem getropft wird, am besten ein Sessel mit hoher Rückenlehne und Kopfstütze. Das Auge soll vor der Gabe abgetupft werden. Bei der Gabe soll sie den Kopf in den Nacken legen und den Blick nach oben richten, um eine Bewegung des Lidschlags zu verhindern. Die Seniorin soll ermutigt und überzeugt werden, nach der Gabe ein paar Minuten

[185] Vgl. Kantelhardt et al.

mit leicht geschlossenen Augenlidern im Sessel sitzen zu bleiben. Aus pflegerischer Sicht ist es Teil der Sturzprophylaxe. Aus pharmazeutischer Sicht gibt es zwei wichtige Empfehlungen: Sitzend bewegt sie die Augäpfel locker hin und her, damit sich das Medikament über die ganze Augenoberfläche verteilen kann. Wenn sie einen leichten Druck zwischen Augenwinkel und Nase ausübt, verhindert sie das Abfließen des Medikaments in die Nase. Dadurch wird das Risiko einer systemischen Resorption, einer Aufnahme des Wirkstoffs in den Körper, vermindert. So kann das Risiko des Auftretens unerwünschter Wirkungen vermindert werden.

Reflexion der pharmazeutischen Risiken

Wenn Sie sich vorstellen, bei dieser Pflegekundin zu arbeiten, wie beantworten Sie jetzt die folgenden Fragen?

Womit habe ich zu tun?

Mit der Gabe von Augentropfen im linken Auge bei einer schwer zu führenden Pflegekundin, deren rechtes Auge bereits erblindet ist.

Wie plane ich meine Handlung?

Hier kommt der Beziehungsaufbau an einem ruhigen Sitzplatz zu allen Handlungsschritten aus pflegerischer und pharmazeutischer Sicht hinzu.

Was beobachte ich?

Tränen die Augen oder sind sie zu trocken? Die häufigsten unerwünschten Wirkungen von Azopt® sind Geschmacksstörungen, bitterer oder ungewöhnlicher Geschmack, sowie vorübergehendes Verschwommensehen nach dem Eintropfen.

Welche Folgen können meine Handlungen nach sich ziehen?

Wenn die Tropfen den Wirkort nicht erreichen, besteht das Risiko für Erblindung des zweiten Auges. Werden Geschmacksveränderungen übersehen, kann sich der Ernährungsstatus weiter verschlechtern. Schnelles Aufstehen und Umhergehen direkt nach dem Tropfen kann vermehrt Stürze nach sich ziehen.

7 Anleitungsprozesse mit Medikamenten im Pflegealltag gestalten

7.1 »Medikation in der Pflegeprozessplanung« ist eine Vorbehaltsaufgabe

Medikamentengabe und Medikationsmanagement zählen in allen Rahmenelementen der Langzeitpflege zu den krankheits- und therapiebedingten Aufgaben. Risiko- und Fehler-Management gehört zum Bereich Qualitätsmanagement. Medikationsmanagement umfasst nach der Personalbemessung in der stationären Pflege das prozesshafte Geschehen von Aufbewahrung/Lagerung, Richten, Bestellen, Entsorgen und Dokumentieren (▸ Abb. 27).

Im Folgenden sind die Kriterien für Vorbehaltsaufgaben nach § 4 Pflegeberufegesetz aufgeführt.[186] Vorbehaltsaufgaben dürfen nur von Pflegefachkräften durchgeführt werden.

Info

Vorbehaltene Tätigkeiten – Auszug aus § 4 Pflegeberufegesetz

Die pflegerischen Aufgaben umfassen

1. Erhebung und Feststellung des individuellen Pflegebedarfs
2. Organisation, Gestaltung und Steuerung des Pflegeprozesses
3. Analyse, Evaluation, Sicherung und Entwicklung der Qualität in der Pflege

Der Umgang mit Medikation ist Teil der Pflegeprozessplanung und damit eine Vorbehaltsaufgabe.

[186] Pflegeberufegesetz § 4, Vgl. Bundesministerium der Justiz: Gesetz über die Pflegeberufe (Pflegeberufegesetz – PflBG). https://www.gesetze-im-internet.de

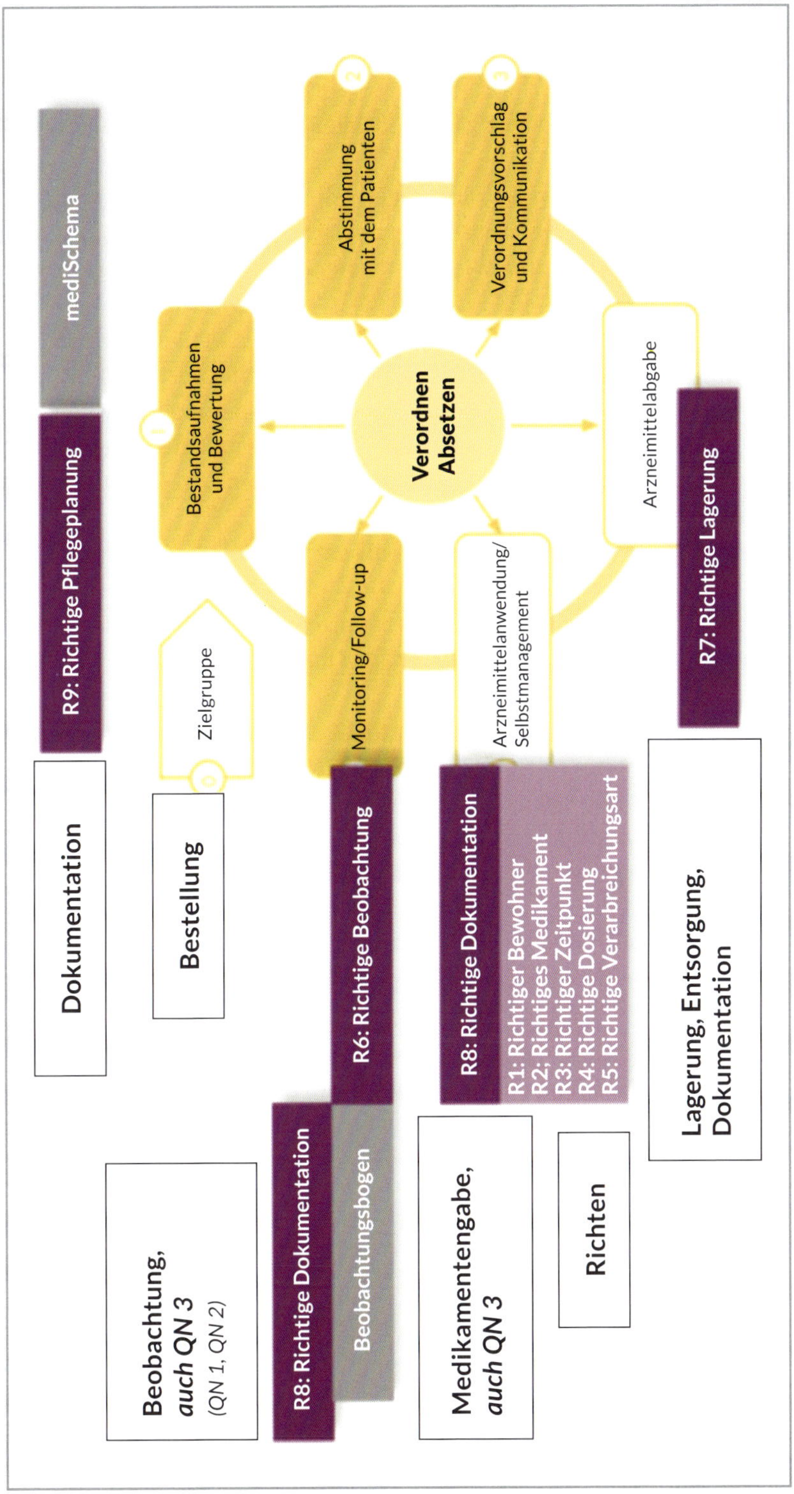

Abb. 27: Medikationsmanagement ist eine Vorbehaltsaufgabe. Abbildung modifiziert nach https://register.awmf.org/de/leitlinien/detail/053-043

In **§ 5 des Pflegeberufegesetzes** werden die Kompetenz-Dimensionen als Ausbildungsziel aufgeführt, die während der theoretischen und praktischen Ausbildung vermittelt werden sollen:

- Zu den personalen Kompetenzen zählen soziale, interkulturelle und kommunikative Eigenschaften.
- Zu den fachlichen Kompetenzen zählen methodische und digitale Fähigkeiten.
- Lernkompetenzen bilden die Grundlagen, um sich Kompetenzen anzueignen, und beinhalten die Fähigkeiten zum Wissenstransfer und zur Selbstreflexion.[187]

Wissen, Wollen, Können und Transfer sind grundlegende Pfeiler, um vom theoretischen Fachwissen zum eigenständigen Handeln und Reflektieren zu kommen. Der Transfer bringt das Wissen an den Lernort. Die Implementierung ist die Verstetigung des Gelernten am Praxisalltag, das regelmäßig als Prozess »Behandlungspflege« im Rahmen des Qualitätsmanagements evaluiert wird. Kriesten (2023) definiert Kompetenz und Performanz:

- »**Kompetenz** *ist die Gesamtheit aller Fähigkeiten, die zur Durchführung einer bestimmten Aufgabe notwendig ist.*
- *Unter* **Performanz** *versteht man die Fertigkeiten, die zum Erreichen eines bestimmten Ziels notwendig sind und die ein Mensch real und tatsächlich umsetzt.*«[188]

Die **inhaltlichen Kompetenzen** für die staatliche Prüfung zur Pflegefachfrau oder zum Pflegefachmann werden in der **Ausbildungs- und Prüfungsverordnung für Pflegeberufe** definiert. Die Überschriften sind in Kasten 7.1.2 aufgeführt.[189] Die fünf Kompetenzbereiche haben, über alle anderen pflegerischen Themen hinaus, einen unmittelbaren Bezug zum Medikationsmanagement.

Bereiche I und II beziehen sich auf den direkten Umgang mit dem pflegebedürftigen Menschen. In Bezug auf Medikamente gibt es oft pflegerischen Beratungsbedarf, beispielsweise bei der Durchführung der inhalativen Therapie bei chronisch obstruktiver Lungenerkrankung (COPD) oder bei Mundtrockenheit und Schluckstörungen. Bei Beratungsbesuchen in der Häuslichkeit kann auf den möglichen Zusammenhang von Stürzen und Medikamenten oder von Mangelernährung und Medikamenten hingewiesen werden. In die Beratungen werden die Bezugspersonen, wenn erforderlich, mit einbezogen.

Bereich III betrifft die Kommunikation im interdisziplinären Team, bestehend aus Ärzten, Apothekern und Pflegefachkräften.

---

[187] Pflegeberufegesetz § 5

[188] Kriesten U (2023): Praxisanleitung – gesetzeskonform, methodenstark & innovativ. So setzen Sie das Pflegeberufegesetz praktisch um. Schlütersche Fachmedien GmbH, Hannover, S. 230.

[189] Ausbildungs- und Prüfungsverordnung für Pflegeberufe, Anlage 4 zu § 28 Absatz 3 Satz 1. https://www.gesetze-im-internet.de/pflaprv/anlage_4.html

Bereiche IV und V weiten den Blick und reflektieren das pflegerische Handeln aus einer übergeordneten Ebene. Besonders häufig betrifft es den Umgang mit Medikamenten in der Gerontopsychiatrie, wenn es kaum zu differenzieren ist, ob ein neu auftretendes Phänomen Folge der fortschreitenden Alterung und Erkrankung oder Folge der unerwünschten Wirkung von Medikamenten ist. Auch bezieht sich die Reflexion auf den Einsatz von Bedarfsmedikation in Abwägung zu nichtmedikamentösen Maßnahmen, die sich teilweise aus der Ressourcen-Orientierung ableiten. Themen wie Medikamentenverweigerung, Zwangsmedikation und Medikamenten- bzw. Alkoholabhängigkeit werden in der Literatur behandelt. Als Diskussionsgrundlagen werden zwei Titel für die Aus- und Fortbildung empfohlen.[190];[191] Auch sei auf eine Handlungsempfehlung des Aktionsbündnisses Patientensicherheit hingewiesen.[192]

Info

Kompetenzen für die staatliche Prüfung zur Altenpflegerin oder zum Altenpfleger

Wörtlich zitiert sind die Überschriften der fünf Kompetenzbereiche im Gesetzestext

I. Pflegebedarfe von alten Menschen erkennen sowie Pflege- und Betreuungsprozesse und Pflegediagnostik in akuten und dauerhaften Pflegesituationen verantwortlich planen, organisieren, gestalten, durchführen, steuern und bewerten.
II. Kommunikation und Beratung personen- und situationsbezogen gestalten.
III. Intra- und interprofessionelles Handeln in unterschiedlichen systemischen Kontexten verantwortlich gestalten und mitgestalten.
IV. Das eigene Handeln auf der Grundlage von Gesetzen, Verordnungen und ethischen Leitlinien reflektieren und begründen.
V. Das eigene Handeln auf der Grundlage von wissenschaftlichen Erkenntnissen und berufsethischen Werthaltungen und Einstellungen überdenken und begründen.

Der Deutsche Qualifikationsrahmen (DQR) für lebenslanges Lernen richtet sich an alle Berufe, ist also nicht nur für die Pflege erarbeitet. Die zuständige Arbeitsgruppe definiert in einer Matrix **Niveaustufen** für die verschiedenen Kompetenzen. Der Kom-

[190] Vgl. Pflegen: Demenz. Zeitschrift für professionelle Pflege von Personen mit Demenz. (2017): Medikamente. Heft 43. Friedrich Verlag, Hannover.
[191] Höwler 2020, S. 218–252, Abhängigkeitserkrankungen, und S. 378–398 Psychopharmakatherapie.
[192] Aktionsbündnis Patientensicherheit APS e.V. (Hrsg.) (2023): Zum Umgang mit aufforderndem Verhalten von Pflegebedürftigen mit dem Ziel eines adäquateren Psychopharmaka-Einsatzes. Berlin. https://www.aps-ev.de/wp-content/uploads/2023/05/2023_APS_HE_Psychopharmaka.pdf

petenzbegriff, der hier verwendet wird, wird als Handlungskompetenz definiert: *»Der Kompetenzbegriff, der im Zentrum des DQR steht, bezeichnet die Fähigkeit und Bereitschaft des Einzelnen, Kenntnisse und Fertigkeiten sowie persönliche, soziale und methodische Fähigkeiten zu nutzen und sich durchdacht sowie individuell und sozial verantwortlich zu verhalten. Kompetenz wird in diesem Sinne als umfassende Handlungskompetenz verstanden.«*[193]
Mithilfe der DQR-Matrix lassen sich Niveaustufen verschiedener Anleitsituationen beschreiben und im spiralcurricularen Aufbau der Ausbildung vom Linearen zum Komplexen einordnen. Damit steht für die Praxisanleitenden ein Instrument zur Verfügung, den Schwierigkeitsgrad der Anleitsituation zu reflektieren. Kompetenz-Niveau 1 beinhaltet einfache Anforderungen in überschaubarem Rahmen. Die Steigerung geht bis zu Niveau 8, das sich im akademischen Bereich befindet und für die Ausbildung von Pflegefachkräften nicht relevant ist.

Kompetenz-Niveau 4 beschreibt »Kompetenzen zur selbständigen Planung und Bearbeitung fachlicher Aufgabenstellungen in einem umfassenden, sich verändernden Lernbereich oder beruflichem Tätigkeitsfeld«.[194] Damit erschließt sich, dass sich die Qualitätsniveaus der Personalbemessung auf die Kompetenzen des Deutschen Qualitätsprüfungsrahmen beziehen. Nach erfolgreicher bestandener Prüfung, in der die Kompetenz-Niveaus in Theorie und Praxis gezeigt wurden, ist das entsprechende **Qualifikations-Niveau** (QN) erreicht, bei der Pflegefachkraft QN 4.[195]

Umsetzung des Ausbildungskonzepts

Die Umsetzung des Ausbildungskonzepts erfolgt in den Einrichtungen über das trägerinterne Qualitätsmanagement in Kooperation mit den Ausbildungsinstituten. Es können Prinzipien der Praxisanleitung und verschiedenen Aufgabentypen in der Praxisanleitung definiert werden. Kriesten (2023) beschreibt folgende Aufgaben:

- Beobachtungsaufgaben
- Anwendungsaufgaben
- Vertiefungsaufgaben
- Reflexionsaufgaben
- Transferaufgaben

Diese Einteilung geht auf den Bezug von Theorie und Praxis, Schule und Einsatzort, ein.[196]

---

[193] Bundesministerium für Bildung und Forschung (BMBF), Kultusministerkonferenz (KMK) und Arbeitskreis Deutscher Qualifikationsrahmen (AK DQR) (2011): Der Deutsche Qualitätsrahmen für lebenslanges Lernen. https://www.dqr.de/content/2453.php, Definition S. 4.
[194] DQR S. 6.
[195] Hindrichs et al. 2023, S. 28.
[196] Kriesten U (2022): Die praktische Pflegeausbildung. So setzen Sie Ausbildungskonzepte um. Schlütersche Fachmedien GmbH, Hannover, S. 256–257.

7.2 Beispiele für Anleitsituationen mit Medikamenten

Medikamentengabe in der stationären Pflege zählt nach der Personalbemessung PeBeM zu einer einfachen Aufgabe, die anhand von feststehenden Handlungsabläufen selbständig von Pflegehelferinnen und Pflegeassistenten (QN 3) unter Anleitung und Überwachung von Pflegefachpersonen (QN 4) durchgeführt werden können.[197] Für die Praxisanleitung bedeutet es, pflegefachliche Risiken bei der Medikamentengabe zu vermitteln. Die angehenden Pflegefachkräfte sollten unterscheiden können, wann Qualitätsniveau drei endet und Qualitätsniveau vier beginnt. Eine Reflexionsaufgabe ergründet die Frage: »Was bedeutet Anleitung und Überwachung?« Es gilt, Erfahrungen am Lernort zu sammeln, wann die Kompetenz der examinierten Pflegekräfte (QN 3) endet. Praxisanleitende sollten die Auszubildenden in ihre Verantwortung als Pflegefachkraft (QN 4) einführen.

Beispiele für Anleitsituationen sind zunächst das Kennenlernen der Qualitätsstandards Behandlungspflege als Informationsaufgabe, dann die Gabe von Augentropfen oder die Durchführung einer Inhalation als Imitationsaufgaben. Auch die Anwendung eines Mundsprays, zum Beispiel Nitrolingual® oder Sativex®, sollte kennengelernt werden. Der Handlungsablauf könnte als Anwendungs- und Strukturierungsaufgabe angeleitet werden. Die Handhabung von wirkstoffhaltigen Pflastern ist aus pharmazeutischer Sicht besonders verantwortungsvoll. Bei der Gabe von Tropfen ist es wichtig, sich über die Dosis zu informieren, um einen Plausibilitäts-Check durchführen zu können. Dann ist es eine Anwendungs- und Informationsaufgabe. Der Praxisanleiterin darüber zu berichten, ist eine Verbalisierungsaufgabe.

Medikationsmanagement umfasst das prozesshafte Geschehen von Aufbewahrung/Lagerung, Stellen und Richten, Bestellen, Entsorgen und Dokumentieren.

Medikamenten-Monitoring ist eine anspruchsvolle Anleitsituation, die dem Kompetenz-Niveau 4 entspricht. Erforderliche Fachkompetenz der Auszubildenden beinhaltet Wissen über Medikamente und Polypharmazie und Kenntnisse über pflegefachliche Risiken im Umgang mit Medikamenten. Mit dem Beobachtungsbogen wird eine Antwort auf die Frage gesucht wird, ob ein neu auftretendes Phänomen in der Pflege im Zusammenhang mit der Therapie mit Medikamenten stehen kann. Es handelt sich im ersten Schritt um eine Anwendungsaufgabe, in der das in der Schule erworbene Wissen über Nebenwirkungen in die Beobachtung des pflegebedürftigen Menschen eingebracht wird. Es wird im zweiten Schritt reflektiert, welche Bedeutungen die Beobachtungen für die weitere Pflegeprozessplanung haben (Reflexionsauf-

[197] Hindrichs, S. 32 Klassifizierung der Interventionen

gabe). Im dritten Schritt geschieht der Transfer, wenn gemeinsam mit der Praxisanleitung entschieden wird, welche Maßnahmen aus den Beobachtungen folgen und wie sie umgesetzt werden. Wie Praxisanleitende schrittweise in das Medikamenten-Monitoring einführen können, wird im nachfolgenden Kapitel ausführlich beschrieben.

7.3 Medikamenten-Monitoring – eine anspruchsvolle Anleitsituation

7.3.1 Einführung in das Beobachten

Die Bereitschaft zur Beobachtung ist eine Haltung voller Aufmerksamkeit. In dem Wort »Be-obacht-ung« befindet sich der Wortstamm »Obacht«, der bedeutet: »gib Obacht!« oder »gib Acht!«, »pass auf!«. Im Alter treten, individuell voranschreitend, körperliche, geistige und seelische Veränderungen auf. Sind Körper, Geist und Seele in guter Balance, fühlen sich Menschen ausgeglichen, wohl und gesund. Es ist nicht immer leicht zu ermessen, welche Veränderungen im Gesunden stattfinden und wann eine, möglicherweise behandlungsbedürftige, Erkrankung vorliegt.

Für die Auszubildenden beginnt die Beobachtung mit dem ersten Moment in der praktischen Ausbildung. Alles ist neu, die Umgebung, die Kolleginnen, die Pflegekunden. Das erlernte, theoretische Wissen soll nun mit dem Erfahrungswissen verbunden und in der Praxis angewendet werden. Die Praxisanleitenden reflektieren ihren eigenen Umgang mit Medikamenten. Sie erklären und zeigen zunächst die ersten Handgriffe. Die Auszubildenden beobachten die Arbeitsabläufe und wachsen nach und nach in den korrekten Umgang mit Medikamenten hinein. Sie werden in die Pflegeprozessplanung eingeführt. Sie erfahren Diagnosen und Hintergründe, warum Pflegekunden Pflege und Unterstützung benötigen. Sie sehen, wie Medikamente geliefert werden und von den Pflegefachkräften einsortiert und dokumentiert werden. Sie beobachten, wie die Medikamente aus Wochen-Dispensern oder Blistern entnommen werden und zur Medikamentengabe vorbereitet werden. Sie erleben, mit welchen Lösungsmitteln Injektionen oder Antibiotikasäfte aufgefüllt und in Lösung gebracht werden. Auch sehen sie die Darreichungsformen, die nicht fest sind und nicht über den Mund gegeben werden, wie Salben, Injektionen oder wirkstoffhaltige Pflaster. Schon vor der Gabe werden viele Handlungsschritte geklärt. Viele mögliche Fehler im Umgang lassen sich vermeiden, bevor das Medikament den Pflegekunden erreicht.

Bei der Medikamentengabe sind die »6-R« ein wichtiger Grundpfeiler in der Ausbildung: das richtige Medikament wird zur richtigen Zeit in der richtigen Dosis dem richtigen Pflegekunden in der richtigen Verabreichungsart gegeben und richtig dokumentiert.

Die Auszubildenden lernen, einen Menschen zu beobachten, einen Pflegekunden, Patienten oder Bewohner. Beobachtung ist die Beschreibung einer Situation ohne Interpretation. Medikamenten-Monitoring ist eine Verlaufskontrolle, erfasst Wirkungen und mögliche unerwünschte Wirkungen von Arzneimitteln und schließt objektive Parameter wie Puls, Blutdruck, Blutzucker und Körpertemperatur, mit ein. Manche Werte wie Blutgerinnung, Elektrolyte oder Plasmaspiegel von bestimmten Medikamenten, werden von Ärzten erhoben. Es werden die Zusammenhänge von den ermittelten Werten und den Diagnosen, Medikamenten sowie dem Befinden der Pflegekunden hergestellt. Die Auswirkungen auf die Pflegeplanung werden erarbeitet, dokumentiert und umgesetzt.

Beobachtung in der Pflege geschieht darüber hinaus über die subjektive Wahrnehmung: das Sehen, Hören und Riechen. Die Kernfrage lautet: »Was weicht ab vom Normalen?« Wie sieht die zu pflegende Person aus? Wie ist die Hautfarbe, die Mimik, die Augen? Wie ist die Körperhaltung, das Gangbild? Trägt die Person eine Brille bzw. Hörgerät? Welche Rückschlüsse lassen sich aus den Gerüchen ziehen? Wie klingt die Atmung, die Stimme? Es geht um die Einschätzung: Ist alles in Ordnung? Oder stimmt etwas nicht? Nehmen wir ein neu auftretendes Problem wahr? Und gibt es einen möglichen Zusammenhang zwischen den Beobachtungen und der Therapie mit Medikamenten?

Nun lernen die Auszubildenden den Menschen kennen, um den es geht. Wen, wie, was und warum beobachtet die Pflegefachkraft? Ziele des Medikamenten-Monitorings sind, den Gesundheitszustand des Pflegekunden zu verbessern, seine Lebensqualität zu erhöhen und die Sicherheit in der Therapie mit Medikamenten zu erhöhen. Dazu ist es notwendig, pharmazeutische und pflegefachliche Risiken zu kennen, zu beobachten und im interdisziplinären Team zu kommunizieren.

Eigene Erfahrungen mit Ibuprofen

Praxisanleitende und Auszubildende beobachten sich nun selbst in ihrer Umwelt, denn was sie bei sich selbst gespürt haben, können sie leichter bei anderen wahrnehmen. Sollten sie einmal beispielsweise eine Ibuprofen-Tablette zur Behandlung leichter Kopf- oder Zahnschmerzen im Rahmen der Selbstmedikation einnehmen, überprüfen sie zunächst, ob sie die Tablette überhaupt einnehmen dürfen oder ob mögliche Unverträglichkeiten bekannt sind. Ibuprofen zählt zu den Cox-Inhibitoren und wirkt bei durch außen infolge von Gewebeschädigungen entstandenen, sogenannten Nozizeptor-Schmerzen, entzündungshemmend, schmerzlindernd und fiebersenkend. In Abbildung 28 werden die wesentlichen Kontraindikationen den betroffenen Körpersystemen im mediSchema® zugeordnet. Die Funktionen von Magen, Darm, Herz und Niere sind ebenso wie die der Bronchien besonders zu beachten. Bei Kinderwunsch oder einer bestehenden Schwangerschaft muss vor der Einnahme eine Beratung durch Apotheker oder eine ärztliche Rücksprache unbedingt erfolgen. Eine

freiverkäufliche Ibuprofen-Tablette ist keineswegs harmlos: Der Umgang mit Medikamenten ist ein Hochrisikoprozess!
Die Einnahme ist mit einer subjektiven Erwartung oder einem objektiven Therapieziel verbunden, sei es Schmerzfreiheit oder Schmerzlinderung oder die Senkung der Körpertemperatur.

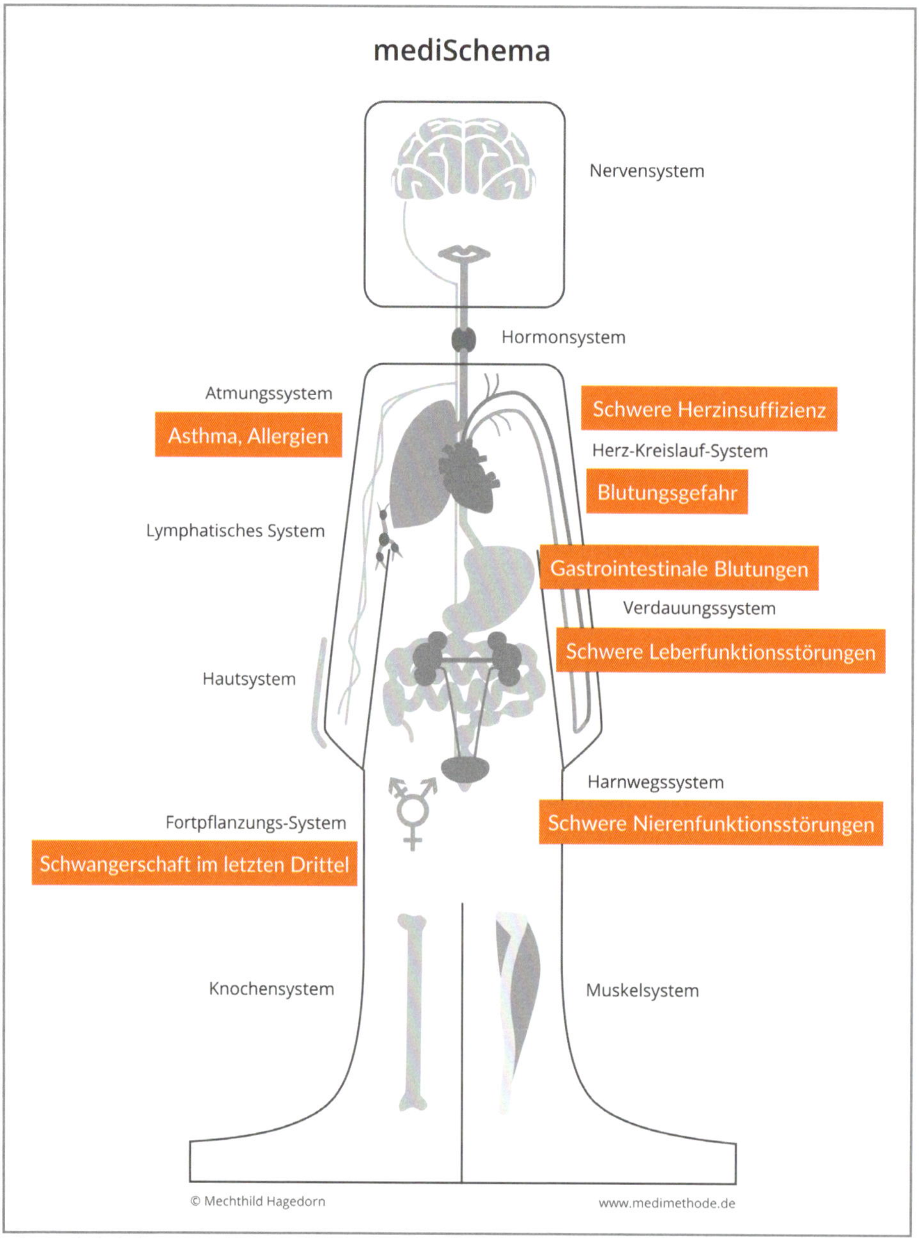

Abb. 28: Kontraindikationen von Ibuprofen (vgl. www.fachinfo.de Aktren®).

Übertragung auf eine Pflegesituation

An dieser Stelle werden das Wissen und die persönliche Erfahrung auf die Pflegesituation übertragen: Liegen Kontraindikationen vor? Welche Wirkungen werden erwartet? Wie können die Wirkungen beobachtet werden? Je nach Darreichungsform und individuellen Gegebenheiten ist das Eintreten der Wirkung von Ibuprofen Tabletten nach etwa 30 bis 60 Minuten zu erwarten. Objektive Messkriterien sind an erster Stelle die Körpertemperatur, aber mithilfe von Schmerzskalen auch die Veränderung der Schmerzsituation. Subjektiv ist das Gefühl der Besserung, der Verschlechterung oder der Eindruck, nichts habe sich infolge des angewendeten Medikaments verändert. Wichtig ist die Erwartungshaltung und Klarheit über erreichbare Ziele. Das Ziel einer Schmerztherapie ist häufig nicht die Schmerzfreiheit, wohl aber die Wiedererlangung oder Erhaltung der Mobilität. Je nach Alter, Dosierung, Einnahmedauer und individuellen Körperfunktionen können unerwünschte Wirkungen nach der Gabe von Ibuprofen auftreten.

Wegen des hohen Risikos für gastrointestinale Blutungen gehört Ibuprofen zu den potentiell inadäquaten Medikamenten im Alter, auf deren Verordnung einer Dosis größer als 1200 mg am Tag für länger als sieben Tage möglichst verzichtet werden sollte.[198]

Wenn 100 Personen in einem Raum sind, haben mindestens eine oder mehr die Wahrscheinlichkeit, nach der Einnahme von Ibuprofen Nebenwirkungen im Verdauungssystem zu erleiden. Falls Bauchschmerzen, Übelkeit, Erbrechen, Sodbrennen, Verstopfung, Blähungen bzw. Durchfall auftreten, wirkt es sich voraussichtlich negativ auf den Appetit aus. Das findet Beachtung im Ernährungsmanagement. Gewichtskontrollen und Flüssigkeitsbilanzierung sollten regelmäßig durchgeführt werden. Gegebenenfalls wird der Speiseplan angepasst, in dem mehrere kleine Mahlzeiten über den Tag verteilt angeboten werden. Die Nahrungsmittel sollten schonend zubereitet werden. Empfohlen ist fettarme, zuckerreduzierte, nicht zu saure Kost, die die Magensäureproduktion nicht zusätzlich anregt.

Sind in einem Raum 1000 Menschen versammelt, erleidet mindestens eine oder mehr Personen folgende Nebenwirkungen, die ebenfalls Berücksichtigung in der Pflegeplanung finden: Magenschleimhautentzündung sowie Geschwüre im Magen-Darm-Trakt müssen beim Ernährungsmanagement beachtet werden. Zentralnervöse Störungen wie Schwindel, Sehstörungen, Schlaflosigkeit und Müdigkeit sind bedeutsam für die Sturzprophylaxe. Auch können die ursächlich zu behandelnden Schmerzen zu Gangunsicherheit führen.

---

[198] Priscus Liste 2.0, S. 23

Sehr selten auftretende psychotische Reaktionen oder Depressionen sind leicht zu verwechseln mit dem Auftreten eines Delirs oder mit Verhaltensauffälligkeiten im Zusammenhang mit Demenz. Sehr selten und lebensbedrohlich können Nebenwirkungen am Herz-Kreislaufsystem sowie dem Harnwegssystem sein: Ausbildung von Ödemen, akute Niereninsuffizienz, arterielle Hypertonie, schwere Herzinsuffizienz bzw. Herzinfarkt. Diese extremen Situationen müssen ärztlich oder notärztlich versorgt werden, ebenso wie Schock oder Blutbildveränderungen.

7.3.2 Mensch und Medikament

Im jetzt folgenden Schritt werden die Ebenen des Menschen und der Medikamente zusammengeführt. Wann immer Pflegefachkräfte zum Beispiel Schwindel, Verwirrtheit, Mundtrockenheit oder Unterzuckerung beobachten, sollten sie sich die Frage stellen: Kann die Ursache dieses neu auftretenden Phänomens im Zusammenhang mit der Therapie mit Medikamenten stehen?

Sehr risikoreiche, unerwünschte Arzneimittelereignisse, wie Wechselwirkungen oder unerwünschte Arzneimittelwirkungen, die häufig zu Krankenhauseinweisungen führen, sind beispielsweise:

- Arzneimittel-Allergie
- Blutungen
- Inkontinenz
- Keine adäquate Schmerztherapie
- Mundtrockenheit
- Schwindel
- Sturzgefahr
- Übelkeit
- Unterzuckerung
- Verstopfung
- Verwirrtheit

In ▶ Kap. 4.7.1 werden PÜdA-Skala und Beobachtungsbogen abgebildet und der Einsatz, wie er auch in der Praxisanleitung durchgeführt werden kann, beschrieben. Die Ergebnisse der Beobachtung werden zunächst reflektiert und dann dokumentiert. Je nach Situation leiten sich daraus neue Handlungsschritte für die Maßnahmenplanung ab.

8 Kommunikation und Transfer in den ambulanten und stationären Einrichtungen

Zur erfolgreichen Implementierung der in diesem Buch vorgestellten Ansätze und Methoden ist gelingende Kommunikation eine ganz wesentliche Voraussetzung. Im Umkehrschluss kann nicht stattfindende oder missverständliche Kommunikation zu Fehlern im Umgang mit Medikamenten führen. Lösungen für arzneimittelbezogene Probleme werden nicht umgesetzt, wenn Ärzte, Apotheker und Pflegefachkräfte nicht rechtzeitig miteinander sprechen.

8.1 Kommunikation und Schnittstellenmanagement

8.1.1 Respektvolle Kommunikation

Pflegepersonen kommunizieren mit den älteren Menschen, sind miteinander in Teams im Dialog und sprechen mit Angehörigen, Ärzten und Apothekern.

- Respektvolle Kommunikation gelingt
- Mit positiver Sprache
- Mit klarer Intention, Ansprache und in gut gewähltem Rahmen
- Wenn Sprachkenntnisse für Deutsch als Zweitsprache im Beruf umgesetzt werden können

Die Offenheit für interkulturellen Austausch ist dabei ebenso wichtig wie die Anerkennung der Bedürfnisse aller Beteiligten. Ich-Botschaften führen zu Klarheit. Wortwahl, Satzbau und Stimmführung haben eine erhebliche Wirkung auf den Inhalt.[199]

---

[199] Von Scheurl-Defersdorf, M (2017): Wir sind füreinander da – Bewusste Sprache in der Pflege. Lingva Eterna Verlag, Erlangen.

Günstige Rahmenbedingungen für Gespräche mit Ärzten sind fest vereinbarte Telefonzeiten, das Gespräch während der Visite oder die Einladung eines Arztes zu einer Fallbesprechung oder einem Seminar. Anlässlich des Welttags für Patientensicherheit können alle Beteiligten des interdisziplinären Teams einen jährlichen, informellen Abend organisieren, der Zeit sowohl für das persönliche Gespräch als auch für den fachlichen Austausch bietet.

Apotheker bieten, wie in ▶ Kap. 2.4.2 dargestellt, pharmazeutische Dienstleistungen (pDL) unter anderem in den Bereichen Bluthochdruck, Inhalative Therapie und Polymedikation an. Sprechen Sie Ihre Apotheken vor Ort an, ob sie die erweiterte Medikationsberatung für Ihre Pflegekunden oder Bewohner mit Polypharmazie anbieten.[200] Die pDL Polypharmazie ist die optimale Ergänzung zu Ihrer Entscheidung, dem sicheren Umgang mit Medikamenten neue Aufmerksamkeit zu widmen.

Hospitationen am Arbeitsplatz der anderen Berufsgruppen bieten Einblicke in die täglichen Arbeitsabläufe, fördern das Verständnis füreinander und verbessern die Zusammenarbeit.

8.1.2 Schnittstellen-Management

Das Schnittstellen-Management betrifft folgende Übergänge:

- Von der Häuslichkeit mit niedergelassenen Ärzten in die ambulante Versorgung mit ambulanter Pflege und Tagespflege, zusätzlich, wenn zutreffend, mit der spezialisierten ambulanten Palliativ-Versorgung
- Von der Häuslichkeit mit niedergelassenen Ärzten, eventuell mit ambulanter Pflege, zum Einzug ins Seniorenheim
- Den Umgang mit dem Medikationsplan (▶ Kap. 2.4.2) an der Schnittstelle Arztpraxen, Apotheke, ambulante Pflege oder Seniorenheim
- Weitere Schnittstellen im Medikationsprozess, Gespräche im interdisziplinären Team
- Einweisung und Entlassung aus dem Krankenhaus

Der Umgang mit Schnittstellen erfordert Überlegungen, Entscheidungen und Veränderungen im Maßnahmenplan und im Berichteblatt. Schnittstellen sind eine besondere Herausforderung für die wachsende Sicherheitskultur.

---

[200] ABDA: Pharmazeutische Dienstleistungen - pDL Campus https://www.abda.de/pharmazeutische-dienstleistungen/polymedikation/#c5589

8.2 Wissen, Können, Wollen und Transfer

In kurzen Sätzen werden nachfolgend Inhalte dieses Buchs zusammengefasst. Wissen, Können und Wollen haben sich an einigen Stellen für Sie verändert. Im Transfer geht es vom Ich zum Wir, zu der gemeinsamen Entscheidung, den Umgang mit Medikamenten sicher zu gestalten – von der Aufbewahrung über die Beobachtung bis zur Praxisanleitung.[201]

Wissen – die Theorie

- Ich weiß um die fließenden Übergänge vom gesunden Alterungsprozess zur Krankheit.
- Ich kenne mögliche Folgen anhaltender Sommerhitze für den Körper des älter werdenden Menschen.
- Ich kenne die Bedeutung der Wirkstoffnamen und ATC-Codes.
- Ich weiß nun Grundzüge des Wegs, den ein Medikament durch den Körper nimmt.
- Ich kenne die gesetzlichen Grundlagen aus der Arzneimittelgesetzgebung und der Sozialgesetzgebung.
- Ich kenne meine Rolle im Medikationsprozess.
- Ich kenne die Rolle der Medikation in der Pflegeprozessplanung.
- Ich kenne Informationen über geriatrische Medikamente zu Aufbewahrung, pharmazeutischen Risiken durch Polypharmazie, Einnahmezeiten und Einnahmehinweisen.
- Ich weiß, warum »Medikation in der Pflegeprozessplanung« eine Vorbehaltsaufgabe ist.

Können – die Praxis

- Ich kann mit dem mediSchema® Zusammenhänge von Körpersystemen, Diagnosen und Medikamenten begreifbar machen.
- Ich gestalte meine Rolle im Medikationsprozess.
- Ich spreche bewusst mit Ärzten und Apothekern und spreche sie an.
- Ich kann die »Sieben Schritte des sicheren Umgangs mit Medikamenten« in den Ablauf meiner Pflegehandlungen einbeziehen.
- Ich kann am Beispiel eines Bewohners mit Polypharmazie die »Sieben Schritte« in einer Fallbesprechung anwenden.
- In der Praxisanleitung kann ich Anleitungsprozesse mit Medikamenten im Pflegealltag gestalten.

---

201 Modifiziert nach: Geisbauer W (2023): Reteaming und Neue Autorität – Lösungsorientiert in eine neue Arbeitswelt. Carls-Auer Verlag, Heidelberg.

Wollen – die Haltung

- Ich bin offen für meine Ressourcen und für diejenigen des pflegebedürftigen Menschen.
- Ich möchte Antworten auf Fragen zu Medikamenten finden.
- Mir sind die Sicherheitslücken im Medikationsprozess bewusst.
- Ich nehme meine Verantwortung im Medikationsprozess bewusst wahr.
- Ich entscheide mich, auf den sicheren Umgang mit Medikamenten zu achten.

Transfer – die Umsetzung

- Wir verwandeln arzneimittelbezogene Probleme in Ziele.
- Wir sehen den Nutzen für uns im Team und unsere Bewohner*innen und Pflegekunden.
- Wir sagen Ja, wir machen mit!
- Wir entwickeln Lösungsideen.
- Wir sprechen Unterstützer an.
- Wir vereinbaren realistische Etappenziele.
- Wir finden einen gemeinsamen Umgang mit Rückschlägen und Herausforderungen.
- Wir feiern Fortschritt und Erfolge.
- Wir werten aus und passen unser Vorgehen an die aktuelle Situation an.

Transfer ist nur wirksam, wenn alle mitmachen. Träger und Einrichtungsleitung sollten informiert werden. Die Pflegedienstleitung steuert den Prozess und bezieht Qualitätsbeauftragte und Medikationsbeauftrage Pflegefachkräfte mit ein, bis es zur Umsetzung in den verschiedenen Ebenen kommt: im Medikationsmanagement, im Team und in der Pflegehandlung zwischen Pflegefachpersonen und pflegebedürftigem Menschen.[202] Es ist empfehlenswert, realistische Etappenziele zu setzen und immer wieder den Raum zu öffnen für das Gespräch über Grenzen und Möglichkeiten dieser sozialen Innovation. Dann formt und festigt sich das klare Ja zum sicheren Umgang mit Medikamenten und damit zur Patientensicherheit.

---

[202] Modifiziert nach: Weinbauer-Heidel I (2016): Was Trainings wirklich wirksam macht – 12 Stellhebel der Transferwirksamkeit. Tredition GmbH, Hamburg.

Literatur

Aktionsbündnis Patientensicherheit APS e.V. (Hrsg.) (2023): Zum Umgang mit aufforderndem Verhalten von Pflegebedürftigen mit dem Ziel eines adäquateren Psychopharmaka-Einsatzes. Berlin. https://www.aps-ev.de/wp-content/uploads/2023/05/2023_APS_HE_Psychopharmaka.pdf Letzter Zugriff m 19.07.2024

ABDA: Pharmazeutische Dienstleistungen - pDL Campus. https://www.abda.de/pharmazeutische-dienstleistungen/polymedikation/#c5589 Letzter Zugriff am 19.07.2024

Ammon H, Schubert-Zsilavecz M (2014): Hunnius - Pharmazeutisches Wörterbuch. 11. Auflage De Gruyter Berlin/Boston.

Antonovsky A (1997): Salutogenese – Zur Entmystifizierung der Gesundheit. Deutsche Gesellschaft für Verhaltenstherapie. dgvt Verlag, Tübingen.

Artmann M et al. (2017): The role of urban green spaces in care facilities for elderly people across European cities. In: Urban Forestry and Urban Greening. Volume 27, October 2017, Pages 203-2013.

Arznei-Telegramm (2024): Im Blickpunkt. Beschwerden mit unklarer Ursache – Kann ein Medikament Auslöser sein? 55. Jahrgang, 15. März 2024. Heft 3, S. 1 und 2.

BAK: Leitlinie der Bundesapothekerkammer zur Qualitätssicherung – Medikationsanalyse. Stand der Revision: 09.05.2023. https://www.abda.de/fuer-apotheker/qualitaetssicherung/leitlinien/leitlinien-und-arbeitshilfen/ Letzter Zugriff am 18.07.2024

Bartl R (2019): Medikamenten-induzierte Osteoporose. In: Pharmakon, 7. Jahrgang, Heft 4, S. 264–271.

Baum S, Hempel, G (2011): Geriatrische Pharmazie. Govi Verlag Pharmazeutischer Verlag GmbH, Eschborn.

Beikirch E, Schulz A, Fährmann E et al. (2017): Informations- und Schulungsunterlagen zur Einführung des Strukturmodells in der ambulanten, stationären und teilstationären Langzeitpflege. Version 2.0, Oktober 2017. https://www.ein-step.de/fileadmin/content/Schulungsunterlagen_2.0/Informations-_und_Schulungsunterlagen_V2.0_Oktober_2017_final.pdf Letzter Zugriff am 16.07.2024

Borsch J, Vetter V, Pompe S (2015): Arzneimittel nano. Wissenschaftliche Verlagsgesellschaft, Stuttgart.

Bröckerhoff P et al. (2020): Gesundheitskonzept im Wandel: Primat der Lebensqualität in alternden Gesellschaften. In: Deutsches Ärzteblatt Jahrgang 50; A-2464-8.

Bundesapothekerkammer (o.J.): Arbeitshilfe zur Qualitätssicherung. Information und Beratung des Patienten bei Abgabe von Arzneimitteln. https://www.abda.de/fuer-apotheker/qualitaetssicherung/leitlinien/leitlinien-und-arbeitshilfen Letzter Zugriff am 16.07.2024

Bundesinstitut für Arzneimittel und Medizinprodukte (BfArM) (Hrsg.): Anatomisch-therapeutisch-chemische Klassifikation mit Tagesdosen – Amtliche Fassung des ATC-Index mit DDD-Angaben für Deutschland im Jahre 2024. https://

www.bfarm.de Unterseiten Kodiersysteme, Klassifikationen, ATC. Letzter Zugriff am 16.07.2024: Das Verzeichnis wird kontinuierlich überarbeitet. Ein Zugriff auf die Listen der Vorjahre ist nicht mehr möglich.

Bundesministerium der Justiz: Ausbildungs- und Prüfungsverordnung für Pflegeberufe, Anlage 4 zu § 28 Absatz 3 Satz 1. https://www.gesetze-im-internet.de/pflaprv/anlage_4.html

Bundesministerium der Justiz: Gesetz über den Verkehr mit Arzneimitteln (Arzneimittelgesetz – AMG). https://www.gesetze-im-internet.de/amg_1976/___2.html Letzter Zugriff am 18.07.2024

Bundesministerium der Justiz: Gesetz über den Verkehr mit Betäubungsmitteln (Betäubungsmittelgesetz – BtMG). https://www.gesetze-im-internet.de/btmg_1981/BJNR106810981.html Letzter Zugriff am 18.07.2024

Bundesministerium der Justiz: Gesetz über die Pflegeberufe (Pflegeberufegesetz – PflBG). https://www.gesetze-im-internet.de. Letzter Zugriff am 19.07.2024

Bundesministerium der Justiz: Grundgesetz für die Bundesrepublik Deutschland. Artikel 1 und 2. https://www.gesetze-im-internet.de/gg/ Letzter Zugriff am 17.07.2024

Bundesministerium der Justiz: Sozialgesetzbuch (SGB) Fünftes Buch (V) – Gesetzliche Krankenversicherungen. https://www.gesetze-im-internet.de/sgb_5/ Letzter Zugriff am 17.07.2024

Bundesministerium der Justiz: Sozialgesetzbuch (SGB) – Elftes Buch (XI) – Soziale Pflegeversicherung. https://www.gesetze-im-internet.de/sgb_11/ Letzter Zugriff am 18.07.2024

Bundesministerium der Justiz: Verordnung über das Verschreiben, die Abgabe und den Nachweis des Verbleibs von Betäubungsmitteln (Betäubungsmittel-Verschreibungsverordnung – BtMVV). https://www.gesetze-im-Internet.de/btmvv_1998/BJNR008000998.html Letzter Zugriff am 18.07.2024

Bundesministerium für Bildung und Forschung (BMBF), Kultusministerkonferenz (KMK) und Arbeitskreis Deutscher Qualifikationsrahmen (AK DQR) (2011): Der Deutsche Qualitätsrahmen für lebenslanges Lernen. https://www.dqr.de/content/2453.php Letzter Zugriff am 19.07.2024

Bundesministerium für Bildung und Forschung (2023): Medikamente im Alter – Welche Wirkstoffe sind ungeeignet? https://www.gesundheitsforschung-bmbf.de/de/medikamente-im-alter-welche-wirkstoffe-sind-ungeeignet-neue-bmbf-broschure-2833.php Letzter Zugriff am 16.07.2024

Bundesministerium für Gesundheit (2010). Aktionsplan 2010-2012 zur Verbesserung der Arzneimitteltherapiesicherheit (AMTS) in Deutschland.

Bundesministerium für Gesundheit (2021): Aktionsplan 2021-2024 des Bundesministeriums für Gesundheit zur Verbesserung der Arzneimitteltherapiesicherheit in Deutschland. https://www.bundesgesundheitsministerium.de/fileadmin/Dateien/5_Publikationen/Gesundheit/Berichte/Aktionsplan_2021-2024_BMG_AMTS.pdf Letzter Zugriff am 16.07.2024

Burgwedel A (2020): Umgang mit Arzneimitteln professionell gestalten. PPM Pro PflegeManagement Verlag, Bonn.

Cajetan M, Danz-Volmer J, Steffens S (2019): Lehrbuch Behandlungspflege für Pflegehelfer. 2. Auflage. Elsevier, München.

Czock D, Lepenies L, Seidling H. (2023): Anticholinerge Nebenwirkungen – Am besten vermeiden, möglichst lindern. In: Pharmazeutische Zeitung, 168. Jahrgang, Heft 31, S. 24-33.

Der Arzneimittelbrief (2010). Arzneimittelinduzierte Störungen des Geruchs- und Geschmackssinns. 2010; 44:81.

Der Arzneimittelbrief (2024): Zur Pharmakotherapie bei großer Hitze. Jahrgang 58, Heft 7, S. 49-51.

Deutsche Gesellschaft für Gerontologie und Geriatrie (DGG), Deutsche Gesellschaft für Psychiatrie und Psychotherapie, Psychosomatik und Nervenheilkunde (DGPPN), Deutsche Gesellschaft für Neurologie (DGN) (Hrsg.) (2020): Einwilligung von Menschen mit Demenz in medizinische Maßnahmen – Interdisziplinäre S2k-Leitlinie für die medizinische Praxis (AWMF-Leitlinie Registernummer 108–001). Verlag W. Kohlhammer, Stuttgart.

Deutscher Berufsverband für Pflegeberufe (2022): Leitfaden für den Umgang mit opioidhaltigen Schmerzpflastern. https://www.dbfk.de/de/shop/artikel/Leitfaden-fuer-den-Umgang-mit-opioidhaltigen-Schmerzpflastern.php Letzter Zugriff am 16.07.2024

Deutsches Netzwerk für Qualitätsentwicklung in der Pflege (Hrsg.) (2013): Expertenstandard Sturzprophylaxe in der Pflege. 1. Aktualisierung, Osnabrück.

Deutsches Netzwerk für Qualitätsentwicklung in der Pflege (Hrsg.) (2017): Expertenstandard Ernährungsmanagement zur Sicherung und Förderung der oralen Ernährung in der Pflege. 1. Aktualisierung, Osnabrück.

Deutsches Netzwerk für Qualitätsentwicklung in der Pflege (Hrsg.) (2018): Expertenstandard Beziehungsgestaltung von Menschen mit Demenz, Osnabrück, Sonderdruck.

Deutsches Netzwerk für Qualitätsentwicklung in der Pflege (Hrsg.) (2020): Expertenstandard Schmerzmanagement in der Pflege. Osnabrück.

Deutscher Qualifikationsrahmen für lebenslanges Lernen (DQR) (2013): Handbuch zum deutschen Qualifikationsrahmen. Struktur – Zuordnungen – Verfahren – Zuständigkeiten. https://www.dqr.de Letzter Zugriff am 16.07.2024

Douglass R, Heckmann G (2010): Drug-related taste disturbance. In: Canadian Family Physician 2010; 56:1142-7.

Freund H (2013): Altersmedizin und Geriatrisches Assessment. In: ÄP NeurologiePsychiatrie Heft 1, S. 24-26.

Fries R (2018): Krankheits- und Medikamentenlehre für die Altenpflege. 7. Auflage. Elsevier, München.

Gehrke I (2019): Mangelernährung im Alter – Ursachen, Arzneistoffinteraktionen und Behandlungsmöglichkeiten. In: Medizinische Monatsschrift für Pharmazeuten, 42. Jahrgang, Heft 3, S. 109-115.

Geisbauer W (2023): Reteaming und Neue Autorität – Lösungsorientiert in eine neue Arbeitswelt. Carl-Auer Verlag, Heidelberg.

Geisslinger G, Menzel S et al. (2020): Mutschler Arzneimittelwirkungen. 11. Auflage. Wissenschaftliche Verlagsgesellschaft, Stuttgart.

Gemeinsamer Bundesausschuss: Häusliche Krankenpflege-Richtlinie – Richtlinie über die Verordnung von häuslicher Krankenpflege, zuletzt in Kraft getreten am 31.10.2023 https://www.g-ba.de/downloads/62-492-3275/HKP-RL_2021-11-19_2022-07-21_iK-2023-10-31.pdf Letzter Zugriff am 18.07.2024

Godde B, Voelcker-Rehage C, Olk B (2016): Einführung Gerontopsychologie. PsychoMed compact. Ernst Reinhardt Verlag, München.

Goeke U, Stücker C (2019): Arzneimittel verabreichen. 4. Auflage. Prodos Verlag, Brake.

Haefeli W, Quinzler R, Seidling H (2013): Arzneimittel richtig anwenden. Thieme, Stuttgart.

Haefeli W, Czock D (2024): Heidelberger Hitze-Tabelle – Arzneistoffe mit potenziellen Risiken in Hitzewellen. https://www.dosing.de/Hitze/Medikamentenmanagement_bei_Hitzewellen.pdf Letzter Zugriff am 17.07.2024

Hagedorn M (2017): Von Arzneimittelsicherheit zu Patientensicherheit. In: Medizinische Monatsschrift für Pharmazeuten, 40. Jahrgang, Heft 9, S. 414-419.

Heinemann A (2021): Arzneimittel im Gesundheitsdienst und der Wohlfahrtspflege. Informationen und Handlungshilfen zum sicheren Umgang. Berufsgenossenschaft für Gesundheitsdienst und Wohlfahrtspflege, Hamburg.

Henke F (2021): Formulierungshilfen zur Pflegeplanung. 10. Auflage. Kohlhammer Verlag, Stuttgart.

Hennessy A, Katz J, Covert D, Protzko C, Robin A (2010): Videotaped Evaluation of Eyedrop Instillation in Glaucoma Patients with Visual Impairment or Moderate to Severe Visual Field Loss. In: Ophthalmology Volume 17, Issue 12, December 2010, Pages 2345–2352.

Hepler CD (editor) (1994): Introduction to Pharmaceutical Care for the Elderly. Proceedings of the Section of Community Pharmacists. World Congress of Pharmacy and Pharmaceutical Sciences, International Pharmaceutical Federation (FIP). September 8-9, 1994, Lisbon, Portugal.

Herdegen T (Hrsg.) (2020): Kurzlehrbuch Pharmakologie und Toxikologie. 4. Auflage. Thieme, Stuttgart.

Hewer W, Thomas C et al. (2016): Delir beim alten Menschen. Grundlagen – Diagnostik – Therapie – Prävention. 1. Auflage. Kohlhammer, Stuttgart.

Hindrichs S et al. (2023): Personalbemessung für die Pflegepraxis. Vincentz Network, Hannover.

Hinneburg I (2014): Elektrolytstörungen - Kaliumhaushalt im Blick. In: Pharmazeutische Zeitung 159. Jahrgang, Heft 42. https://www.pharmazeutische-zeitung.de/ausgabe-422014/kaliumhaushalt-im-blick/ Letzter Zugriff am 16.07.2024

Hölzle C, Jansen I (Hrsg.) (2011): Ressourcenorientierte Biografiearbeit. Grundlagen – Zielgruppen – Kreative Methoden. 2. Auflage. VS Verlag für Sozialwissenschaften, Springer Fachmedien Wiesbaden.

Höwler E (2020): Gerontopsychiatrische Pflege – Lehr- und Arbeitsbuch für die geriatrische Pflege. 7. Auflage, Schlütersche Verlagsgesellschaft, Hannover.

Holt S, Schmiedl S, Thürmann PA (2010): Potentially inappropriate medication in the elderly – PRISCUS list. In: Dtsch Arztebl Int, 107, 2010, S. 543–551.

Huch R. In: Polt-Heinzl E, Schmidjell C (2005): Poesie der Lebensalter. Gedichte. Philipp Reclam jun., Stuttgart.

Jaehde U, Hanke F, Demgenski M (2008): Mehr Überblick trotz Polymedikation. In: Pharmazeutische Zeitung, 153. Jahrgang, Heft 21, 2008. S. 14–24.

Jaehde U, Radziwill R, Kloft C (2017): Klinische Pharmazie – Grundlagen und Anwendung. 4. Auflage. Wissenschaftliche Verlagsgesellschaft, Stuttgart.

Kantelhardt P, Picksack G (2017): Fehlermanagement in der Apotheke – Medikationsfehler erkennen und vermeiden. Deutscher Apothekerverlag, Stuttgart.

Kiehlholz T, Rohde F, Windbergs M (2019): Applikationsort Mundhöhle: Arzneiformen jenseits der Lutschtablette. In: Pharmakon, 7. Jahrgang, Heft 5, S. 329-335.

Kiesel E, Hopf Y, Drey M (2018): An anticholinergic burden score for German prescribers: score development. In: BMC Geriatrics 18:239 https://bmcgeriatr.biomedcentral.com/articles/10.1186/s12877-018-0929-6 Letzter Zugriff am 15.07.2024.

Kiesel E, Pudritz Y (2019): Anticholinerge Belastung – Erkennen, analysieren und minimieren. In: Pharmazeutische Zeitung 6/2019, S. 34–41, https://www.pharmazeutische-zeitung.de/erkennen-analysieren-und-minimieren/

Kircher W (2016). Arzneiformen richtig anwenden – Sachgerechte Anwendung und Aufbewahrung der Arzneimittel. 4. Auflage. Deutscher Apothekerverlag, Stuttgart.

Klusmann V. & 40 Co-Autor*innen aus Wissenschaft, Verbänden und Zivilgesellschaft (2023): How to: 6 Impulse für vielfältigere Altersbilder. Online-publiziertes White-Paper, verfügbar unter: https://www.hs-furtwangen.de/fileadmin/user_upload/ze_iaf/Bilder/Projekte/altersbilder-whitepaper-web-final.pdf Letzter Zugriff am 17.07.2024

Krankenhaus-CIRS-Netz Deutschland 2.0 (2024). Fälle berichten und lernen. https://www.kh-cirs.de Letzter Zugriff am 15.07.2024.

Kriesten U (2022): Die praktische Pflegeausbildung. So setzen Sie Ausbildungskonzepte um. Schlütersche Fachmedien GmbH, Hannover.

Kriesten U (2023): Praxisanleitung – gesetzeskonform, methodenstark & innovativ. So setzen Sie das Pflegeberufegesetz praktisch um. Schlütersche Fachmedien GmbH, Hannover.

Krüger-Brand H (2015): Medikationsplan für mehr Sicherheit. In: Deutsches Ärzteblatt, 112. Jahrgang, Heft 35-36, S. B-1188-B 1191.

Kruse A (2015): Resilienz bis ins hohe Alter – Was wir von Johann Sebastian Bach lernen können. Springer Fachmedien, Wiesbaden.

Kruse A (2017): Lebensphase hohes Alter: Verletzlichkeit und Reife. Springer Verlag, Heidelberg.

Kruse A (2018): Potenziale des Alterns – Sorge um sich selbst, Sorge um Andere. In: Pharmazeutische Zeitung, Jahrgang 163, Heft 51/52, S. 28–33.

Leitliniengruppe Hessen, DEGAM (2021): Hausärztliche Leitlinie Multimedikation - Empfehlungen zum Umgang mit Multimedikation bei Erwachsenen und geriatrischen Patienten. Klassifikation: S3. AWMF-Registernummer: 053 – 043. 2. Auflage 2021. Die Leitlinie ist unter https://register.awmf.org/de/leitlinien/detail/053-043 abrufbar. Letzter Zugriff am 18.07.2024

Ludwig U, Mühlbauer B, Seifert R (Hrsg.) (2022): Arzneiverordnungs-Report 2022. Springer Verlag, Berlin.

Mann NK, Mathes T, Sönnichsen A et. al. (2023): Potentially inadequate medications in the elderly: PRISCUS 2.0 – first update of the PRISCUS list. In: Dtsch Arztebl Int Jahrgang 120 S. 3–10. Und https://www.aerzteblatt.de/int/archive/article/229126 Letzter Zugriff am 17.07.2024

Maurer F (2016): Ototoxische Arzneistoffe – Gefahr für Ohr und Gleichgewicht. In: Pharmazeutische Zeitung, Jahrgang 161, Heft 22. https://www.pharmazeutische-zeitung.de/ausgabe-222016/gefahr-fuer-ohr-und-gleichgewicht/ Letzter Zugriff am 17.07.2024

Mayer A, Stollmaier W (2014): Fachbegriffe für Altenpflegerinnen und Altenpfleger. 3. Auflage. Verlag Handwerk und Technik, Stuttgart.

Morck H, Strehl E (Hrsg.) (2014): Unerwünschte Arzneimittelwirkungen – Eine organbezogene Übersicht. Govi Verlag Pharmazeutischer Verlag GmbH, Eschborn.

Moßhammer D, Haumann H et al. (2016): Polypharmacy – an upward trend with unpredictable effects. In: Dtsch Arztebl Int 113: 627-33. DOI: 10.3238/arztebl.2016.0627

Oswald S (2019): Gecheckt – Triple Whammy. Interaktionen erkennen und vermeiden. In: DAZ 2019, Nr. 36, S. 37-40.

Palesch A (2020): Leitfaden Ambulante Pflege. 5. Auflage. Elsevier, München.

Pazan F, Weiß C, Wehling M (2021): Die FORTA-Liste: »Fit for the Aged«. https://www.umm.de/docs/klinikum/Med_4/FORTA-Liste_2021.pdf Letzter Zugriff am 17.07.2024

Perrar KM, Sirsch E, Kutschke A (2021): Gerontopsychiatrie für die Pflege. 3. Auflage, Thieme, Stuttgart.

Peseschkian N (1993): Psychosomatik und Positive Psychotherapie. Fischer Taschenbuch Verlag, Frankfurt am Main.

Petzold TD (2010): Praxisbuch Salutogenese – Warum Gesundheit ansteckend ist. Südwest Verlag, München.

Pflegen: Demenz. Zeitschrift für professionelle Pflege von Personen mit Demenz (2017): Medikamente. Heft 43. Friedrich Verlag, Hannover.

Podoglar J, Smollich M (2016): Wenn das Essen nicht mehr schmeckt – Dysgeusien und Xerostomie durch Arzneimittel. In: DAZ 2016, 156. Jahrgang, Heft 32.

Pschyrembel (2017): Klinisches Wörterbuch. 267. Auflage. De Gruyter, Berlin.

Remi C, Bausewein C (2019): Top Medikamente in der Palliativmedizin. 1. Auflage. Elsevier, München.

Renner K (2022): Banal bis lebensbedrohlich – Elektrolyte aus dem Gleichgewicht. In: Pharmazeutische Zeitung 167. Jahrgang, Heft 29, S. 24-31.

Richling I (2018): Dreifachschlag gegen die Nieren – Warum der Triple Whammy von ACE-Hemmern/Sartanen, Diuretikum und NSAR so gefürchtet ist. In: DAZ 158. Jahrgang, Heft 30, S. 44-47.

Rote Liste Service GmbH. Rote Liste 2020. Arzneimittelverzeichnis für Deutschland (einschließlich EU-Zulassungen und bestimmter Medizinprodukte). Rote Liste Service GmbH. 60. Ausgabe 2020. Herstellerinformationen, www.fachinfo.de.

Ruß A (2023): Arzneimittel pocket 2024. 29. Auflage. Börm Bruckmeier Verlag, Grünwald.

Savaskan E, Hasemann W (2017): Leitlinie Delir. Empfehlungen zur Prävention, Diagnostik und Therapie des Delirs im Alter. Hogrefe Verlag, Göttingen.

Schuster N (2016): Geruch und Geschmack – Arzneimittel als Störfaktoren. In: Pharmazeutische Zeitung, 161. Jahrgang, Heft 46. https://www.pharmazeutische-zeitung.de/ausgabe-462016/arzneimittel-als-stoerfaktoren/ Letzter Zugriff am 16.07.2024

Schuster N (2024): Dermatologie – Viele Arzneimittel greifen die Haut an. Pharmazeutische Zeitung 169. Jahrgang, Heft 12, S. 28–35.

Schwabe U, Paffrath D et al. (Hrsg.) (2017): Arzneiverordnungs-Report 2017. Springer Verlag, Berlin.

Schwabe U, Paffrath et.al. (2019): Arzneiverordnungs-Report 2019. Springer, Heidelberg.

Schüler K, Fischer U (2015): Schulungen erfolgreich gestalten. Ein Praxisbuch für die Apotheke. Govi Verlag Pharmazeutischer Verlag, Eschborn.

Seiwert L (2018): Wenn du es eilig hast, gehe langsam: Wenn du es noch eiliger hast, mach einen Umweg. 17. Auflage, campus Verlag, Frankfurt.

Smollich M, Scheel M (2015): Arzneistoffe – die TOP 100. Der Pharmako-Guide. Schattauer, Stuttgart.

Smollich M, Podlogar J (2016): Wechselwirkungen zwischen Arzneimitteln und Nahrungsmitteln. Deutscher Apotheker Verlag, Stuttgart.

Speckmann EJ, Wittkowski W (2004): Bau und Funktion des menschlichen Körpers. 20. Auflage. Urban und Fischer. Elsevier. München.

Speckner W, Strehl, E (Hrsg.) (2020): Arzneimittel in der Pflege. 9. Auflage. Govi Verlag Pharmazeutischer Verlag, Eschborn.

Strehl E (2019): Aufmerksamkeit und Sehkraft vermindernde Arzneimittel. Formulierungshilfe für Vorträge im Rahmen der regelmäßigen Unterweisung des Pflegepersonals nach Versorgungsvertrag. Govi Verlag Pharmazeutischer Verlag, Eschborn.

Strobach D (2013): Anticholinerge Arzneistoffe – Erkennen, erklären, ersetzen. In: Pharmazeutische Zeitung Jahrgang 158, Heft 41. https://www.pharmazeutische-zeitung.de/ausgabe-412013/erkennen-erklaeren-ersetzen/ Letzter Zugriff am 17.07.2024

Tegelmann S, Neugebauer F, Hackmann C (2024): Medikationssicherheit trainieren. In: Die Schwester | Der Pfleger Heft 4, S. 50-53.

Thürmann P, Jaehde U et al. (2016): Abschlussbericht AMTS-AMPEL-Projekt, 2016. https://www.bundesgesundheitsministerium.de/fileadmin/Dateien/5_Publikationen/Gesundheit/Berichte/AMPELAbschlussbericht-gesamt-15-12-16.pdf Letzter Zugriff am 17.07.2024. Die AMTS-Karte als pdf-Datei unter https://www.amts-ampel.de/fileadmin/img/downloads/AMTS-Karte_final.pdf Letzter Zugriff am 19.07.2024

Tortora GJ, Derrickson BH (2006): Anatomie und Physiologie. Wiley-VCH, Weinheim.

Ude C (2019): Fentanyl – ein Analgetikum im Pflegealltag. In: Altenpflege Akademie 2/2019.

Uptodate (2021). Drugs associated with agranulocytosis. https://uptodate.com
Letzter Zugriff am 15.07.2024

Vogt H (2017): Arzneimittel: Demenz als Folge der Therapie. In: Dtsch Arztebl 2017; 114(12):B-498-502.

Von Scheurl-Defersdorf, M (2017): Wir sind füreinander da – Bewusste Sprache in der Pflege. Lingva Eterna Verlag, Erlangen.

Wehling M, Burkhardt H (2019): Arzneitherapie für Ältere. 5. Auflage. Springer, Heidelberg

Weinbauer-Heidel I (2016): Was Trainings wirklich wirksam macht – 12 Stellhebel der Transferwirksamkeit. Tredition GmbH Hamburg.

Weitschies W, Mehnert W (2014): Arzneimittelwechselwirkungen mit der Nahrung. Einnahme vor, mit oder nach der Mahlzeit? Govi Verlag Pharmazeutischer Verlag, Eschborn.

Wellensiek S, Galuska J (2014): Resilienz: Kompetenz der Zukunft – Balance halten zwischen Leistung und Gesundheit. Beltz Verlag, Weinheim und Basel.

Wilson F, Kohm B, bearbeitet von Vasel-Biergans, A, Eitel-Hirschfeld, H (2014): Verbandmittel, Krankenpflegeartikel, Medizinprodukte. 10. Auflage. Deutscher Apotheker Verlag, Stuttgart.

Wünsche F (2017): Hyponatriämie – Natrium und Wasser im Ungleichgewicht. In: Pharmazeutische Zeitung 162. Jahrgang, Heft 49, S. 34-43.

Register

Anhang

Fehler-Analyse (Abbildung 15)

Der Umgang mit Medikamenten ist ein Hochrisikoprozess!
Wir betrachten unsichere Handlungen, die zu Fehlern führen können, neutral.

Was ist passiert?

____

Bitte kreuzen Sie an. Um welche Art des Fehlers handelt es sich?

☐ Planungsfehler
☐ Ausführungsfehler
☐ Gedächtnisfehler
☐ Aufmerksamkeitsfehler
☐ Ein Verstoß ist das bewusste Übertreten einer sinnvollen Regel.

Was war das Ergebnis?

____
____
____

Kam der Patient zu Schaden? Bitte kreuzen Sie an:

☐ A Umstände oder Ereignisse, die zu Fehlern führen können
☐ B Fehler ist aufgetreten, hat Patienten nicht erreicht
☐ C Fehler ist aufgetreten, hat Patienten erreicht, hat ihm aber keinen Schaden zugefügt
☐ D Fehler ist aufgetreten, Patient muss stärker überwacht werden, Fehler fügt keinen Schaden zu
☐ E Fehler ist aufgetreten, der Behandlung oder Eingreifen erforderlich macht & dem Patienten vorübergehenden Schaden zufügt
☐ F Fehler ist aufgetreten, der zu einem Krankenhausaufenthalt führt & dem Patienten vorübergehenden Schaden zufügt
☐ G Fehler ist aufgetreten, der Patienten dauerhaften Schaden zufügt
☐ H Fehler ist aufgetreten, der fast zum Tod des Patienten führt
☐ I Fehler ist aufgetreten, der zum Tod des Patienten führt

Welche Faktoren trugen zu dem Ereignis bei?
Kreuzen Sie an. Mehrfachnennungen möglich.

☐ Kommunikation, z.B. im Team, mit Ärzten, Apotheke, Krankenhaus-Entlass-Management, beim Einzug
☐ Persönliche Faktoren wie Ausbildung und Training der Pflegefachkraft
☐ Persönliche Faktoren wie Müdigkeit, Motivation, Gesundheit… der Pflegefachkraft
☐ Teamfaktoren, wie Zusammenarbeit, Vertrauen, Führung…
☐ Patientenfaktoren, wie Sprache, Einschränkungen, medizinischer Zustand…
☐ Technische Geräte, Folgen der Digitalisierung, Funktionsfähigkeit, Bedienbarkeit…
☐ Weitere: Stromausfall…

Kann ein ähnliches Ereignis in Zukunft vermieden werden?

☐ Nein. Möglichkeiten der Schadenbegrenzung: ____________________
☐ Ja. Systemschwäche, Korrektur zum Beispiel durch QMS: ____________________
☐ Ja. Persönliche Schwäche, Korrektur zum Beispiel durch Fortbildung oder persönliche Beratung: ____________________

Fehler-Management (Abbildung 16)

Legen Sie eine Datei an, in der alle Fehler eingetragen werden.

Entscheiden Sie, ob die Fehlermeldung anonym erfolgt oder ob Sie dazu ermutigen, den Fehler persönlich zu nennen.

Klare Empfehlung für die persönliche Nennung und für einen respektvollen Umgang miteinander:
Es gibt zahlreiche Sicherheitslücken im Medikationsprozess. Wir leisten unseren Beitrag, Fehler im Vorfeld zu verhindern oder frühzeitig zu erkennen und im interdisziplinären Team zu beheben.

Es geht nur gemeinsam!

Vor der nächsten Team-Sitzung werten Sie aus:

Welcher Fehler kommt besonders häufig vor?

Welcher Fehler hatte besonders gravierende Folgen?

Sind sie eher auf eine persönliche Schwäche oder auf eine Systemschwäche zurückzuführen?

Kann ein ähnliches Ereignis in Zukunft vermieden werden?

Ja: wie?

Nein: Sensibilisierung für den Vorgang, Schadensbegrenzung

Welche Handlungen folgen daraus? Welche Person übernimmt die Verantwortung für die Umsetzung?

Gibt es einen erkennbaren Nutzen für Sie als Pflegefachkräfte, für die Einrichtung, für den Träger?

Gibt es einen erkennbaren Nutzen für den Bewohner? Wenn ja, welchen?

Kognition und Kommunikation, Delir-Prophylaxe
Mobilität und Beweglichkeit, Dekubitus-Prophylaxe, Sturzprophylaxe
Sicherer Umgang mit Medikamenten
Versorgung, Ernährung, Harnkontinenz, Schmerz, Hautintegrität, Mundgesundheit

PÜdA-Skala (Abbildung 22)

PÜdA*-Skala für ______________________________ ______________

Name des zu Pflegenden — *Anzahl der Medikamente*

Qualitatives Bewusstsein	0	1	2	3
zeitlich desorientiert				
örtlich desorientiert				
situativ desorientiert				
personell desorientiert				
depressive Verstimmungen				
Trugwahrnehmungen				
illusionäre Verkennung realer Objekte				
Konzentrationsstörungen				
Kreislauf (Puls/Blutdruck)				
Tachykardie				
Bradykardie				
Arrhythmie				
Extrasystolie				
Hypertonie				
Hypotonie				
Schwindelgefühle				
Kopfschmerzen				
Haut				
Rötungen				
Schwellungen				
Schmerzen				
Hautausschlag				
Blässe				
Blaufärbung (Zyanose)				
Wund sein (Intertrigo)				
Aufweichung (Mazeration)				
trocken/schuppig/verhornt				
Atmung				
Tachypnoe				
Bradypnoe				
Hyper-/Hypoventilation				
Atemgeräusche (Stridor)				
Aspiration				
erschwerte Ein-/Ausatmung				
Atemnot				
Husten (-reiz)				
Mobilität				
nur mit Begleitperson				
nur mit Rollator/Gehstütze				
Bettlägerigkeit				
Rollstuhlbedürftigkeit				
Lähmungserscheinungen				
Sturzgefährdung				
zum Teil eingeschränkte Mobilität				
völlig eingeschränkte Mobilität				

Quantitatives Bewusstsein	0	1	2	3
Bewusstseinseintrübungen				
Müdigkeit				
Schläfrigkeit, Somnolenz				
Schlafstörungen				
Teilnahmslosigkeit, Apathie				
mangelnde Kooperation				
Ohnmacht/Synkope				
tiefe Bewusstlosigkeit/Koma				
Körpertemperatur				
Untertemperatur				
subfebrile Temperatur				
mäßig hohes Fieber				
sehr hohes Fieber				
Fieberanstieg				
Schüttelfrost				
Schwitzen				
Frieren				
Essen und Trinken				
Gewichtszunahme				
Gewichtsabnahme				
Appetitlosigkeit				
Übelkeit				
Erbrechen				
Bauchschmerzen				
vermindertes Durstgefühl				
Dehydration/Exsikkose				
Sonstiges:				
Kommunikation				
diffuse Sprachstörungen				
Artikulationsstörungen				
Wortfindungsstörungen				
Sprachverständnisstörungen				
Sehstörungen				
Hörstörungen				
sozialer Rückzug				
Interessensverlust				

Punkteverteilung: Entsprechende Symptome traten am Datum der Überwachung …

nicht = 0 Punkte
schwach = 1 Punkt
stark = 2 Punkte
sehr stark = 3 Punkte …auf.

Gesamtpunktzahl: ______ Datum: __________

Unterschrift der Pflegefachkraft: ________________________ **mit der Bitte um Überprüfung und Anpassung der Medikation weitergeleitet an:** ________________________ *(Name der Ärztin/des Arztes).*

Der Medikationsplan wird ☐ mitgesendet / ☐ nicht mitgesendet.

* **P**flegerische **Ü**berwachung **d**er **A**rzneimittelwirkung

Abbildung modifiziert von Henke, F. und Hagedorn, M. (2024) nach © Henke, F. (2021): Formulierungshilfen zur Pflegeplanung. 10. Auflage, W. Kohlhammer GmbH, Stuttgart, S. 128 und 129.

Beobachtungsbogen, Vorderseite (Abbildung 23)

Beobachtungsbogen für Pflegefachkräfte: Unerwünschte Arzneimittelwirkungen

Name des Bewohners: ____________ Alter: ______ Anzahl an AM: ______

Kann die Ursache eines neu auftretenden Phänomens Folge der Arzneimitteltherapie sein?

Bitte tragen Sie die gewünschten Beobachtungszeiträume ein: täglich, wöchentlich, alle 4 Wochen …
Tragen Sie die Ziffer des Symptoms in das Feld des dazugehörigen Datums ein.

Kalenderwoche KW											
Datum											
AM-Allergie: 1 Hautausschlag 2 Juckreiz											
Blutungen: 3 Teerstuhl 4 Nasenbluten											
Gastrointestinale Probleme: 5 Mundtrockenheit 6 Schluckbeschwerden 7 Durchfall 8 Verstopfung 9 Übelkeit 10 Erbrechen 11 Unterzuckerung											
Kardiovaskuläre Probleme: 12 Hypotonie 13 Neue Ödeme 14 Synkope											
Medikationsänderung											
Neurologische Probleme: 15 Schwindel 16 Gestörte Bewegungskoordination 17 Gleichgewichtsprobleme											
Psychiatrische Probleme: 18 Verwirrtheit 19 Halluzinationen 20 Somnolenz 21 Schlafstörungen 22 Delir											
Rettungsdienst: 23 Krankenhauseinweisung 24 Krankenhausentlassung 25 Arztvisite 26 Notarzt											

Idee nach: Schulungsbogen zur kontinuierlichen Therapiebeobachtung. Thürmann P, Jaehde U et al. Abschlussbericht AMTS-AMPEL-Projekt, 2016 https://www.bundesgesundheitsministerium.de/fileadmin/Dateien/5_Publikationen/Gesundheit/Berichte/AMPELAbschlussbericht-gesamt-15-12-16.pdf

____________ ____________

Datum Unterschrift Pflegefachkraft

Beobachtungsbogen, Rückseite (Abbildung 24)

Einsatz und Auswertung des Beobachtungsbogens im Verlauf der Arzneimittel-Anwendung

Warum wählen Sie diesen Bewohner aus? Bitte kreuzen Sie an.

☐ Ein oder mehrere Arzneimittel wurden abgesetzt.
☐ Ein oder mehrere Arzneimittel wurden neu angesetzt, z. B. Schmerzmittel, Antibiose, Diuretika, ______
☐ Risiko für Elektrolytstörungen: Bekannte Niereninsuffizienz, Diuretika, Digitoxin, Laxantien, ______
☐ Minimierung von Risiken bei langanhaltender Hitze, z. B. Exsikkose, Elektrolytstörungen, Delir, ______
☐ Verdacht auf anticholinerge Belastung
☐ Erhöhtes Risiko einer Agranulozytose, z. B. Novaminsulfon mit Clozapin

Warum wählen Sie diese Zeitabstände?

Was beobachten Sie?

Welche Handlungen folgen daraus?

Gab es einen Arztkontakt? Mit welchem Ergebnis?

Gibt es einen erkennbaren Nutzen für den Bewohner? Wenn ja, welchen?

- Kognition und Kommunikation, Delir-Prophylaxe
- Mobilität und Beweglichkeit, Dekubitus-Prophylaxe, Sturzprophylaxe
- Sicherer Umgang mit Medikamenten
- Versorgung, Ernährung, Harnkontinenz, Schmerz, Hautintegrität, Mundgesundheit
- Krankenhausaufnahme verhindert, da das Problem rechtzeitig erkannt und gelöst wurde

Hinweis:
Für den Kontakt im interdisziplinären Team ist die AMTS-Merkkarte geeignet, die unter https://www.amts-ampel.de/fileadmin/img/downloads/AMTS-Karte_final.pdf im Internet zu finden ist.

Tab. 1: Häufig bei Senior*innen eingesetzte Wirkstoffe in alphabetischer Reihenfolge mit ATC-Codes und Handelsnamen

Wirkstoffname	ATC-Code	Beispiel für Handelsnamen	Datum der Veröffentlichung der Herstellerinformation www.fachinfo.de
Acetylcystein	R 05	Fluimucil® Hustenlöser akut 600 mg Brausetabletten	01_2023
Acetylsalicylsäure 100 mg	B 01	Aspirin® protect 100 mg magensaftresistente Tablette	10_2023
Acetylsalicylsäure 500 mg	N 02	Aspirin® 500 mg Tabletten	10_2023
Aciclovir	J 05	Zovirax®	Kein Eintrag für Tabletten
		Aciclovir ratiopharm 200 mg/-400 mg/-800 mg Tabletten	11_2020
Alendronsäure	M 05	Fosamax® einmal wöchentlich 70 mg Tabletten	02_2021
Allopurinol	M 04	Zyloric®	Kein Eintrag
		Allopurinol-ratiopharm® 100 mg/-300 mg Tabletten	11_2021
Amantadin	N 04	PK-Merz® 100 mg Filmtabletten	12_2018
Amiodaron	C 01	Cordarex® 200 mg Tabletten	11_2021
Amitriptylin	N 06	Amineurin®	Kein Eintrag
		Amitriptylin-neuraxpharm® 75 mg/-100 mg Filmtabletten	01_2022
Amlodipin	C 08	Norvasc 5 mg Tabletten	12_2023
Amoxicillin	J 01	Infectomox®	Kein Eintrag
		Amoxicillin-ratiopharm® 500 mg/-750 mg/-1000 mg Filmtabletten	06_2023
Apixaban	B 01	Eliquis® 2,5 mg Filmtabletten	05_2023
Atenolol	C 07	Tenormin®	Kein Eintrag
		Atenolol-ratiopharm® 25 mg/50 mg/100 mg Filmtabletten	02_2021
Atorvastatin	C 10	Sortis® Filmtabletten 10 mg/-20 mg/-40 mg/-80 mg	01_2024

Wirkstoffname	ATC-Code	Beispiel für Handelsnamen	Datum der Veröffentlichung der Herstellerinformation www.fachinfo.de
Azithromycin	J 01	Zithromax® 250 mg/-500 mg Filmtabletten	11_2023
Beclometason	R 03	Ventolair® 100 µg Autohaler® Druckgas-inhalation, Lösung	03_2021
Bisacodyl	A 06	DulcoLax® Dragées 5 mg magensaftresistente Tabletten	08_2023
Bisoprolol	C 07	Concor COR 1,25 mg/-2,5 mg/-3,75mg/-5 mg/ -7,5 mg/-10 mg Filmtabletten	02_2022
Bromazepam	N 05	Normoc® 6 mg Tabletten	08_2020
Budesonid	R 03	Budesonid Easyhaler 0,1 mg/Dosis Pulver zur Inhalation	03_2022
Buprenorphin	N 02	TEMGESIC® sublingual, 0,2 mg, Sublingualtablette TEMGESIC® forte sublingual, 0,4 mg, Sublingual-tablette	07_2023
Butylscopolamin	A 03	Buscopan® Dragées 10 mg	09_2023
Candesartan	C 09	Atacand® 4 mg/-8 mg/-16 mg Atacand® PROTECT 32 mg Tabletten	11_2022
Candesartan und Hydrochlorothiazid	C 09	Atacand® PLUS 8 mg/12,5 mg Atacand® PLUS 16 mg/12,5 mg Atacand ® PLUS 32 mg/12,5 mg Atacand® PLUS forte 32 mg/25 mg Tabletten	11_2022
Captopril	C 09	ACE-Hemmer-ratiopharm® 25 mg Tabletten	07_2022
Carbamazepin	N 03	Tegretal® 200 mg Tabletten	05_2023
Carvedilol	C 07	Dilatrend® 6,25 mg/-12,5 mg/-25 mg Tabletten	04_2023
Cefuroxim	J 01	Elobact®	Kein Eintrag
		Cefuroxim-ratiopharm 250 mg/-500 mg Film-tabletten	06_2023
Celecoxib	M 01	CELEBREX® 100 mg/-200 mg Hartkapseln	05_2022
Cetirizin	R 06	Zyrtec® 10 mg Filmtabletten	01_2024
Ciprofloxacin	J 01	Ciprobay® 250 mg Filmtabletten	03_2023
Citalopram	N 06	Cipramil® 20 mg/-40 mg, Filmtabletten	09_2023
Clindamycin	J 01	Sobelin® 300 mg Hartkapseln	11_2023

Wirkstoffname	ATC-Code	Beispiel für Handelsnamen	Datum der Veröffentlichung der Herstellerinformation www.fachinfo.de
Clopidogrel	B 01	Plavix® 75 mg/-300 mg Filmtabletten	12_2022
Clozapin	N 05	Leponex® 25 mg/ -100 mg Tabletten	04_2022
Codein bei Husten	R 05	Codicaps® mono 30 mg Weichkapseln	04_2021
Codein und Paracetamol	N 02	Gelonida Schmerztabletten 500 mg Paracetamol 30 mg Codein	11_2023
Colecalciferol	A 11	Dekristol® 20 000 I.E. Weichkapseln	09_2015
Cotrimoxazol	J 01	Eusaprim®	Kein Eintrag
Sulfamethoxazol und Trimethoprim		Cotrim-ratiopharm 400 mg/80 mg und Cotrim forte-ratiopharm 800 mg/160 mg Tabletten	11_2022
Cyanocobalamin (Vitamin B 12)	B 03	Vitaprompt® 1000 Mikrogramm Filmtabletten	10_2023
Dabigatran	B 01	Pradaxa® 75 mg Hartkapseln	12_2023
Dexpanthenol	D 03 Haut	Bepanthen® Wund- und Heilsalbe	02_2018
	S 01 Sinne/ D 03 Haut	Bepanthen AUGEN- UND NASENSALBE mit 5 % Dexpanthenol	01_2018
Diazepam	N 05	Diazepam AbZ 5 mg Tabletten	04_2018
Diclofenac	M 01	Voltaren® 100 mg retard Retardtabletten	11_2022
Digitoxin	C 01	Digitoxin AWD 0,07 mg Tabletten	02_2018
Dimenhydrinat	A 04	Vomex A® 50 mg Dragées	12_2020
Dimetinden	R 06	Fenistil Dragées 1 mg überzogene Tabletten	10_2020
Donepezil	N 06	ARICEPT® 5 mg/-10 mg Filmtabletten	12_2022
Dorzolamid	S 01	Trusopt® 20 mg/ml Augentropfen, Lösung	05_2021
Doxepin	N 06	Aponal® Tropfen, 10 mg Doxepin pro ml, Lösung zum Einnehmen	08_2019
Doxycyclin	J 01	Doxycyclin AbZ 200 mg Tabletten	11_2016
Duloxetin	N 06	Cymbalta® 30 mg/-60 mg Hartkapseln	06_2020

Wirkstoffname	ATC-Code	Beispiel für Handelsnamen	Datum der Veröffentlichung der Herstellerinformation www.fachinfo.de
Duloxetin	G 04	Yentreve® 20 mg/-40 mg magensaftresistente Hartkapseln	06_2020
Eisen-II-Ion	B 03	ferro sanol® 40 mg Dragées überzogene Tablette	02_2021
Enalapril	C 09	Xanef® 5 mg/-10 mg/-20 mg Tabletten	06_2021
Enoxaparin	B 01	Clexane 2.000 – 15.000 I.E. Clexane multidose 50.000 I. E. bis 100.000 I. E.	01_2022
Estriol	G 03	Ovestin 0,5 mg Ovula	07_2023
Etoricoxib	M 01	Arcoxia® 30 mg/-60 mg/-90 mg/-120 mg Filmtabletten	05_2021
Fenoterol inh.	R 03	Berotec® N 100 µg Dosier-Aerosol	08_2023
Fentanyl	N 02	Actiq® 200/-400/-600/-800/-1200/-1600 Mikrogramm Lutschtablette	03_2022
Fentanyl	N 02	Durogesic SMAT® 12/-25/-50/-75/-100 µg/h, transdermales Pflaster	05_2023
Finasterid	G 04	Proscar® 5 mg Filmtabletten	02_2021
Fluconazol	J 02	Diflucan® 100 mg/-200 mg Hartkapseln	02_2024
Fluoxetin	N 06	Fluctin®	Kein Eintrag
		Fluoxetin-neuraxpharm® 40 mg Filmtabletten	11_2020
Folsäure	B 03	Folsan®	Kein Eintrag
		Folsäure AbZ 5 mg Tabletten	09_2016
Formoterol inh.	R 03	Formatris 6/-12 Mikrogramm Novolizer®	10_2022
Furosemid	C 03	Lasix® 40 mg Tabletten Lasix® 500 mg Tabs	02_2024
Gabapentin	N 02 BF	Neurontin® 100/-300/-400 mg Hartkapseln	07_2023
Ginkgo	N 06	Tebonin® forte 40 mg Filmtabletten	10_2019
Glibenclamid	A 10	Euglucon®	Kein Eintrag
		Glibenclamid AbZ Tabletten 1,75 mg/-3,5 mg	07_2018
Glimepirid	A 10	Amaryl® 1 mg/-2 mg/-3 mg/-4 mg Tabletten	10_2022

Wirkstoffname	ATC-Code	Beispiel für Handelsnamen	Datum der Veröffentlichung der Herstellerinformation www.fachinfo.de
Glucagon	H 04	GlucaGen® Pulver und Lösungsmittel zur Herstellung einer Injektionslösung	09_2023
Glycerol	A 06	Glycilax® Zäpfchen 85% / 1g pro Zäpfchen Erwachsene	03_2014
Glyceroltrinitrat = Nitroglycerin	C 01	Nitrolingual® Spray	04_2018
Haloperidol	N 05	Haldol®	Kein Eintrag
		Haloperidol-neuraxpharm® 1 mg/-4 mg/-5 mg/-12 mg/ -20 mg Tabletten	06_2022
Hydrochlorothiazid	C 03	Esidrix®	Kein Eintrag
		HCT-CT 25 mg Tabletten	11_2021
Hydromorphon	N 02	Palladon 1,3 mg/-2,6 mg Hartkapseln	10_2022
Ibuprofen	M 01	Dolgit® 400, 400 mg, überzogene Tabletten	03_2023
Insulin glargin (Sehr lang wirksam, auf Einheiten achten!)	A 10	Lantus® Injektionslösung in einer Durchstechflasche/Patrone Lantus® SoloStar 100 IE/ml Injektionslösung in einem Fertigpen	07_2020
Insulin lispro (Sehr kurz wirksam)	A 10	Humalog® 200 IE/ml KwikPen	09_2020
Insulin normal (Kurz wirksam)	A 10	Huminsulin® Normal 100 IE/ml Injektionslösung in Durchstechflasche • Normal Pen • Normal KwikPen • Basal • Profil III	11_2023
Isosorbiddinitrat ISDN	C 01	Isoket®	Kein Eintrag
		ISDN-ratiopharm® 5 mg Tabletten ISDN-ratiopharm 20 mg/-40 mg/-60 mg/-80 mg Retardkapseln	11_2020
Isosorbidmononitrat ISMN	C 01	Ismo® 20 Tabletten Ismo® 20 retard Retardtabletten	04_2023
Kaliumiodid	H 03	Jodetten® Henning Tabletten	06_2021

Wirkstoffname	ATC-Code	Beispiel für Handelsnamen	Datum der Veröffentlichung der Herstellerinformation www.fachinfo.de
Lacosamid	N 03	Vimpat® 50 mg/-100 mg/-150 mg/-200 mg Filmtabletten	07_2022
Lactulose	A 06	Bifiteral 667 mg/l Sirup	04_2022
Latanoprost	S 01	Xalatan® 0,005 % Augentropfen	05_2022
Lercanidipin	C 08	Carmen®	Kein Eintrag
		Corifeo 10 mg/-20 mg Filmtabletten	04_2021
Levetiracetam	N 03	Keppra® 250 mg/-500 mg/ -750 mg/-1000 mg Filmtabletten	02_2023
Levodopa/Benserazid	N 04	Madopar® 62,5 mg Hartkapseln	04_2021
Levothyroxin	H 03	L-Thyroxin Henning® 25 bis 200 µg Tabletten	06_2023
Levothyroxin/ Kaliumiodid	H 03	Jodthyrox® Tabletten 100 µg Levothyroxin 100 µg Iod	07_2023
Lisinopril	C 09	Lisi-Hennig® 5 mg/-10 mg/-20 mg Tabletten	07_2019
Lithium	N 05	Quilonum® retard 450 mg Retardtabletten	www.teofarma.it 06_2022
Loperamid	A 07	Imodium® 2 mg Hartkapseln	04_2022
Loratadin	R 06	Lorano®	Kein Eintrag
		Loratadin-ratiopharm® 10 mg Tabletten	08_2023
Lorazepam	N 05	Tavor® 0,5 mg/-1,0 mg/-Tabs 2 mg/-2,5 mg Tabletten	11_2023
Losartan	C 09	Lorzaar® START 12,5 mg Filmtabletten Lorzaar® PROTECT 50 mg/-100 mg Filmtabletten	05 _2022
Macrogol mit Elektrolyten	A 06	Movicol®	Kein Eintrag
		Macrogol-CT Balance Abführpulver	05_2018
Macrogol ohne Elektrolyte	A 06	Laxbene® 10 g Pulver zur Herstellung einer Lösung zum Einnehmen, in Beuteln	09_2018
Magnesium	A 12	Magnesium Verla®	Kein Eintrag
		Magnesium 10 mg Jenapharm® Tabletten	04_2016

Wirkstoffname	ATC-Code	Beispiel für Handelsnamen	Datum der Veröffentlichung der Herstellerinformation www.fachinfo.de
Melperon	N 05	Melneurin®	Kein Eintrag
		Melperon-neuraxpharm® 10 mg/-25 mg/-50 mg/-100 mg Filmtabletten • Lösung zum Einnehmen • Forte Lösung zum Einnehmen	12_2022
Memantin	N 06	Axura® 10 mg Filmtabletten Startpackung Axura® 20 mg Filmtabletten	03_ 2021
Metamizol	N 02	Novalgin Filmtabletten 500 mg	10_2023
Metformin	A 10	Glucophage® 500 mg/-850 mg/-1000 mg Filmtabletten	09_2022
Methotrexat	L 01	Methotrexat »Lederle« Tabletten 2,5 mg/-10 mg	11_2023
Methotrexat	M 01	Lantarel® 2,5 mg/-7,5 mg/-10 mg Tabletten	11_2023
Metoclopramid	A 03	Paspertin® Filmtabletten 10 mg	04_2022
Metoprolol	C 07	Beloc-Zok® 95 mg Retardtabletten	10_2020
Mirtazapin	N 06	Remergil SolTab® 15 mg/-30 mg/-45 mg Schmelztabletten	04_2021
Molsidomin	C 01	Corvaton® 2 mg Tabletten Corvaton forte 4 mg Tabletten Corvaton 8 mg retard Retardtabletten	10_2023
Mometason	R 01	Nasonex® 50 µg/Sprühstoß Nasenspray, Suspension	02_2021
Morphin	N 02	Sevredol® 10 mg/-20 mg Filmtabletten	12_2020
Moxonidin	C 02	Physiotens® 0,2 mg/-0,3 mg/-0,4 mg Filmtabletten	04_2022
Nabiximols THC/Dronabinol und CBD/Cannabidiol	N 02	Sativex® 27 mg/25 mg Spray zur Anwendung in der Mundhöhle	06_2023
Naproxen	M 01	Aleve®	Kein Eintrag
		Naproxen Hexal® 250 mg/-500 mg Tabletten	08_2022
Natriumpicosulfat	A 06	Laxoberal® 5 mg Tabletten Laxoberal 7,5 mg/ml Tropfen	12_2023

Wirkstoffname	ATC-Code	Beispiel für Handelsnamen	Datum der Veröffentlichung der Herstellerinformation www.fachinfo.de
Nebivolol	C 07	Nebilet®	Kein Eintrag
		Nebivolol Stada® 5 mg Tabletten	01_2020
Nifedipin	C 08	Adalat®	Kein Eintrag
		Nifedipin AbZ 20 mg Retardtabletten	10_2020
Nitrendipin	C 08	Bayotensin®, 20 mg Tabletten Bayotensin® mite, 10 mg Tabletten	08_2020
Nitroglycerin siehe Glyceroltrinitrat			
Novaminsulfon, siehe Metamizol	N 02	Novalgin® Filmtabletten 500 mg	10_2023
Nystatin	A 07	Moronal® Filmtabletten 500.000 I.E.	03_2019
Nystatin	D 01	Nystaderm® Paste 100.000 I.E./g Paste zur Anwendung auf der Haut	03_2023
Olmesartan	C 09	Votum®	Kein Eintrag
		Olmesartan-AbZ Filmtabletten 10 mg/-20 mg/-40 mg	12_2022
Omeprazol	A 02	Antra MUPS® 10 mg/-20 mg magensaftresistente Tabletten	06_2023
Opipramol	N 06	Insidon®	Kein Eintrag
		Opipram® 50 mg /-100 mg Filmtabletten	06_2021
Oxycodon	N 02	Oxygesic 5 mg/-10 mg/-20 mg/-40 mg/- 80 mg Retardtabletten	12_2023
Pantoprazol	A 02	Pantozol 20 mg magensaftresistente Tabletten	04_2023
Paracetamol	N 02	Ben-u-ron® 500 mg Hartkapseln	03_2021
Phenprocoumon	B 01	Marcumar® 3 mg Tabletten	12_2023
Pipamperon	N 05	Dipiperon®	Kein Eintrag
		Pipamperon neuraxpharm 40 mg/-120 mg Tabletten	04_2018

Wirkstoffname	ATC-Code	Beispiel für Handelsnamen	Datum der Veröffentlichung der Herstellerinformation www.fachinfo.de
Pramipexol	N 04	Sifrol® Tabletten 0,088 mg/-0,18 mg/-0,35 mg/-0,7 mg	01_2024
Pravastatin	C 10	Pravastatin Hexal® Tabletten 10 mg/-20 mg/-30 mg/-40 mg	03_2023
Prednisolon	H 02	Prednisolon Stada® Tabletten 5 mg/-10 mg/-20 mg/-50 mg	03_2021
Pregabalin	N 02	Lyrica® Hartkapseln 25 mg/-50 mg/-75 mg/-100 mg/-150 mg/ -200 mg/-225 mg/-300 mg	02_2024
Promethazin	R 06 Atosil und N 05 DIMDI 2024	Atosil® Filmtabletten 25 mg Atosil Tropfen, 22.6 mg/ml Lösung zum Einnehmen	09_2022
Quetiapin	N 05	Seroquel® Filmtabletten 25 mg/-100 mg/-200 mg/-300 mg	10_2023
Ramipril	C 09	Delix® 2,5 mg/-5 mg Tabletten Delix® protect 10 mg Tabletten	04_2021
Ramipril und Hydrochlorothiazid HCT	C 09	Delix® 2, 5 plus 2,5 mg Ramipril und 12,5 mg HCT Delix® 5 plus 5 mg Ramipril und 25 mg HCT Tabletten	08_2023
Ranitidin	A 02	Zantic®	Kein Eintrag
		Ranitidin-ratiopharm® 150 mg/-300 mg Filmtabletten	04_2019
Risperidon	N 05	Risperdal® Filmtabletten 0,5 mg/-1 mg/-2 mg/-3 mg/-4 mg Filmtabletten	04_2022
Rivastigmin	N 06	Exelon® Hartkapseln 1,5 mg/-3,0 mg/-4,5 mg/-6,0 mg	04_2023
Rivaroxaban	B 01	Xarelto® 10 mg Filmtabletten	06_2023
Rotigotin	N 04	Neupro® 2 mg/24 h transdermales Pflaster	12_2023
Salbutamol	R 03	Sultanol® Dosier-Aerosol 100 µg/Dosis Druckgasinhalation, Suspension	11_2023

Wirkstoffname	ATC-Code	Beispiel für Handelsnamen	Datum der Veröffentlichung der Herstellerinformation www.fachinfo.de
Salmeterol	R 03	Serevent® Dosier-Aerosol 25 µg/Dosis, Druckgasinhalation, Suspension	05_2021
Scopolamin	A 04	Scopoderm® TTS 1,5 mg pro transdermales Pflaster	12_2023
Sennesfrüchte mit Flohsamen	A 06	Agiolax® Madaus Granulat	01_2023
Sertralin	N 06	Zoloft® 50 mg/-100 mg Filmtabletten	03_2023
Simeticon	A 03	Sab simplex® 69,19 mg/ml Suspension zum Einnehmen	11_2023
Simvastatin	C 10	Zocor® 10 mg/-20 mg Filmtabletten Zocor® forte 40 mg Filmtabletten	07_2023
Sitagliptin	A 10	Januvia® 25 mg/-50 mg/-100 mg Filmtabletten	09_2023
Spironolacton	C 03	Aldactone® 25 mg überzogene Tabletten	02_2022
Tamsulosin	G 04	Prostadil® 0,4 mg Hartkapseln mit veränderter Wirkstofffreisetzung	10_2020
Telmisartan	C 09	Micardis® Tabletten 20 mg/-40 mg/-80 mg	09_2023
Theophyllin	R 03	Bronchoretard® 350 mg Hartkapsel, retardiert	10_2018
Tilidin und Naloxon	N 02	Valoron®	Kein Eintrag
		Tilidin-ratiopharm® plus Retardtabletten 50 mg/4 mg 100 mg/8 mg 150 mg/12 mg	09_2020
Timolol	S 01	Arutimol® Augentropfen 0,25 % und 0,5 %	07_2020
Tiotropiumbromid	R 03	Spiriva® 18 Mikrogramm Hartkapseln mit Pulver zur Inhalation	07_2022
Torasemid	C 03	Unat® Tabletten: Unat RR (2,5 mg) Unat Cor (5 mg) Unat 10 (10 mg)	07_2022
Tramadol	N 02	Tramal® Tabletten, 50 mg	01_2022
Trospiumchlorid	G 04	Spasmex® 5 mg Tabletten	03_2021

Wirkstoffname	ATC-Code	Beispiel für Handelsnamen	Datum der Veröffentlichung der Herstellerinformation www.fachinfo.de
Valsartan	C 09	Diovan® 40 mg/-80 mg Filmtabletten Diovan® 160 mg protect Filmtabletten Diovan® 320 mg forte Filmtabletten	06_2020
Valsartan und Hydrochlorothiazid HCT	C 09	CoDiovan® 80 mg/12.5 mg 160 mg/12,5 mg 320 mg/12,5 mg Filmtabletten CoDiovan® forte 160 mg & 25 mg 320 mg/25 mg Filmtabletten	01_2022
Venlafaxin	N 06	Trevilor® retard 37,5 mg/-75 mg/-150 mg Hartkapseln, retardiert	05_2023
Verapamil	C 08	Isoptin 80 mg Filmtabletten	04_2022
Xipamid	C 03	Xipagamma® 10 mg/-20 mg/-40 mg Tabletten	12_2022
Xylometazolin	R 01	Otriven 0,1 % Nasentropfen	01_2024
Zolpidem	N 05	Stilnox® 10 mg Filmtabletten	06_2023
Zopiclon	N 05	Ximovan® 7,5 mg Filmtabletten	10_2022
Zuclopenthixol	N 05	Ciatyl®-Z 2 mg/-10 mg/-25 mg Filmtabletten Ciatyl®-Z 20 mg/ml Tropfen	09_2023

Tab. 13: Essen, das weder duftet noch schmeckt – Mögliche unerwünschte Arzneimittelwirkungen auf die Ernährung

Kann die Ursache eines neu auftretenden Phänomens Folge der Arzneimitteltherapie sein? Auswahl möglicher Auswirkungen der Arzneimitteltherapie auf das Ernährungsmanagement – Kein Anspruch auf Vollständigkeit				
Die Anwendung dieser und weiterer Arzneimittel kann ein Grund für die Entstehung von Mangelernährung oder Dehydratation sein.		Diese Arzneimittel haben unerwünschte Wirkungen auf das Nervensystem. ➜ Häufigkeitsangaben siehe letzte Zeile dieser Tabelle		
Arzneimittel-Gruppen, alphabetisch nach ATC-Codes ▶ Tab. 20 bis 35	Arzneistoff- Beispiele Handelsnamen, Stärken und Darreichungsformen ▶ Tab. 1	Mund-trockenheit = Xerostomie	Geschmack Verändert = Dysgeusie	Geruchssinn verändert
A 02	Pantoprazol	Gelegentlich	Selten	.
A 03	Butyl-scopolamin Buscopan®	Gelegentlich	.	.
A 04	Dimenhydrinat Vomex®	**Häufig**	.	.
A 10	Metformin	.	**Häufig**	.
B 01	Acetylsalicylsäure, ASS 100 mg	.	.	.
C 01	Amiodaron	Gelegentlich	**Sehr häufig zu** Behandlungs-beginn	.
	Glyceroltrinitrat Nitroglycerin® Spray	.	Häufigkeit nicht bekannt: geschwollene Zunge	.
C 03	Spironolacton	Gelegentlich	.	.
	Torasemid	Gelegentlich	.	.

Diese Arzneimittel haben unter anderem unerwünschte Wirkungen auf das Verdauungssystem. ➔ Häufigkeitsangaben siehe letzte Zeile dieser Tabelle					
Erbrechen Übelkeit Appetit-losigkeit Druck- u. Völlegefühl	Aufstoßen Sodbrennen	Durchfall	Verstopfung	Krampfartige Schmerzen	GI Blutungen Geschwüre Magen-schleimhaut-entzündung
Gelegentlich	.	Gelegentlich	Gelegentlich	.	.
Gelegentlich	.	Gelegentlich	.	.	.
Häufigkeit nicht bekannt	.	Häufigkeit nicht bekannt	Selten	.	.
Sehr häufig (zu Therapie-beginn)	.	**Sehr häufig** (zu Therapie-beginn)	.	.	.
Häufig	**Häufig**	**Häufig**	.	.	Gelegentlich
Sehr häufig Übelkeit Erbrechen	.	.	**Häufig**	.	.
Gelegentlich	.	.	.	.	.
Gelegentlich	.	Gelegentlich	Gelegentlich	Gelegentlich	Gelegentlich
Häufig	.	**Häufig**	**Häufig**	.	.

Arzneimittel-Gruppen, alphabetisch nach ATC-Codes ▶ Tab. 20 bis 35	Arzneistoff- Beispiele Handelsnamen, Stärken und Darreichungsformen ▶ Tab. 1	Mund-trockenheit = Xerostomie	Geschmack Verändert = Dysgeusie	Geruchssinn verändert
C 08	Amlodipin	Gelegentlich	Gelegentlich	.
	Nifedipin	Gelegentlich	.	.
C 09 A	Enalapril	Gelegentlich	**Häufig**	.
C 09 C	Candesartan	.	.	.
C 10	Atorvastatin	.	Gelegentlich	.
J 01	Amoxicillin	.	.	.
	Clindamycin	.	Gelegentlich	.
	Ciprofloxacin	.	Gelegentlich	Sehr selten
L 01	Methotrexat	.	Sehr selten metallischer Geschmack	.

Erbrechen Übelkeit Appetit-losigkeit Druck- u. Völlegefühl	Aufstoßen Sodbrennen	Durchfall	Verstopfung	Krampfartige Schmerzen	GI Blutungen Geschwüre Magen-schleimhaut-entzündung
Häufig Übelkeit Gelegentlich Erbrechen	**Häufig** Dyspepsie	**Häufig**	**Häufig**	.	Sehr selten Gastritis
Häufig Übelkeit Häufigkeit nicht bekannt Erbrechen	Gelegentlich Dyspepsie	.	**Häufig**	Gelegentlich Blähungen	.
Sehr häufig Übelkeit **Häufig** Bauch-schmerzen	Gelegentlich Dyspepsie	**Häufig**	Gelegentlich	.	Gelegentlich
Sehr selten Übelkeit	.	Häufigkeit nicht bekannt	.	.	.
Häufig Übelkeit Gelegentlich Erbrechen	**Häufig** Dyspepsie Gelegentlich Aufstoßen	**Häufig**	**Häufig**	**Häufig** Blähungen	.
Häufig Übelkeit Gelegentlich Erbrechen	.	**Häufig**	.	.	.
Sehr häufig	.	**Sehr häufig**	.	.	**Sehr häufig** Entzündung der Mund-schleimhaut
Häufig Übelkeit	Gelegentlich Dyspepsie	**Häufig**	.	Gelegentlich Blähungen	.
Sehr häufig	.	**Sehr häufig**	.	.	**Sehr häufig** Entzündung der Mund-schleimhaut Gelegentlich GI Geschwüre

Arzneimittel-Gruppen, alphabetisch nach ATC-Codes ▶ Tab. 20 bis 35	Arzneistoff- Beispiele Handelsnamen, Stärken und Darreichungsformen ▶ Tab. 1	Mund-trockenheit = Xerostomie	Geschmack Verändert = Dysgeusie	Geruchssinn verändert	
M 01	Ibuprofen	.	.	.	
M 04	Allopurinol	.	.	.	
N 02 A	Morphin	Häufigkeit nicht bekannt, dosis-abhängig	**Häufig**	.	
N 02 B	Acetylsalicylsäure, ASS 500 mg	.	.	.	
	Metamizol	.	.	.	
N 05 A	Clozapin	**Häufig** *Gegenteil Sehr häufig übermäßiger Speichelfluss*	.	.	
N 05 B	Citalopram	**Sehr häufig** *Gegenteil Häufig vermehrter Speichelfluss*	**Häufig**	.	
N 05 C	Zolpidem	.	.	.	
	Zopiclon	**Häufig**	**Häufig** Bitterer Geschmack	.	

	Erbrechen Übelkeit Appetit-losigkeit Druck- u. Völlegefühl	Aufstoßen Sodbrennen	Durchfall	Verstopfung	Krampfartige Schmerzen	GI Blutungen Geschwüre Magen-schleimhaut-entzündung
	Sehr häufig	**Sehr häufig**	**Sehr häufig**	**Sehr häufig**	**Sehr häufig** Blähungen	**Häufig**
	Keine Angaben der Häufigkeit Übelkeit Brechreiz	.	Gelegentlich	.	.	.
	Häufig Erbrechen	**Häufig** Dyspepsie	.	**Sehr häufig**	.	.
	Häufigkeit nicht bekannt Bauch-schmerzen	.	.	.	.	Häufigkeit nicht bekannt
	.	.	.	.	.	Häufigkeit nicht bekannt
	Häufig	Häufigkeit nicht bekannt	Häufigkeit nicht bekannt	**Sehr häufig**	.	.
	Sehr häufig Übelkeit **Häufig** Erbrechen	**Häufig** Verdauungs-störungen	**Häufig**	**Sehr häufig**	**Häufig** Blähungen	Häufigkeit nicht bekannt
	Häufig Übelkeit Erbrechen	**Häufig** Bauch-schmerzen	**Häufig**	.	.	.
	Gelegentlich Übelkeit	Selten Dyspepsie	Selten	.	.	.

Arzneimittel-Gruppen, alphabetisch nach ATC-Codes ▶ Tab. 20 bis 35	Arzneistoff- Beispiele Handelsnamen, Stärken und Darreichungsformen ▶ Tab. 1	Mund-trockenheit = Xerostomie	Geschmack Verändert = Dysgeusie	Geruchssinn verändert	
R 06	Cetirizin	.	Sehr selten	.	
	Dimetinden Fenistil®	Selten	.	.	
S 01	Dorzolamid Trusopt® Augentropfen	Selten	**Häufig** bitter	.	

Abkürzungen:
. Punkt: trifft nicht zu
GI Gastrointestinal, den Magen-Darm-Trakt betreffend

Literatur:
(1): Arzneimittelbrief. Arzneimittelinduzierte Störungen des Geruchs- und Geschmackssinns. 2010; 44:81
In dem Beitrag wird veränderte Geruchswahrnehmung nach der Gabe folgender Wirkstoffe diskutiert: Amiodaron, Amlodipin, Nifedipin, Enalapril und Methotrexat. Für Allopurinol wird eine veränderte Geschmackswahrnehmung in Richtung eines metallischen Geschmacks formuliert. Diese Beobachtungen lassen sich in den vorliegenden Fachinformationen im August 2024 nicht bestätigen. Es soll auf mögliche unerwünschte Arzneimittelwirkungen an der Nase dennoch hingewiesen werden.

Nebenwirkungen werden in den Herstellerangaben nach Häufigkeit eingeteilt: ▶ Tab. 7, S. 125
Sehr häufig: Mindestens 1 oder mehr als 1 von 10 Personen
Häufig: Weniger als 1 von 10 und mehr als 1 von 100 Personen
Gelegentlich: Weniger als 1 von 100 und mindestens 1 von 1000 Personen
Selten: Weniger als 1 von 1000 und mindestens 1 von 10.000 Personen
Sehr selten: Weniger als 1 von 10.000 Personen
Nicht bekannt: Es liegen nicht genügend Daten vor, um die Häufigkeit abzuschätzen.

	Erbrechen Übelkeit Appetit- losigkeit Druck- u. Völlegefühl	Aufstoßen Sodbrennen	Durchfall	Verstopfung	Krampfartige Schmerzen	GI Blutungen Geschwüre Magen- schleimhaut- entzündung
	.	.	Gelegentlich	.	.	.
	Selten Übelkeit Selten Magen-Darm- Beschwerden	.	.	.	.	.
	Häufig Übelkeit	.	.	.	.	.

Tab. 19: Pharmazeutische Risiken durch Polypharmazie in Verbindung mit SIS®-Themenfeldern, Expertenstandards und PÜdA-Skala

SIS®-Themenfeld ->	1: Kognition und Kommunikation	2: Mobilität und Beweglichkeit		
Expertenstandard/ Prophylaxe ---->	Delir-Prophylaxe	Dekubitus-Prophylaxe	Sturzprophylaxe	
Medikamente der Fallbesprechung				
PÜdA-Skala ---->	**Qualitatives Bewusstsein** **Quantitatives Bewusstsein** **Kommunikation**		**Mobilität**	

	4: Selbstversorgung				Keine Zuordnung zu Themenfeld	
	Ernährungs-management	Mund-gesundheit	Harnkontinenz	Hautintegrität	Schmerz-management	
	Essen und Trinken			**Haut**		**Körper-temperatur** **Atmung** **Herz-Kreislauf**

Tab. 38: Pharmazeutische Risikoeinschätzung bei Polypharmazie für Herrn A.

SIS®-Themenfeld à	1: Kognition und Kommunikation	2: Mobilität und Beweglichkeit	
Expertenstandard/ Prophylaxe ---->	Delir-Prophylaxe	Dekubitus-Prophylaxe	Sturzprophylaxe
Medikamente der Fallbesprechung			
Amantadin	ACB 2		X
Amoxiclav			
Atorvastatin			X
Folsäure			
Insulin lispro			X
Metoprololsuccinat	ACB 1		X
Novaminsulfon			X
Phenprocoumon			X
Spironolacton	X		X
Torasemid	X		X
Simeticon			
Macrogol			
PÜdA-Skala	**Qualitatives Bewusstsein** **Quantitatives Bewusstsein** **Kommunikation**		**Mobilität**

	4: Selbstversorgung				Keine Zuordnung zu Themenfeld	
	Ernährungs-management	Mund-gesundheit	Harnkontinenz	Hautintegrität	Schmerz-management	
	X	X	X			
	X			X		
	X				X	
	X					
	X	X	X			
					X	
	X					
	X		X			
	X		X			
	X					
	X		X			
	Essen und Trinken			**Haut**		**Körper-temperatur** **Atmung** **Herz-Kreislauf**